扶阳全道

三经四纬五方论治体系构建

主　审　吴荣祖
主　编　吴文笛　姜莉云
副主编　董月秋　沈云霞　杨翼豪
　　　　周瑞彬　许云姣　蔡悦青
编　委　张吉成　曾诗棋　和　敏　钱龙秀　张琼秋
　　　　张余萍　赵子美　吕昂翰　陈春艳　刘　蕾
　　　　兰　蓝　管　娟　张金露　郭峥峥　林德潮
　　　　范　平　邓　虹　杨绍丽　张晓琳　朱俊燃
　　　　李思成　史碧蕊　付文晶　晋国蓉　周　璇

全国百佳图书出版单位
中国中医药出版社
·北京·

图书在版编目（CIP）数据

扶阳全道：三经四纬五方论治体系构建/吴文笛，
姜莉云主编. —北京：中国中医药出版社，2023.8
ISBN 978-7-5132-7799-0

Ⅰ.①扶… Ⅱ.①吴… ②姜… Ⅲ.①中医流派-
学术思想-中国-现代 Ⅳ.①R-092

中国版本图书馆 CIP 数据核字（2022）第 166575 号

中国中医药出版社出版
北京经济技术开发区科创十三街 31 号院二区 8 号楼
邮政编码 100176
传真 010-64405721
三河市同力彩印有限公司印刷
各地新华书店经销

开本 880×1230 1/32 印张 9 彩插 0.25 字数 273 千字
2023 年 8 月第 1 版 2023 年 8 月第 1 次印刷
书号 ISBN 978-7-5132-7799-0

定价 50.00 元
网址 www.cptcm.com

服务热线 010-64405510
购书热线 010-89535836
维权打假 010-64405753

微信服务号 zgzyycbs
微商城网址 https://kdt.im/LIdUGr
官方微博 http://e.weibo.com/cptcm
天猫旗舰店网址 https://zgzyycbs.tmall.com

如有印装质量问题请与本社出版部联系（010-64405510）
版权专有 侵权必究

主审简介

吴荣祖　中医主任医师，中医学教授，博士研究生导师，第二届全国名中医，全国第五批国家级名老中医师带徒指导老师，云南省首届国医名师，云南省名中医。

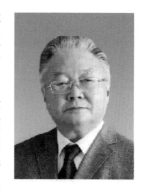

主要研学经历： 系云南四大名医之首、全国扶阳学术流派重量级人物吴佩衡先生之嫡孙，为云南吴氏扶阳学术流派第三代传人、第二代学术继承人。从事中医临床、教学、科研工作50余年，是目前唯一集云南吴氏扶阳中医学之大成者，乃当今云南吴氏扶阳学术流派的擎旗手、领军人，为当代全国扶阳巨擘。

学术任职： 成都中医药大学博士研究生导师，全国第五批国家级名老中医师带徒指导老师，全国第二、第四批优秀中医药人才研修项目指导老师，云南省首届国医名师，云南省名中医，云南省中医药学会常务理事，昆明市荣誉名中医。

学术思想特色： 全面继承云南四大名医之首吴佩衡先生重用、擅用、广用、巧用附子的学术特色，创立"三经四纬五方论治体系"，把云南吴氏扶阳学术思想从理、法、方、药4个层面统一为"生命之道"的最高境界，并运用吴氏扶阳学术思想在临床中力挽沉疴，救治了大量的疑难危重患者，深受广大患者的赞许及同道的敬重。

专业擅长： 以云南吴氏扶阳学术思想为体系，道法自然地把扶阳学术思想和实践方法贯穿运用到人体生、长、壮、老、已的生命全周期中，将健康管理覆盖至人体生命全过程。在疾病治疗方面，擅长运用温阳扶正方法治疗中医内科、妇科、儿科的常见多发疾病及疑难杂病。

主编简介

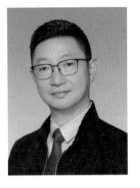

　　吴文笛　中医副主任医师，副教授，现任昆明市中医医院脾胃肝病科副主任。

　　学术渊源：从事中医临床、教学、科研工作20年，具有丰富的临床经验，为云南著名中医学家、中医教育家、云南四大名医之首、全国扶阳学术流派重量级人物吴佩衡先生之嫡重孙，为云南吴氏扶阳学术流派第四代传人、第三代学术继承人。

　　主要研学经历：2001年毕业于云南中医学院（现云南中医药大学），获中医学学士学位；2012年被遴选为全国第五批名老中医学术继承人，师从吴荣祖教授；2016年跟师毕业，同年获云南中医药大学临床医学硕士学位。

　　学术任职：云南中医药大学硕士研究生导师，全国第五批国家级名老中医师带徒学术继承人，全国中医药创新骨干人才，国家中医药管理局中医药文化科普巡讲团巡讲专家，云南省优秀青年中医，云南省中医药高层次人才中医脾胃病学科带头人，云南省优秀临床带教老师，昆明市卫生健康委员会"十百千"工程省内知名专家，昆明市地方学术流派吴氏扶阳学术流派负责人。目前担任云南省中医药学会青年中医工作委员会主任委员，云南省中医药学会学术流派传承专业委员会副主任委员，云南省医师协会中西医结合内科专业委员会副主任委员，中华中医药学会脾胃病专业委员会青年委员，云南省中医药学会脾胃病专业委员会常务委员，云南省医学会血液病分会委员。

　　科研著作经历：主持省级科研项目4项，参与国家级、省级、市级、局级项目多项，发表学术论文30余篇，出版专著3部，参编专著多部。

姜莉云　博士，二级主任医师，南京中医药大学博士研究生导师，云南中医药大学硕士研究生导师，昆明市中医医院脾胃肝病科主任，全国三八红旗手，云南省"万人计划"名医，云南省名中医，享受云南省政府特殊津贴专家，昆明市有突出贡献优秀专业技术人员，全国第二批优秀中医临床人才，第五批全国老中医药专家学术经验继承人，全国第二届百名杰出青年中医，昆明市第十一批中青年学术技术带头人，全国第二届优秀中医健康信使，云南省第二届优秀青年中医，昆明市国内知名专家培养对象。获全国首届中西医结合优秀青年突出贡献奖。担任中华中医药学会脾胃病分会常务委员，云南省中医药学会常务理事，云南省中医药学会脾胃病分会及女医师协会脾胃肝胆分会副主任委员。主持国家及省市级项目 30 余项，获省市科技进步二、三等奖 10 余次，获国家专利局颁发的专利证书 6 项，学术论文分获云南省中医药学会学术年会一、二等奖。发表学术论文 100 余篇，主编、参编论著 8 部。

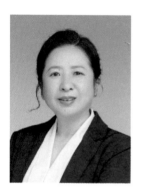

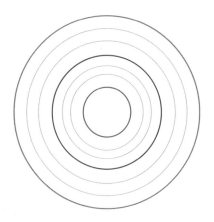

七衡六间图（正文第36页图1-2）

三 角 效 应

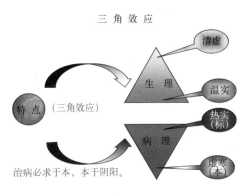

三角效应（正文第171页图2-1）

序

　　云南虽地处我国西南边陲，但中医药资源十分丰富。根据第四次全国中药资源普查不完全统计，云南省中药资源品种多达九千余种，居全国第一。云南民族医药资源丰富，各民族都有自己的防病治病经验乃至医疗体系，其中藏医药、彝医药和傣医药三大民族医药在全国有很大的影响力。云南中医药文化源远流长，历代名医辈出。提起云南的中医名家，人们熟知的有明代的兰茂、近代的曲焕章等。《滇南本草》等书籍及"云南白药"等药方对我国中医学领域影响深远。而说到当代，云南名医当首推吴佩衡，其扶阳学术思想不仅被云南人接受，在全国也得到了广泛的认可和赞誉。

　　吴氏扶阳学术思想是云南中医的宝贵财富。可喜的是，这一具有云南代表性的学术思想在吴荣祖教授团队的努力下，得到了完整的继承和进一步的发展，《扶阳全道——三经四纬五方论治体系构建》（以下简称《扶阳全道》）就是云南吴氏扶阳学术思想传承、发展、创新的成果体现。在此，我们要感谢吴荣祖教授多年以来为云南吴氏扶阳学术思想研究、传承工作所做出的卓越贡献，感谢吴荣祖教授的学术传承人吴文笛、姜莉云教授及其团队成员的辛勤努力！

　　我没有亲眼见过佩衡老，但其女儿吴元坤教授和儿子吴生元教授是我的恩师。从大学一年级开始，我们这一代云南中医人就深受吴氏扶阳学术思想的影响，就阳气对人体的重要性有着刻骨铭心的认识，几十年的临床实践亦不断证实了扶阳学术思想对于临床疗效的重要意义之所在。

　　吴荣祖教授是佩衡老的嫡孙，系云南吴氏扶阳学术流派第三代传人、第二代学术继承人，为第二届全国名中医、云南省首届国医名师、云南省名中医，是吴氏扶阳学术思想的代表性传承人。他在临证中秉承了吴佩衡先生善用、广用、巧用附子的特色，力挽沉疴，救治了大量的疑难危重患者，深得广大患者及同道的认可。他不断学习、精益求精的治学精神值得我们学习。看完此书，读者不仅会对"扶阳"有进一步的理解，还会对云南中医界有荣祖教授这样的为扶阳学术思想传承、创新、推广不懈努力的高水平专家而倍感骄傲和钦佩。

《扶阳全道》是一部值得细细品味的好书，它从宏观到微观，从远古到现今，从理论到实践，系统、深刻、全面地阐释了扶阳学术思想的科学性及临床意义，深入浅出、循序渐进，把读者的思绪渐渐引到了"天－地－人"一体的最高境界，避免了过去人们习惯于就事论事的狭隘思维方式，使得"扶阳"成为"大学问"，这便是中医分析问题、研究问题、解决问题的独特方式，吴荣祖教授为我们做出了最好的示范。

为此书作序，我倍感荣幸，希望广大读者通过阅读此书，对以吴荣祖教授为代表的云南吴氏扶阳学术流派核心学术思想——三经四纬五方论治体系有深入系统的理解，并用之于临床，为广大患者带来切实可靠的疗效。

中华中医药学会副会长
云南省中医药学会会长　　郑进
2023 年 4 月于昆明

前言

中医学术流派是在长期的学术传承过程中逐渐形成的，是理论与实践的结晶。"扶阳学术流派"是自清朝末年以来，主要流传于四川及云南地区，甚至传播至全国的中医学术流派。

扶阳学术流派创始人为清代名医郑寿全，字钦安（1824—1911），四川邛崃人。其扶阳学术思想广为流传，继承的医家遍及川滇，其中不乏扶阳之大家。这些传承郑氏扶阳学术思想的大家对西南地区，乃至全国中医学术界的影响均较为深远。

其中，云南昆明的吴佩衡先生，即为扶阳学术流派中的重量级传承人及代表人。吴佩衡（1886—1971），名钟权，原籍四川会理县，著名中医学家、中医教育家、云南四大名医之首。佩衡先生从事中医学临床、教育、研究工作60余年，积累了丰富的临床经验，形成了具有个人鲜明特色的中医理、法、方、药风格，特别是对中药附子的临床运用研究已达到了炉火纯青的境界，被业内公认为全国中医扶阳学术流派的重量级代表人物。佩衡先生胆识过人，其对临床各种属三阴脏寒之疑难病证的治疗，擅长以重剂附子为君药配伍组方，且均能起到力挽狂澜、拯救生灵之功效。他被后人称颂为广用、擅用、重用、巧用附子第一人，有"吴附子""附子先生"的雅誉。

吴荣祖教授为吴佩衡先生之嫡孙，系云南吴氏扶阳学派第三代传人、第二代学术继承人，为云南省首届国医名师、云南省名中医、昆明市荣誉名中医、中医主任医师、中医学教授、博士研究生导师、全国第五批国家级名老中医师带徒指导老师。他从事中医临床、教学、科研工作至今已有50余年，积累了丰富的临床经验，继承并发扬了吴氏扶阳学术思想，在临证中秉承了吴佩衡先生善用、广用、巧用附子的特色，力挽沉疴，救治了大量疑难危重患者，深得广大患者及同

1

道的认可，被中华中医药学会推举为全国扶阳学派权威性学术会议"扶阳论坛"组委会执行主席。由于在中医事业战线上成绩突出，吴荣祖教授曾荣获第二届全国名中医、首届云南省国医名师、云南省名中医、昆明市优秀专家、昆明市有突出贡献优秀专业技术人才、昆明地区百优卫生工作者、昆明市首届学术技术带头人等荣誉；被聘为法国巴黎杵针中医学院客座教授、美国加州中国医学研究院顾问、云南中医学院（现云南中医药大学）兼职教授、广西中医药大学第一附属医院客座教授、广西中医药大学经典中医临床研究所客座教授；担任云南省中医药学会常务理事、昆明市政府参事；曾任昆明市第十届、第十一届人大代表，昆明市中医医院院长，昆明市医学科学研究所所长；并遴选进入昆明市委组织部高层人才库。

中医扶阳学术流派自清末以来，其学术思想在全国中医界广为流传。但近几十年，由于种种原因，中医学术流派特色淡化，代之以规范教材统一天下。2007年冬，在中医界广大同仁的支持及参与下，于广西省会南宁市举办了"首届扶阳论坛"。论坛上，中医界扶阳学术思想代表人卢崇汉、吴荣祖、李可、刘力红等，毫无保留地向广大中医界同仁介绍了自己的扶阳学术思想及临床运用经验。这使得扶阳学术思想的研究及运用得到了推动，在中医学术界再次刮起了一股学习扶阳学术思想的新风。然而，作为当今扶阳学术流派重要代表人物的吴荣祖教授，到目前为止仍然没有一部系统总结其学术思想和临床经验的专著问世，这是中医扶阳学术界的一个遗憾。为弥补此遗憾，现基于吴荣祖全国名老中医学术经验传承工作室和全国第五批名老中医学术思想及临床经验师带徒传承工作，由吴荣祖教授的国家级学术继承人吴文笛、姜莉云主编的《扶阳全道——三经四纬五方论治体系构建》（简称《扶阳全道》）的问世将填补中医扶阳学术界的这一空白。

本书名为《扶阳全道》。"道"字在老子所著《道德经》中有"一阴一阳谓之道"的解释，也就是说阴和阳就是道的本源。我们对阴阳的认识最为普遍的概念是：阴阳是中华文化的代表。因为《易经》在论述阴阳；先秦诸子百家，各家的著作均是在论述阴阳；我们中医的代表性著作《黄帝内经》也是在论述阴阳，所以阴阳是许多中华文化代表著作论述的核心论点。正因如此，阴阳也就成了中华文化的代表性元素。然而，什么是阴阳？阴阳从何而来？阴阳的本质是什么？这些关于阴阳本源的问题却没有得到很好的回答。刘明武先生的著作《太阳与中医》一书中对阴阳的本源有很详尽的论述。其观点为阴阳的第一发源地在太阳，它们是太阳回归的两个点——起始点和转换点；源于太阳法则的阴阳，奠定了中医文化的基础，奠定了先秦诸子的理论基础，奠定了数、理、化、音律、自然等百科的理论基础。笔者觉得这些观点颇为客观。因为一个太阳回归年有两个重要的时间点位——夏至和冬至。冬至是阴尽阳生之时，所以冬至一阳生，即是一个太阳回归年的起始点；夏至是阳尽阴生之时，所以夏至一阴生，即是一个太阳回归年的转折点。一个起始点和一个转折点确定了寒热的自然特性，冬至起始点是为寒，夏至转折点是为热。因为寒热是客观的自然规律和现象，这样的规律和现象从太阳和地球存在的那一天开始就是如此，去年如此，今年如此，明年如此，年年如此，所以在一个太阳回归年中重要的时间点位所表现出来的寒热之客观现象是相对永恒的。这是太阳和地球之间的星体运动规律所决定的，同时也是以太阳为中心，地球围绕太阳公转后，由太阳的光热照射到地球表面的多寡和角度所决定的。寒热由太阳决定，这是太阳的法则。

古代先贤观察到了这一太阳法则的规律，并认识到了太阳法则所表现出来的寒热客观现象，然后把这样的客观现象用立竿测影的方法测量出来，最终确定了冬至和夏至这两个重要的时间点位，以此来定义寒热的概念。寒热概念确定以后，中华先贤的伟大思维方法便逐渐成形，从寒热概念中，睿智地抽象出了阴阳的概念：寒为阴，热为阳。当阴阳的概念被提出后，中华文化的基础就构建形成，最终形成了我们中华文化以阴阳为基础和核心的一系列哲学、数理文化体系。当然，整个中医体系也涵盖其中。

阴阳实际上是年复一年冬至起始点到夏至转折点寒热自然现象转换过程中对这一因太阳法则而产生的天体运行关系的人文表述。这种天体运行关系是以太阳为中心，地球为参照物的天文模型为基础形成的。这一模型在46亿年以前就已经在宇宙中形成并客观存在了，并且直到今天都没有产生改变，无论是在时间上，还是在空间上，都具有相对的永恒性。理解了这一点，我们才能真正理解中华文化为什么至今还在不断绽放魅力，才能真正理解中医为什么至今还能在人们与疾病的斗争中显现疗效。因为我们的理论和文化基础是构建在太阳法则这样一个相对永恒常青的时间和空间当中。无论是中华文化，还是中医药文化，其核心都是已经在宇宙中恒定不变存在了46亿年的太阳法则。中华文化和中医的构建体系是先进的，也是具有相对永恒性和常青性的。在明白了阴阳的本源后，我们就能够理解《黄帝内经》中为什么把"阴阳者，天地之道也，万物之纲纪，变化之父母，生杀之本始，神明之府也"作为纲领提出，也终于明白了为什么会有"阳气者，若天与日，失其所，则折寿而不彰，故天运当以日光明"的阳主阴从的思维方式。

《扶阳全道》一书的书名主要表达两层意思。第一层意思：扶阳学术思想之道就是一阴一阳，一阴一阳之道就是太阳的法则，扶阳学术思想就是构建在以太阳法则为核心的学术体系上的。这样的学术体系与中华文化和中医的学术体系是一脉相承的，都是在阴阳这样一个以太阳法则为核心的、相对永恒的理论大背景下形成的，故具有相对永恒性和常青性。第二层意思：扶阳全道是扶"阳之道"。所谓阳之道，在人体中是以阳气为核心，在太阳系中就是以太阳的法则为核心。地球上存在的所有事物，无论是有生命的，还是无生命的，都需遵循太阳的法则。人的生命也以阳气为核心进行运行。扶阳学术流派就应该扶这样的"阳之道"，扶这样的"阳之道"就是遵循太阳的法则，就是在遵循自然规律。所以我们把这样一部能够反映当今云南吴氏扶阳学术流派领军人——吴荣祖教授的学术思想和临床经验的著作，命名为《扶阳全道》。

在"扶阳全道"的学术思想基础上，吴荣祖教授结合自身50余年的临床经验，将云南吴氏扶阳学术流派自吴佩衡先生创建以来的学术思想和临床经验进行了高度地总结与提炼。他秉承着传承精华、守正创新的原则，构建出了"三经四纬五方论治体系"。"三经四纬五方论治体系"是云南吴氏扶阳学术流派发展至今以吴荣祖教授为引领的流派学术思想及临床经验的核心及灵魂，也是吴荣祖教授"扶阳全道"学术思想的具体成果体现。故本书的全称为《扶阳全道——三经四纬五方论治体系构建》。

《扶阳全道》一书分为"扶阳与生命""扶阳与医道""扶阳与临床"3个部分。其中,"扶阳与生命"集中论述了吴荣祖教授多年以来对人类太阳崇拜文化与扶阳之间关系的认识,以及扶阳学术思想在人的整个生命过程中的意义。"扶阳与医道"集中论述了以吴荣祖教授为核心的云南吴氏扶阳学术流派学术思想体系,还包括了对"三经四纬五方论治体系"的详细论述。"扶阳与临床"将20个具有吴荣祖教授扶阳学术思想特点的临床病案作为载体,以按语的形式,详细点评分析,让广大读者能够在前两章理论学习的基础上,对临床实践、实战有一个清晰的体会,从而使得《扶阳全道》一书从理、法、方、药4个方面,全面展示了以吴荣祖教授为核心的云南吴氏扶阳学术流派的学术思想和临床经验。

以吴荣祖教授为核心的云南吴氏扶阳学术流派的学术思想和临床经验,在吴荣祖教授所领衔的学术团队的共同努力下,目前还在不断地发展和完善。本书所论述的内容是目前为止对本流派学术思想的一个总结。待今后,流派学术思想和临床经验再有新的进展和突破时,还会以多种形式向广大读者进行汇报。

因笔者的学识和经验限制,书中必有不当之处,还请广大读者批评指正。本书所涉及的方药,有超过《药典》建议用量者,有存在毒性者,其均为云南吴氏扶阳学术流派的经验总结,为确保绝对安全,读者不可自行使用此类方药,必须要在专业执业中医师指导下合理用药,以免发生意外。

本书编委会
2023 年 4 月

目
录

第一章　扶阳与生命 ·· 1

天人合一与太阳法则 ·· 1

究天地之道，言生命现象 ·· 5

　一、人类的太阳崇拜 ·· 5

　二、太阳崇拜与扶阳的关系 ······································· 10

　三、从日晷与二十四节气中透露出的人类对太阳运行规律的
　　　运用 ··· 16

在人体主要生命线和次要生命线学术观点基础上构建出的
人体气机圆运动 ··· 24

　一、人体中最宝贵的主要生命线和最宝贵的次要生命线 ······· 24

　二、先天心肾中君火与命门火之间的关系 ······················· 25

　三、水土合德，世界大成 ··· 27

　四、先天心肾统领后天脾胃 ······································· 31

　五、气机圆运动之圆运轨迹 ······································· 34

　六、左右者，阴阳之道路也 ······································· 37

　七、气机圆运动的运转次第 ······································· 39

辨证扶阳 ·· 41

　一、对扶阳的错误认识 ··· 41

　二、经典之前再无经典 ··· 44

　三、太阳的法则是中华文化和中医文化的起始和本源 ········· 45

　四、扶阳贯穿于人类生命活动的全周期，而非仅用于
　　　疾病阶段 ··· 47

"七损八益"之解读 ··················· 49

　　一、"七损八益"在扶阳学术层面上的解读 ········· 49

　　二、"七损八益"在文字考证中的解读 ··········· 52

　　三、从唐代王冰注解"七损八益"中得到的启示 ····· 54

　　四、从日本学者丹波元简注释"七损八益"中得到的

　　　　启示 ·································· 55

　　五、通过解"法"字开启岐黄之间问答的真意 ····· 56

　　六、运用情景再现的方法还原岐黄之间对"七损八益"

　　　　的讨论 ······························ 58

"三生万物"中蕴含的天文密码与生命之间的联系 ········· 60

　　一、对"三生万物"的共性解释 ··············· 60

　　二、向学术权威提出疑问 ···················· 61

　　三、从"天一生水，地六成之"中来解读数字密码背后

　　　　蕴含的道理 ·························· 62

　　四、从组成八卦的爻的数量来解读"三生万物"的意义 ····· 64

　　五、从天文中去破译"三生万物"中"三"的数字密码 ····· 66

　　六、从神话文明与自然文明的区别里建立中医自信 ····· 68

扶阳是生命全过程之所需 ················· 70

　　一、太阳法则的时空永恒性 ·················· 70

　　二、"天人合一"与"天人相应"的文化母源基础 ······· 71

　　三、把握住了人体中的阳气就是把握住了宇宙中的太阳 ···· 72

　　四、扶阳是把握人身体中阳气生成、运行规律与法则的

　　　　最佳方法 ·························· 73

阳气与生命 ··························· 74

　　一、生命三要素和阳气的关系 ················ 74

　　二、自然界生、长、化、收、藏乃太阳年运行规律使然 ····· 74

　　三、恐龙灭绝与阳的关系 ···················· 76

　　四、人之生、长、壮、老（病）、已乃阳气盛衰之过程 ····· 78

守好人体阳气最后一关 ················· 85

　　一、生活有序，起居有常，不妄作劳 ··········· 86

二、饮食有节，结构合理 ……………………… 86

三、防病养生，不过度用药，杜绝误服 ……… 90

四、心情开朗，包容谅解，理性思维 ………… 91

五、运动健身，不盲目跟风追潮 ……………… 92

阴阳要约三级观 ……………………………………… 96

一、养生观：养生防病，护阳为要，阳密乃固 … 96

二、治病观：治疗疾病，辨识阴阳，阴平阳秘 … 99

三、康复观：病后康复，育阳为先，阳生阴长 …… 100

第二章　扶阳与医道 ………………………… 105

阳主阴从继钦安，扶阳抑阴承佩衡 …………… 105

一、阳主则寿，阴旺则夭 ……………………… 105

二、扶阳抑阴，四逆为君 ……………………… 109

辨证尤重亚阳虚，不治已病治未病 …………… 114

一、辨证阳虚，隐潜者要 ……………………… 114

二、上工治病，防患未然 ……………………… 121

真寒假热细考量，排病反应明于心 …………… 124

一、临证遇火，少壮明分 ……………………… 124

二、离照当空，邪去正安 ……………………… 132

阳密水温元真畅，潜阳封髓命根固 …………… 152

一、阴阳之要，阳密乃固 ……………………… 152

二、引火归原，潜阳封髓 ……………………… 164

温升乙木气机畅，升举三阴疗效彰 …………… 173

一、天人相应，春暖木达 ……………………… 173

二、温肝为法，气运得畅 ……………………… 180

肃金秘阳相火安，升主降从圆运顺 …………… 203

三经四纬五方论治体系 …………………………… 214

一、三经——水寒、土湿、木郁为阳虚证的病机总纲 … 216

二、四纬——扶阳、护阳、敛阳、秘阳治疗大法的确立 …… 218

三、五方——基于治疗大法下的具体代表方剂 ……… 221

第三章 扶阳与临床 ······ 224

脾肾阳虚,水瘀互结——鼓胀案 ······ 224

心肾阳虚,肾不纳气——喘证案(一) ······ 226

心肾阳虚,肾不纳气——喘证案(二) ······ 228

阳虚阴盛,相火不秘——哮病案 ······ 231

三阴脏寒,痰扰心窍——言语謇涩案 ······ 233

少阴阳虚,心肾不交,相火扰神——不寐案 ······ 235

阳虚阴盛,相火不潜——阴火案 ······ 237

三阴寒极,阴盛逼阳,孤阳欲脱——虚劳(胰腺癌
 肝转移)案 ······ 240

肝肾阳虚,乙癸同源——胃痞(胆囊切除术后
 综合征)案 ······ 245

阳虚寒凝,肺气郁闭——肺痿(特发性肺间质
 纤维化)案(一) ······ 248

阳虚寒凝,肺气郁闭——肺痿(特发性肺间质
 纤维化)案(二) ······ 252

三阴脏寒——心悸案 ······ 254

肝寒气郁——胃脘痛案 ······ 256

阳虚寒郁,气痰交结——胸痹(胸闷原因待查)案 ······ 259

太少两感咽痛——急乳蛾(急性化脓性扁桃体炎)案 ······ 261

肝寒气郁,清阳不升——眩晕(后循环缺血综合征)案 ······ 263

乙木不升,阴风内动——瘾疹(过敏性荨麻疹)案 ······ 266

乙木不升,寒气阻逆——呃逆(顽固性呃逆)案 ······ 269

阳虚——漏汗、自汗(更年期综合征)案 ······ 272

肝寒气郁,乙木侮金——喉痹(慢性喉炎)案 ······ 275

第一章　扶阳与生命

天人合一与太阳法则

　　"天人合一"是中国人最基本的思维方式，即人与天处在一种部分与整体的关系之中。这种关系的延伸性思维体现在代表中国文化思想的道家、释家、儒家的学术核心观点之中。

　　道家认为，天就是整个自然，人是自然的一部分。故庄子说："有人，天也；有天，亦天也。"天与人原本就是合而为一的，但由于人制定了各种制度、规范、原则，使人丧失了原本与天相同的自然本性，逐渐变得与自然不协调。在这种情况下，道家的思想就是通过修行道法，使人突破这些加于人身的枷锁，将人的自然属性从所谓的制度、原则及规范中解放出来，重新归于自然，达到一种"万物与我为一"的精神境界。

　　代表释的禅宗认为，人性本来就是佛性，只缘迷于世俗的观念、欲望而不自觉，一旦觉悟到这些观念、欲望都不是真实的，那么真如本性就自然显现，也就达到了最后成佛的境界。禅宗所谓的佛性实际上就是指我们赖以生存的自然界的属性，也就是天人合一当中的天的属性。因此，禅宗提出："凡夫即佛，烦恼即菩提。"也就有了"悟得来，担柴挑水，皆是妙道""禅便如这老牛，渴来喝水，饥来吃草"的认识和追求。这样的认识和追求，就是对自然规律和自然法则的认识和追求。

　　儒家认为，天地间有一个不可违背的自然法则，那就是"天赋地"的原则。其核心是天尊地卑、阳尊阴卑。这是自然界的基本观

1

念和根本原则，也是属于那个时代的社会核心价值观。这样"天赋地""天尊地卑""阳尊阴卑"的思想原则，实际上也是符合以太阳为核心的太阳系中最高层次的太阳法则规律。而人也应该和天地的基本原则相符合，也应遵循天赋地的基本原则。这种天人合一应该是一种自然的合一，也应该是一种不自觉的合一。但由于人类后天受到各种名利、欲望的蒙蔽，便不能发现自己心中的基本道德原则。而儒家各种传世经典教导人们的都是修行自身的思想，去除外界欲望的蒙蔽，达到一种自觉履行基本道德原则的境界，从而由"修身"开始，逐渐达到"齐家、治国、平天下"的终极目标。

从上面的论述中我们不难看出，代表中国传统文化及传统思维方式的儒、释、道三家学术思想的核心部分均始终贯穿着"天人合一"的思想。所以把"天人合一"定义为中国人最基本的根源思维方式是十分恰当的。儒、释、道把"天人合一"的思维方式运用到其学术思想当中，目的是为了从不同层面更好地适应当时的社会制度，从而获得更佳的生活方式。

中医学既是一门研究人体的生命科学，亦是中国传统文化中的一颗璀璨明星。我国多位领导人曾对中医药学的地位和认识提出过中国医药学是一个伟大的宝库，应当努力发掘，加以提高；中医药学凝聚着深邃的哲学智慧和中华民族几千年的健康养生理念及其实践经验，是中国古代科学的瑰宝，也是打开中华文明宝库的钥匙的观点。这充分说明中医学是来源于中国文化主体的，是中国文化的核心组成部分。既然中医学来源于中国文化的核心部分，那"天人合一"的思想就也应该是中医学思维方式的主干及核心。在中医学的经典著作《黄帝内经》中，对"天人合一"思想的论述大概分为天人同构、天人同类、天人同象等几个方面。首先，《黄帝内经》中把人体的形态结构与天地万物对应起来，认为人体的各个组织结构均能够在自然界中找到与其相对应的东西，而人体就好像是天地自然界的微小缩影，从而在人体结构层面指出人与自然存在着一定的统一性。例如《灵枢·邪客》说："天圆地方，人头圆、足方以应之；天有日月，人有两目；地有九州，人有九窍；天有风雨，人有喜怒；天有雷电，人有音声；天有四时，人有四肢；天有五音，人有五脏；天有六律，人有六腑；天有冬夏，人有寒热；天有十日，人有手十指；辰有十二，人有足十指、茎、垂以应之，女子不足二节，以抱人形；天有阴阳，人有夫妻；岁有三百六十五日，人有三百六十节；地有高山，人有肩膝；地有深谷，人有腋腘；地有十二经水，人有十二经脉；地有泉脉，人有卫气；地有草蓂，人有毫毛；天有昼夜，人有卧起；天有列星，人有牙齿；地有小山，人有小节；地有山石，人有高骨；地有林木，人有募筋；地有聚邑，人有腘肉；岁有十二月，人有十二节；地有四时不生草，人有无子。此人与天地相应者也。"这就是"天人同构"。其次，《黄帝内经》中把天的方位、季节、气候、星宿、生成数，把地的品类、五谷、五畜、五音、五色、五味、五臭，把人的五脏、五声、五志、病变、病位等进行五行归类，通过类别之间"象"的普遍联系，来识别同类运动方式的共同特征及其相互作用规律。例如《素问·金匮真言论》中云："东方青色，入通于肝，开窍于目……其应四时，上为岁星……其臭臊。"以及《素问·气交变大论》中云："善言天者，必应于人；善言古者，必验于今；善言气者，必彰于物；善言应者，因天地之化；善言化言变者，通神明之理。"这些均是中医学"天人合一"思想中的"天人同构""天人同象"的体现。

"天人合一"中还有一个方面是"天人同数"。《黄帝内经》中的"天人同数"是时间的周期性和空间的秩序性有机结合观念的体现。它强调人体自然节律是与天文、气象密切相关的生理、病理节律，故有气运节律、昼夜节律、月节律和周年节律等。其基本推论是以一周年（四季）为一个完整的周期。四季有时、有位、有五行生克，因此以一年分四时，则肝主春、心主夏、肺主秋、肾主冬……月节律则与该月相和所应之脏在一年之中的"当旺"季节相关。其昼夜节律也是将一日按四时分段，指人体五脏之气在一天之中随昼夜节律而依次转移，则肝主晨，心主日中，肺主日入，肾主夜半。

这就是中医学"天人合一"观在《黄帝内经》中的部分体现，也是中国传统文化在中医学经典著作中的具体体现。扶阳学术流派是中医学学术流派中的一个重要组成部分。所以，"天人合一"的中国传统文化思维方式在扶阳学术思想体系中也有突出的体现。例如

《素问·生气通天论》中有"阳气者，若天与日，失其所，则折寿而不彰，故天运当以日光明"的记载；再如明代著名医家李念莪在其著作《内经知要》中说，"火者阳气也，天非此火不能发育万物，人非此火不能生养命根，是以物生必本于阳"。这些均是扶阳学术思想体系中对"天人合一"思维的具体阐释及运用。

在"天人同构""天人同象""天人同数"等"天人合一"思想中，天与人相同的结构、现象、数理都是在地球上产生并存在的，这些都离不开地球与太阳之间运行关系所构建出来的时间和空间模型。而统领这个时间和空间模型的核心，就是以太阳为核心的地球自转与地球围绕太阳公转的天体运行规律与法则，也就是太阳的法则。所以，"天人合一"中天与人合的是什么？天与人合出来的最终结果的"一"又是什么？如果理解了之前的论述，就可以知道：天与人合的就是自然界的规律与法则。自然界的万事万物，不论是有生命的，还是无生命的，只要是产生于这个世界的，只要是存在于这个世界的，就都要遵循自然的规律和法则。天地如此，人也如此。所以，"天人合一"中天与人所要合的就是这样一个自然的规律和法则。

自然的规律和法则如果分科而论的话，物理有物理的规律和法则，化学有化学的规律和法则，生物有生物的规律和法则，人文艺术有人文艺术的规律和法则，任何一门学科均有其应有的规律和法则。但是，如果人要去和每一门学科的规律和法则进行一一相合的话，估计不但不能天人合一，反而要天人相离了。我们中华文化的先贤早就认识到了这一点，所以在天人合的后面还出现了一个"一"。这个"一"是什么呢？它为什么会出现在天人相合的千千万万种自然规律和自然法则之后呢？这个"一"实际上就是能够统领地球上所有自然规律和自然法则的最高层次的终极法则，也就是太阳法则。只要抓住太阳法则，就能够统领天地间一切的自然规律和自然法则，正所谓"知一而无一不知"。

吴荣祖教授作为目前全国扶阳学术流派的代表性人物，他将"天人合一"的核心——"太阳法则"贯穿到其扶阳学术思想体系中，并鲜明地提出"天地以太阳为中心，人体以阳气为核心"的学术观点，同时把扶阳的学术思想贯穿在人体生命的全周期，而不是仅仅把扶阳运用于人体疾病的阶段。这充分体现了扶阳医学不仅是一门疾病的治疗医学，更是一门基于中国文化生生之道的生命学科。后文笔者将对吴荣祖教授认为的"天人合一"与"扶阳"的思想进行总结。

究天地之道，言生命现象

天地之道就是天地间的运行规律，这种规律是天地间自然万物与生俱来的规律，并非人为制定的规则。在中华文化中，这种自然规律就是阴阳的运行规律，所以老子在其著作《道德经》中有"一阴一阳谓之道"的经典定义。那么，阴、阳两字是怎么产生的呢?《说文解字》中是这样定义"阴"的，"阴，暗也。水之南，山之北也";《说文解字》中是这样定义"阳"的，"阳，高明也"。《说文解字义证》曰:"高明也，对阴言也。"也就是说，能被太阳光照射到的就是阳，不能被太阳光照射到的就是阴。从阴、阳两字的定义中能够发现，主导阴、阳属性变化的关键因素是太阳，也可以认为主导我们赖以生存的自然界天地间运行变化规律的也是太阳。这样的自然规律运行特点，也就是太阳的法则。吴荣祖教授认为，在中医学扶阳学术流派思想中太阳的法则是起到至关重要作用的。如果要讨论天人合一的中国传统文化思维方式与中医扶阳学术思维方式之间的关系，就不能不讨论人与太阳之间的关系。因为，人与太阳之间的关系直接决定了天人合一与扶阳之间关系的构成及变化。下面笔者将从人类的太阳崇拜、太阳崇拜与扶阳的关系、从日晷与二十四节气中透露出的人类对太阳运行规律的运用3个方面进行论述。

一、人类的太阳崇拜

人类在农耕、放牧时代（旧石器晚期至新石器时期），就已经重视太阳的起落、昼夜的交替，以及四季寒暑变迁对农业、畜牧业的影响了。这些影响直接与人类的生存息息相关。而昼夜的交替和四季的更迭直接取决于地球的自转及地球围绕太阳公转的天体运行规律。在这样的太阳系天体运行规律中，太阳是这个运行规律的核心天体，一切天体运行的轨道均是以太阳为核心。所以，这样的以太阳为核心的运行规律就自然而然地进一步衍化出现了人类的太阳崇拜观。

爱德华·泰勒在其著作《原始文化》一书中说道："凡是阳光照耀的地方，都有太阳崇拜的存在。"在人类文明的初始阶段，对太阳的崇拜体现在一些洞穴及器皿上留下的与太阳相关的图腾上面。如以"十"字为象征的太阳崇拜图腾，其中具有代表性的有：中原仰韶文化太阳符号、中国青铜铭文太阳符号、古亚述太阳符号、古希腊太阳符号、古印度太阳符号；还有直观表达的太阳崇拜图腾形象，其中具有代表性的有：仰韶日纹、半山型日纹、日本表示太阳的文字、西欧古太阳图案、古埃及太阳图案、印第安人太阳崇拜等。上述图腾的文化表现，均代表了当时人类对太阳的崇拜。自然界中存在着数不尽的自然现象。为什么生存在这个星球上的人类，无论是什么种族、在什么地方、处于什么时间，都不约而同地在众多自然现象当中选择太阳进行供奉和崇拜呢？这是因为，人类在漫长的生存、演变、进化过程中，逐步了解、认识到整个自然界要想正常地运行，太阳在其中必定具有核心地位，并起着决定性的作用。在所有天地间的自然规律和自然法则之上，都由一个最高层次的终极法则进行统领，这个最高层次的终极法则就是太阳法则。而人类要适应自然界的规律才能够保证在自然界中生存繁衍，所以太阳之于人类就是主导生存的关键，人类不去崇拜太阳又能崇拜什么呢？故太阳崇拜现象普遍存在于人类社会发展的各个阶段。即使人类文明发展到现在高科技的阶段，也同样认为我们生存星球所处的星系系统是以太阳为核心的，并把这个星系称为"太阳系"。

人类社会处于原始阶段时，人类对太阳的崇拜是简单的对太阳本体进行的图腾式的单一膜拜。随着人类文明和人类社会的逐步发展，人类对太阳的崇拜也出现了不同的两个方向，而这两个方向逐步形成了两条不同的太阳崇拜走向，并代表着两种不同的人类文明构成。一条走向是由太阳崇拜逐渐发展出日神文化，由日神文化逐步发展出神权文明，然后再由神权文明最终发展构建出皇权文明，从而广泛适用于国家的统治，形成政治文明系统。这样的太阳崇拜发展走向在全世界范围内普遍存在，具有代表性的有埃及之日神化身阿图姆、阿蒙神，希腊日神赫利俄斯及太阳神阿波罗，罗马的朱比特，北欧的奥丁，印度的毗湿努，日本的天照大神，秘鲁印加人的太阳为诸神之首及造物主，以及新西兰毛利人的太阳神塔里等。这些都是人类太阳崇拜向神权、皇权发展的代表。

还有一条人类对太阳崇拜的走向，就是以我国先秦时期诸子百家为代表，将人类对太阳的崇拜与中国朴素的古代唯物主义哲学观念相结合，从而诞生出一系列的哲学思辨和古朴的科学观，并将这些科学观系统地运用于天文、历算、物候、农学、医学等领域，从而使得当时中国文明得到较快的发展，形成了早熟的文明，并相对于西方文明处于领先地位。正如郑州大学岳红琴教授在《先秦时期太阳崇拜及其对人类社会生活的影响》一文中写道："太阳崇拜作为古代人们的宗教信仰之一，与人们的社会关系十分密切，它渗透到社会生活的诸多层面，并产生了深远的影响……太阳的年周期运行和日周期运行，就不只是太阳自身运动变化，而且反映了人们由太阳崇拜所发生出来的认识观念的发展，它不仅与人们天文历法知识的萌生密切配合，也与早期的哲学观念和思想密切配合。就天文学而言，没有先民们对太阳运行日积月累的观察，没有对太阳崇拜所生发出来的祭日习俗的重视和实践，也就不会有后来如此丰富的天文、历法知识著称于世并用于指导农业生产。就早期哲学思想而言，我国古代的阴阳观念，以及与上述四方位（东、西、南、北）相配的五行观念，都与太阳的运行及其对人们思想所发生的影响有关。"所以，在中国文明的发展历程中，对于人类太阳崇拜的文化发展，并非像西方人类社会一样，把太阳崇拜完全运用在对国家机器运转方面的主导及控制上，而是强调太阳崇拜文化与天人合一文化的融合和统一，并致力于将这种融合和统一覆盖并贯穿到各个自然科学领域中，从而诞生出了影响人类文明发展的学术体系，即阴阳学术体系。正如萧汉明教授在《太阳神话、太阳神崇拜与阴阳学说》一文中论述的那样，"中国太阳神话侧重于太阳的自然功能，经过自然崇拜阶段之后，由太阳引起的一切自然现象，成为人们关注的目标，进而将从自然现象的观察中所得到的结论用于解释社会，最终形成了中国传统文化重要标志之一的阴阳学说"。这就是从太阳法则中构建出的阴阳学说，也是中华文化的根本和基石。

人类对太阳的崇拜原因还有通过长期的观察发现，太阳和生命之间有密切的关系，阳光充足的地方生命就旺盛，阳光匮乏的地方生命就萧条，这在地球赤道与两极的物候现象中就有充分的体现。众所周知，地球的赤道是整个星球上接受太阳的照射时间最长、照射角度最正的地区。因此，赤道是物种的制造厂。赤道地区，无论是动物，还是植物，都比其他地区的动植物长得更快、更大，并且动植物的种类也较其他地区明显丰富。这得益于赤道地区的阳光是地球上最充沛的，阳光所提供的能量也是这个星球上最强劲的，就相当于赤道是这个星球上阳气最为旺盛的地方。由于这里的阳光使海水大量蒸发，这种冲击会在周围大范围中形成湿度柱，进而形成风和潜流，而风和潜流会给位于异常遥远地方的生命提供能量。这也就相当于赤道地区不仅具有这个星球上最旺盛的阳气，还同时具备这个星球上最强大的气化作用，也就是具备了天地间"阳化气"的最佳环境。熟悉中医经典理论的人都知道，"阳化气"带来的结果就是"阴成形"，如此就形成了"太阳－阳光－能量－生命"的生生不息的生命线。所以，赤道地区的物种是整个星球上最为丰富的，物种的生命力也是最为旺盛的。

相反，我们再来看看地球两极的物种又是处于一个什么状态呢？众所周知，两极是我们这个星球上常年接受阳光照射时间最短、照射角度最偏的地区。两极是地球上最冷的地方。两极地区素有"冰雪高原"之称，大部分地方均覆盖着很厚的冰层。冰山是两极大陆附近海面的自然景象，它是两极大陆冰川下滑崩裂入海形成的。据相关数据统计（单从南极大陆进行统计），南极大陆周围海洋上的冰山大约有 10000m^3。除严寒之外，南极地区还被称为地球上的"白色沙漠"和"风库"。北极虽不像南极那么寒冷，但大部分地区也是终年冰封，1月份的平均气温介于－40～－20℃之间，8月份的平均气温也只有－8℃。从以上这些相关统计数据中我们可以看出，地球两极是极其寒冷的，这就是因为其接受阳光照射十分匮乏所致。两极可以说是我们所居住的这个星球上阳气最弱的地区。既然阳气弱，就不能体现出"阳生阴长"的状态，反而会呈现出一派"阳杀阴藏"的肃杀现象，故两极的物种是极为稀少的。

　　这就是太阳的照射对生命物种影响的直观呈现。人类早就通过对自然界运行规律现象的观察，总结出了太阳对生命的重要性，在难以计数的自然现象中，精选出太阳照射大地、生养万物的自然现象进行崇拜，从而诞生出了太阳崇拜的人类启蒙文明，并一直延续至今。近期，吴荣祖教授在各类扶阳讲座中反复运用一个例子来进一步说明，即使到了现在人类文明高度发达的阶段，人类对抗寒冷的方法和手段都极为先进之时，人类依然没有丢失对太阳的崇拜，这种崇拜是无论现代科技如何发达，仍然还是无法被替代的。案例如下：挪威中部小镇留坎的居民举行了一个很有特色的庆祝仪式，以庆祝人造"太阳"正式落成。挪威靠近北极圈，每年的9月份到来年的3月份，小镇留坎都得不到阳光的照射，这种情况持续了100多年。今年，当地人在山顶竖起3面巨大的反光镜，这使留坎镇的3000多位居民将首次在镇中心广场感受到冬日里温暖的阳光。挪威是一个高度发达的国家，他们的科技是领先的，那里的人民是富有的，虽然气候十分寒冷，但现代的高科技也完全可以为生活在那里的居民提供足以抵抗寒冷气候的取暖设施。可即便如此，发达的科技仍然不能替代人们对太阳的向往，以及对太阳文明的崇拜。所以当"人造太阳"落成，将阳光通过巨大的镜子反射到留坎镇的中心广场时，当地的居民无一不欢呼雀跃，尽情地享受着这场等待了100多年的阳光盛宴，尽情地享受着阳气给人们带来的生命力。

　　人类对太阳崇拜的例子还有很多，其实在我们身边就有。大家可以看一下我们国家的地名，其中带有"阳"字的地名有近200个，如沈阳、辽阳、朝阳、汾阳、溧阳、丹阳、洛阳、安阳、濮阳、南阳、信阳、衡阳、邵阳、浏阳、德阳、绵阳、资阳、贵阳、咸阳、庆阳等；而带有"阴"字的地名则寥寥无几，如山阴、江阴、淮阴、蒙阴、平阴、河阴、汤阴、湘阴、华阴、汉阴等。

这样的地域命名特点难道不能从一个方面反映出中国人对太阳的崇拜吗？

人类之所以对太阳进行崇拜，是因为太阳能够提供地球上所有生命赖以生存的最基础的能量。有了太阳提供的基础能量，人们就可以对这种基础能量进行转化，从而转化成各种维持生命的能量。故人类对太阳的崇拜实际上是对生命的崇拜，而人作为一种生命体，其对生命本身的崇拜也就是一种本能的需求。所以，人类对太阳的崇拜是必然的。从对生命的崇拜角度来说，其崇拜的最佳选择只能是太阳，而不能也不可能是太阳以外的其他存在。

通过上面的讲解和论述，读者们至此应该已经不难理解人类太阳崇拜文化对生命的意义了。那么人类的太阳崇拜文化和我们的扶阳学术思想之间又存在着什么关系呢？

二、太阳崇拜与扶阳的关系

吴荣祖教授是云南吴氏扶阳学术流派的第三代传人、第二代学术继承人。其学术思想完全继承了云南吴氏扶阳学术流派创始人吴佩衡先生的扶阳学术思想。"人类的太阳崇拜与中医扶阳学术思想之间的关系"是吴荣祖教授在2007年"首届扶阳论坛"上讨论的话题。吴荣祖教授认为，人类对太阳的崇拜是对生命本身的自然崇拜，这种崇拜不是盲目的膜拜，而是对以太阳为中心的自然规律（太阳的法则）的敬畏和遵从，以及进一步的总结和研究，最终让人们能够在了解和熟悉以太阳为中心的自然规律的基础上，最大限度地适应这种自然规律，使人们的生活、起居等各个方面和以太阳为中心的自然规律最大限度地融为一体，达到天人合一的境界，从而更好地适应自然界，并且能够更自如地在自然界中生存下去。

吴荣祖教授认为，扶阳的学术思想不应该只运用在治疗人类疾病方面，而是应该覆盖贯穿于整个人类生、长、壮、老、已的生命全过程中。所以，扶阳之于人类的意义也应该和太阳之于人类的意义一样，均是生命本身的意义。这样的意义在太阳之于人类层面是以太阳崇拜的形式呈现出来的，在扶阳之于人类层面就是把扶阳的思想贯穿于人类整个生命全过程中进行呈现。

首先是重视阳气的生理功能。《素问·生气通天论》云："阳气者，若天与日，失其所，则折寿而不彰，故天运当以日光明。是故阳因而上，卫外者也。"中医自《黄帝内经》时代就明确地认识到，人体的阳气就好像是天空中的太阳。太阳是支撑自然界万物生长的关键因素，作为天人合一的人体来说，阳气也是支撑人体生长发育的关键因素。大自然不能没有太阳，如果没有太阳光的照射，整个自然界将被无尽的黑暗所笼罩，所有生命都将灭绝；人体如果没有阳气的主宰，也将被疾病所困扰，最终折寿而亡。"凡阴阳之要，阳密乃固，两者不和，若春无秋，若冬无夏，因而和之，是谓圣度。故阳强不能密，阴气乃绝；阴平阳秘，精神乃治；阴阳离决，精气乃绝。"这段经典条文不仅体现出了阳气在整个生命过程中的重要性，更提出了阳气的重要性在于阳气的一种生理状态。这种维持健康的关键生理状态就是阳气的秘藏状态，所以叫作"阳密乃固"。为什么"阳密乃固"在阴阳的关系中处于如此重要的地位呢？吴荣祖教授认为，人体阳气的秘藏是指命门火秘藏于肾水当中的状态，这种状态就是《周易》中"坎卦"的状态。郑钦安在其著作《医理真传》中描述坎卦的状态时说道："一阳落于二阴之中，化而为水，立水之极，是阳为阴根也。水性下流，此后天坎卦定位，不易之理也。"他认为这种状态是"一阳藏于二阴之中，居于至阴之地""是人生立命之真种子"。这种坎卦的状态呈现出命门火秘藏于肾水之中的格局，随之带来的就是秘藏于肾水之中的命门火能够蒸水化气，此气化功能一出，就可以把肾水上济于心，从而使心火不至于过热，同时因肾水的上济，心火才能够下交于肾，而使肾水不至于过寒。如此就形成了心肾相交，水火既济的"泰势"（泰然之势、泰卦之运势，下同）。此"泰势"一旦形成，就带来了人体健康的关键启动因素，即心中君火以明的状态形成。"主明则下安，主不明则十二官危"，现君火已明，则相火必然就位而不越权，故人体各个脏腑的相火都能安在其位而履行其正常的生理功能，从而达到"阴平阳秘"的最佳生理健康状态。《黄帝内经》把这种人体最佳的生理健康状态命名为"圣度"。

其次是重视人体阳气与自然界年、日阳气运行规律的统一和结合。《素问·四气调神大论》中云："春三月，此谓发陈……夜卧早起……养生之道也……夏三月，此谓蕃秀……夜卧早起，无厌于日……养长之道也……秋三月，此谓容平……早卧早起……养收之道也……冬三月，此谓闭藏……早卧晚起，必待日光……养藏之道也。"这是把人的生活起居与自然规律相结合，并指导人们的养生健康。由于我们中国人所居住的北半球的地理位置关系，春三月和夏三月时，太阳逐渐靠近北回归线，日照时间逐渐延长，人也应该顺应自然界阴阳变化的规律，睡得晚一点，起得早一点，使人体自身的阳气保持在生长状态。到了秋三月和冬三月的时节，由于太阳逐渐向南回归线靠拢，处于北半球的中国大地接受日光照射的时间逐渐缩短，日光照射大地的角度也逐渐偏斜，于是大自然的阳气也就随之逐渐收藏。此时，人体自身也应该顺应大自然中阴阳关系的变化，由早卧早起逐渐过渡到早卧晚起，而且是不看见太阳升起来就不起床（必待日光），这就使得人体自身的阳气也和大自然中的阳气一样，处于收藏的状态。这就是天人合一思想在人们生活起居中的具体体现。

中医学在认识人体生理过程中，不仅体现出跟随自然界的太阳年运节律来认识人体阳气的运行规律，还体现出跟随自然界太阳日运节律来认识人体疾病的变化规律。《素问·生气通天论》对人体的阳气和自然中太阳日运规律之间的关系是这样论述的："故阳气者，一日而主外，平旦人气生，日中而阳气隆，日西而阳气已虚，气门乃闭。"所以在认识人体疾病一天中的变化规律时，也明确显现出天人合一是以阳气为主的变化规律。《灵枢·顺气一日分为四时》曰："夫百病者，多以旦慧昼安，夕加夜甚……朝则人气始生，病气衰，故旦慧；日中人气长，长则胜邪，故安；夕则人气始衰，邪气始生，故加；夜半人气入脏，邪气独居于身，故甚也。"

最后是重视人体阳气的损耗。扶阳学术流派就是秉承了《黄帝内经》中崇阳的学术思想，认为人体的阳气与大自然中的太阳一样，是万物生命全过程中的主宰，在阴阳两者之间的关系中起到主导和决定性的作用，所以十分重视阳气的生理功能在人体生命全过程中的作用。既然重视阳气的生理功能，那就自然而然地倍加呵护人体的阳气，最怕人体的阳气受到损耗。但恰恰人体的阳气最易受到损耗，因为人体阳气本身就存在生理的损耗，这种损耗之所以被称为生理性损耗，那就意味着其是不可控制的损耗，是必然的损耗。例如《黄帝内经》中的"年四十，而阴气自半"，再如"七损八益"的观点等都体现了中医学对人体阳气生理性损耗的认识。至于吴荣祖教授对《黄帝内经》中这一方面的体会及认识，笔者将在本书下面的相关章节中对其进行阐释。造成人体阳气的损耗还有一个很重要的原因就是人为的损伤，这种损伤可以说是目前阳气损伤的主要因素，而且这样的损伤自古以来就有，只是现今社会人们的生活习惯更加突出了这类损伤阳气的因素。《素问·上古天真论》中云："今时之人不然也，以酒为浆，以妄为常，醉以入房，以欲竭其精，以耗散其真，不知持满，不时御神，务快其心，逆于生乐，起居无节，故半百而衰也。"这就是《黄帝内经》时代的古人不良生活习惯的写照，这样的不良生活习惯最终必然会使得人体的阳气不能够很好地秘藏，导致阳气的人为耗散，从而半百而衰矣。

吴荣祖教授认为，现今阳气的人为损耗较古代更为突出。因为随着人类工业文明的发展，使得人类的生活得到了极大的方便，较古代而言可以说是产生了翻天覆地的变化。各种机器的发明都是为了解放人类的双手，提高人类的生产力，但这种解放也同时使得人类自身"动手"的机会越来越少，而"动脑"的机会则越来越多。动手之于人体的意义在于产生体力运动，而体力运动与人体阳气的关系就建立在"动则生阳"的基础上，所以人体能够保持适度的体力运动是人体保健自身阳气的一个相当关键的因素。而脑力劳动的比重增加后，体力运动的机会就相对减少。脑力劳动是一种耗散精力的劳动方式，这种方式给人带来的首要感觉就是"烦劳"，而烦劳本身对人体阳气的影响就是损耗，正所谓"阳气者，烦劳则张"。另外，像汽车的普及使得人们可以用汽车代步，自然而然地失去了行走对人体阳气的呵护作用；空调的运用使得人们能够享受凉爽带来的舒服，但同时使得虚邪贼风更易损伤人体的阳气；计算机及网络的发明使得人们可以整天坐在屏幕前面处理很多事物，免去了为处理众多事物而来回奔波的烦恼，但同时也会让人们静坐于其面前而几乎毫无移动。如此的例子还有很多很多。更有一些所谓时尚的生活习惯对人体阳气造成损伤的例子，如时尚的穿着总是暴露较多人体部位，而这些被暴露的部位往往是我们人体阳气集中汇聚的地方。像暴露以肚脐为中心的腹部，这会使得神阙、气海、关元等穴位处于毫无保护的境地。暴露腰部则使人体整个肾之府都处于敞开的状态，那么秘藏于肾中的命门火还会得到很好的呵护吗？再如过食生冷、熬更守夜、快节奏的生活方式等，都是严重损耗人体阳气的因素，这些都加快了人体阳气的人为损耗，致使阳虚体质的人群数量明显增加。

除此之外，吴荣祖教授认为还有一类人为损伤阳气的方式是不容忽视的，而这类损伤方式甚至可以在很短的时间内就使得人体的阳气受到极大的损伤，并且恢复起来较为困难，那就是寒凉滋阴类药物的滥用。寒凉滋阴类是对中药性味及功能的分类，按理只应该针对中药类药物。但吴荣祖教授认为，鉴于当今医疗环境的改变，应该把西医的抗生素类药物也归于这个范畴中，也就是说我们可以尝试用中医取类比象的研究方法审视西医的抗生素。众所周知，抗生素的第一个代表药物是青霉素，它在第二次世界大战中被广泛运用。正是由于青霉素的广泛运用，才使得第二次世界大战中大量因战争受伤的士兵的伤口免于感染，从而挽救了大量士兵的生命，在人类战争及医疗史中写上了浓墨重彩的一笔。青霉素是从青霉菌中提炼出来的一种物质，青霉菌首先是霉菌，大家可以想象一下，什么地方会生长霉菌？只有在阴冷潮湿的地方才会有霉菌的滋生。另外，青霉菌之所以被叫作青霉菌，是因为其色泽是青色的，属于冷色系，属于阴色。所以可以把青霉菌归类为一种具有阴寒性质的存在，从其中提取出来的青霉素必然是具有强力的清热解毒功效的药品。随着时代的变迁、医学的进步和发展，各医药公司不断推出更新一代的抗生素，但无论是从生物中提取的化学物质，还是直接在实验室合成的化学药品，只要是抗生素，就必然脱离不了清热解毒功效范畴。所以吴荣祖教授认为，西医的抗生素应当归类于中医清热解毒药范畴，而且其还是一类十分强力的清热解毒药。

明白了从中医视角审视抗生素性质的道理后，就不难发现目前社会上广泛应对感染性疾病的用药习惯是怎样快速损伤人体阳气的了。吴荣祖教授多次在不同场合对上述问题进行过阐述,以期能从一定层面指导广大医务人员及患者合理运用抗生素。我们不妨来回顾分析一下,一般情况下人们是怎样应对感染性疾病的?一般情况下,人们如果发现自己存在感染性疾病状况(常见的有呼吸道感染、消化道感染及泌尿道感染等),首先会选择在家服用相应的药物进行治疗,而这些相应的药物必然是抗生素或者具有清热解毒功效的中成药;如果疗效不好,很可能会选择到社区卫生服务机构进行治疗,但在社区卫生服务机构中的治疗,几乎无一例外会使用抗生素(多数直接选用广谱抗生素);如果病情还不好转,患者就会选择到一些三甲或二甲医院的专科进行相应系统治疗,而一旦到医院的专科进行治疗(不论是西医综合医院,还是中医医院),针对患者的感染情况,医生均会选择运用单联或双联,甚至多联的抗生素进行治疗,并且不论如何联合用药,其中必然会含有一种超广谱的强力抗生素。这样的治疗流程和习惯,得出的结论就是人体阳气一而再,再而三的被越来越强力的清热解毒类药物进行攻击,即使最终致病细菌会被强力的抗生素杀灭,但人体自身的阳气也会受到极大的损耗,这相当于造成了杀敌一万,自损八千的尴尬局面。何况在中医临床中有很大一部分的感染性疾病,用中医辨证论治的方法进行审视,结果表明其根本不是壮火炽盛的真热证,而是存在阳虚、正气虚弱的相火不秘证。在这种情况下,如果一再运用抗生素治疗,无疑是雪上加霜,其耗损人体真阳的程度是极为快速且剧烈的,这也是临床上存在很多以发热原因待查收住入院,而后辗转多家大型医院,花费巨额医疗费用,最后仍然以发热原因待查出院的患者的主要原因之一。同时,其也是吴荣祖教授认为的目前对人体阳气损耗最为快速,恢复起来最为困难的一类情况。

综上所述,人类对太阳的崇拜实际上是人类作为生命本体对生命的本能的自然崇拜。而生命之所以能够在这个星球上产生并持续存在下去,是因为其遵循了自然的规律和自然的法则。在难以计数的自然规律和自然法则之上,我们这个世界还存在一个最高层次的终极法则,那就是太阳的法则。所有生命都是在遵循了太阳法则的基础上才得以延续的。而"扶阳"也就是把太阳的法则通过阴阳的哲学概念，映射到人的整个生命全过程之中。"扶阳"对人体阳气的重视和维护，无论是在生理上，还是病理过程中，都具有重要的地位。只有秉持着这一扶阳的理念，才能把以太阳为中心的太阳法则和以阳气为中心的人体生命全过程，在原理的源头处统一并结合在一起，从而真正把太阳崇拜、天人合一、太阳法则、扶阳学术融为一体，为扶阳学术流派的学术思想构建出一套完整而全面的体系。

三、从日晷与二十四节气中透露出的人类对太阳运行规律的运用

人类对太阳的崇拜不仅仅只是单纯的、盲目的神权崇拜，更多的是希望通过对太阳的崇拜，衍生出对太阳与我们生存的地球之间运行规律的尊重，并对此加以研究，最终将其原理运用于生存实际，为人类能够更好地在地球上生存做出贡献。而日晷的出现，正是这种太阳崇拜演变为具体运用的实例之一。

人类作为在地球上产生并得以延续的生命，其最为本源的在这个世界上存在的理由，就是想方设法地"活着"，只有这样才能使得人类种族得以延续。在众多让人类"活着"的方法中，最为根本或者说是最为本源的方法只有两种：食物和繁殖。故中华先贤有云："食色，性也。"而在"食"与"色"的关系中，"食"在"色"之前，所以"食"作为生命延续的先决条件较"色"更为重要。

在远古时代，人类是根本不能掌控食物的，也就是说人类根本没有任何方法能够控制住稳定而大量的食物来源，这使得人类的寿命和种族的延续在自然的力量面前显得十分脆弱。为了改变这一现象，人类想了多种办法。而在不同的人类文明中，我们中华文明的创造者，最早掌握了能够得到稳定食物来源的方法，那就是粮食的种植。而要使得粮食能够被人为地种植，就必须了解粮食作物生长的自然规律，只有认识到这种自然规律，然后遵从这种自然规律去种植粮食，粮食才能够得到丰产，人类才能够有稳定且大量的食物来源，从而使种族真正在自然界中生存繁衍下来。

粮食种植的成功，标志着中华农业文明的诞生和成熟，而成功的标志就是农历二十四节气的出现。二十四节气指导粮食种植和农业生

产至今已经有 5000 余年的历史。就算时至气象学空前发达的今天，二十四节气指导农耕生产仍然是无可替代的。为什么二十四节气的指导作用会具有如此的持久性和常青性呢？那是因为二十四节气是中华先贤对以太阳为核心，地球为参照物的地球与太阳之间运行规律的测量和认识，通过测量认识到地球上的植物（包括农作物）在太阳照射下生长的自然规律，掌握这样的自然规律可以指导人类把自然界中野生的可以食用的植物，成功转化为可以被人工种植的粮食作物。并且，人类掌握了这样的自然规律，就可以使得大规模的人工种植粮食作物的产量得到稳定。所以，二十四节气的发现和创造真可谓十分伟大。其伟大之处就在于一次性地解决了中华民族的食物问题，让中华民族可以在地球上不断地繁衍生息，最终创造出璀璨的中华文明。

前面谈到二十四节气是通过对地球与太阳之间运行规律的测量而创造出来的。怎样做才能把地球和太阳之间的运行规律测量出来呢？这个问题如果让我们现代人类来回答应该会相对容易一些，因为我们的科学技术已经十分发达，可以运用很多精密仪器对地球与太阳之间的星体运行规律进行测量，并得出客观正确的数据。如果这个问题让5000 年前的人类来回答，也许大多数人都会认为是不可能有答案的。但我们中华民族的先贤们运用他们的智慧，在 5000 年前就完美地回答了这个问题。中华先贤们对地球与太阳之间的运行规律进行了测量，将测量出的数据记录在一本名叫《周髀算经》的天文学著作中。而中华先贤所运用的测量方法是"立竿测影"，测量的对象是"日晷"。

日晷的本义是指太阳的影子，其原理是利用太阳的投影方向来测定并划分时刻。我们中华民族的先贤在通过运用立竿测影的方法观察日晷的长短时发现，在一个太阳回归年中，有那么一天日晷的长度是一年当中最长的，同样也有那么一天日晷的长度是一年当中最短的。同时，日晷长度最长的一天白昼的时间最短，夜晚的时间最长，也是一年当中最冷的一天；日晷长度最短的一天白昼的时间最长，夜晚的时间最短，也是一年当中最热的一天。中华先贤把日晷最长，天气最冷的一天以"寒"作为标志；把日晷最短，天气最热的一天以"暑"

作为标志。这样一来，"寒"与"暑"的概念就出现了。在这里要先说明一个概念，创造中华文明的先贤所处的时代应该是距今5000年以前，那个时候还没有今天这样成熟的文字系统，所以人类要想把自己的思维想法表达出来是不可能像我们今天这样运用成熟的文字系统写下来的，那个时候以图形来表达是最为合适的，也是唯一的方法。明白了这个概念，就容易理解当通过对日暑的测量和记录认识到一年当中"寒"与"暑"的存在后，中华先贤们是不可能写出"寒"与"暑"这两个字的，他们所运用的表达方式其实是两个图形：● 和○。其中，黑色的点为"阴"，白色的点为"阳"，至此"阴阳"的概念也就诞生了。阴阳的概念诞生后，在中华文明的历史上就出现了早于文字的两个重量级事物，那就是中华文明史上的第一本书和第一张图。第一本书是《洛书》，第一张图是《河图》。《洛书》与《河图》的出现，标志着中华文明体系已经建成。而在《洛书》与《河图》之后出现的，代表中华文明奠基巨著的《易经》也是在此两者基础上构建完成的。所以，在《易经》中有"河出图，洛出书，圣人则之"的纲领性论述。

在《易经·系辞》中，对该书的成书过程有那么一段描述，"古者包牺氏之王天下也，仰则观象于天，俯则观法于地，观鸟兽之文，与地之宜，近取诸身，远取诸物，于是始作八卦，以通神明之德，以类万物之情"。在初次阅读此段文字时，笔者的感受是：《易经》如此博大精深的一部著作，其成书的过程好似也不是十分复杂，更有一些轻松休闲的韵味。包牺氏作为称王于天下的圣贤之人，整天就是躺在大地之上观观天象，看看地象，左看看，右看看，周围的物象、人像、众生之相都看了一遍之后，提笔一画就成了八卦，之后一部旷世巨著《易经》就成书了。但是，当理解了在《易经》成书之前，中华文化体系是如何构建出来的时候，才真正理解了《易经·系辞》中这短短的57个字所透露出来的伟大和智慧。

大家可以思考这样一个问题：我们现在要论述一个论点，就必须要有足够具有权威性、客观性、认可性的论据来支撑，只有经过前人论证并且得到公认是正确真实的结论才能作为支撑论点的论据。我们现在每写一篇论文，在最后都必须写上参考文献这个部分，而且参考文献的质量和数量也可以在一定程度上反映出论文本身的学术价值。也就是说，我们现在要论述一个观点是十分方便的，有众多前人的研究成果作为铺垫，并且可以为自己所用。如果明白了这个道理，那么就可以请大家思考一下：包牺氏时代要论述天与地、地与万物之间的关系的这样一个论点，那么论据要从那本书上寻找呢？包牺氏写的《易经》这篇"论文"的"参考文献"去哪里寻找呢？《洛书》和《河图》姑且可以算作《易经》成书的参考文献，但《洛书》和《河图》上是没有文字的，有的只有由一个代表阴的黑点和一个代表阳的白点所组成的图形，而更多的参考文献和参考资料是在天地之间。但天地是不会把你需要的东西告诉你的，也不会把你需要的东西写出来给你借鉴，你只能自己看。看什么呢？看天地之间的象！所以"仰则观象于天，俯则观法于地，观鸟兽之文，与地之宜"就是在不断地观察天与地、地与万物的象，通过对这些自然现象的反复观察，用"近取诸身，远取诸物"的思维方法进行归纳、推演，最终构建出中华文明体系。这个过程是一个充满智慧和艰辛的过程，通过这个过程得出来的成果是伟大的！我们可以用一句话总结这个过程，那就是：看无字之天书，写千古之文章。

　　现在又回到日晷的问题上来。中华先贤通过立竿测影的办法，测量出一个太阳回归年中白天和黑夜分别最长的两个时间点，定义出"寒"与"暑"，之后构建出"阴"与"阳"，由阴与阳构建出整个中华文明的体系。日晷是指太阳的影子，是太阳投射到地球表面的客观自然现象。首先，这样的象是客观自然形成的，不是人为主观创造的；其次，这样的象是客观测量出来的，不是人为主观感觉的。所以在《周髀算经·陈子模型》中说："日中立竿测影，此一者，天道之数。"这里所指的"天道之数"就说明数是测量之数，而此测量之数是天道所定，非人为创造。天道就是凌驾于所有自然规律和法则之上的最高层次的终极法则，也就是太阳的法则。故此天道之数具备以下3个特征：其一是具有客观规律性；其二是具有可测量性；其三是可以定量。正因如此，由天道之数产生出来的阴与阳，其本源同样具有上述3个特征。之前我们说过，阴阳是中华文化的根基，所有与中华文化有关的学科，其本源基本都离不开阴阳。阴阳是由天道之数产生

19

出来的，所以中华文化本身就是客观的自然文化。

立竿测影测出来的是日晷。日晷的长短客观反映出了太阳与地球之间的星体运行关系，以及由这种关系所产生的一切自然规律和法则。《周髀算经》中记录在一个太阳回归年中，夜晚最长的一天其中午日影长 1.35 丈，这一天就被定义为"冬至"。同样，在一个太阳回归年中，白天最长的一天其中午日影长 0.16 丈，这一天就被定义为"夏至"。冬至由于日晷所示的日影最长，所以是一年当中阴气最多的一天，物极必反，阴盛必阳，从这一天起阳气就开始生长了，所以有"冬至一阳生"的说法。夏至由于日晷所示的日影最短，所以是一年当中阳气最多的一天，物极必反，阳盛必阴，从这一天起阴气就开始生长了，所以有"夏至一阴生"的说法。当冬至一阳生和夏至一阴生出现后，阴与阳的概念就已经不是一个静态的概念了，而变成了会相互转化、相互依存、互根互用的动态概念。至此，中华文化的阴阳学说就已形成。

冬至和夏至确定以后，四时在日影下的区分也就随之形成了。《周髀算经》中记载：日影丈五寸二分，小分三，为立春；日影丈五寸二分，小分三，为立冬；日影四尺五寸七分，小分三，为立夏；日影四尺五寸七分，小分三，为立秋。这就是"四立"。"四立"的确定就把一个太阳回归年分成了春、夏、秋、冬 4 个季节，四季的概念就这样产生了。

运用立竿测影对日晷长短的测量产生构建出来春、夏、秋、冬四季的概念，随之"八节"的概念也就此出现。"八节"指的是冬至、夏至、春分、秋分、立春、立夏、立秋、立冬，也就是"二至二分"和"四立"。《周髀算经》中记载：日影最长点为冬至，长 1.35 丈；日影最短点为夏至，长 0.16 丈；日影的平分点为春分、秋分，长 0.755 丈；日影的一来一往两个长度为 1.0523 丈，点为立春、立冬；日影的一来一往两个长度为 0.4573 丈，点为立夏、立秋。八节中这些被中华先贤所测量出来的日晷长短数量单位的点，能反映出太阳与地球之间星体运行关系中 8 个十分关键的时间和空间的位置，这些关键的位置对人类进行农作物的种植起着十分重要的作用。但仅用这 8 个坐标来指导农作物的耕种还远远不够，所以二十四节气也逐渐被中华先贤认识并创造出来。

《周髀算经》中记载："凡八节二十四气，气损益九寸九分又六分分之一。冬至晷长一丈三尺五寸，夏至晷长一尺六寸。问次节损益寸数长短各几何？冬至晷长丈三尺五寸（1.35 丈）；小寒丈二尺五寸，小分五（1.255 丈）；大寒丈一尺五寸一分，小分四（1.1514丈）；立春丈零五寸二分，小分三（1.0523 丈）；雨水九尺五寸三分，小分二（0.9532 丈）；启蛰八尺五寸四分，小分一（0.8541 丈）；春分七尺五寸五分（0.755 丈）；清明六尺五寸五分，小分五（0.6555丈）；谷雨五尺五寸六分，小分四（0.5564 丈）；立夏四尺五寸七分，小分三（0.4573 丈）；小满三尺五寸八分，小分二（0.3582 丈）；芒种二尺五寸九分，小分一（0.2591 丈）；夏至一尺六寸（0.16 丈）；小暑二尺五寸九分，小分一（0.2591 丈）；大暑三尺五寸八分，小分二（0.3582 丈）；立秋四尺五寸七分，小分三（0.4573 丈）；处暑五尺五寸六分，小分四（0.5564）；白露六尺五寸五分，小分五（0.6555 丈）；秋分七尺五寸五分，小分一（0.7551 丈）；寒露八尺五寸四分，小分一（0.8541 丈）；霜降九尺五寸三分，小分二（0.9532丈）；立冬丈零五寸两分，小分三（1.0523 丈）；小雪丈一尺五寸一分，小分四（1.1514 丈）；大雪丈两尺五寸，小分五（1.255 丈）。凡为八节二十四气，气损益九寸九分六分分之一，冬至夏至，为损益之始。"

所有这 24 个日晷长短测量的点，都是中华先贤运用智慧测量出的太阳与地球运行规律中 24 个时间和空间的位置。这 24 个日地位置的关键点，恰好能够很准确地把一个太阳回归年中太阳对地球光和热所产生的万物生长自然规律准确并完整地反映出来。用这 24 个日地时间、空间的位置，去指导人类的农业耕种，就可以最大限度地保证得到最稳定和最丰足的粮食产量，从而使得中华民族能够在天地间生存并繁衍下来。

中华先贤从立竿测影的日晷，认识到冬至、夏至及寒暑的变化，从寒暑中构建出阴阳的概念，再由冬至、夏至延伸出四立，由四立延伸出八节，由八节延伸出二十四节气。这一系列的创造发明都源于对日晷长短的测量。而决定日晷长短的因素是太阳与地球之间运行的规律。就地球而言，这完全是由太阳所决定的，也就是由太阳的法则来决定的。太阳的法则是凌驾于所有天地间自然规律和法则之上的，是最高层次、最终极的法则，所有其他自然规律和法则都必须服从太阳的法则。

我们的中华先贤之所以有智慧，就是因为他们通过取类比象的方法认识到了天地间这样一个最高层次的终极法则，并运用这样一个太阳的法则为自己服务，发明了种植粮食的方法，让我们中华民族能够生存繁衍下来，最终创造出璀璨的中华文明。

中医也是中华文明的组成部分。中医典籍《黄帝内经》中对四季二十四节气的论述和运用遍及书中的各个章节。例如《素问·四气调神大论》中直接以四季为单位，论述四季与人体养生的条文在此就不详细分析了。这里想要强调的是，《黄帝内经》中有一些论述和观点，如果在你不了解前面所述的中华文化诞生的本源，不把阴阳、四立、八节、二十四节气这些知识联系起来的情况下，你就可能永远也不会明白那些观点的本源在哪里。下面笔者就举个例子来加以说明。

《素问·太阴阳明论》中有这么一段论述，"帝曰：脾不主时何也？岐伯曰：脾者土也，治中央，常以四时长四脏，各十八日寄治，不得独主于时也"。这段话从字面上来解释，是很好解释的，意思是脾是属于土的，土所主的方位在五方中属于中央之方，所主的时间是春、夏、秋、冬四时分别末尾的18天。但是大家有没有想过，对应土的还有一个长夏季节。为什么脾土就不能主长夏这个季节呢？还有为什么是18天？而不是17天或19天呢？回答这些问题就需要运用到之前所讲的知识体系了。一年分四时，即春、夏、秋、冬；一年又可以分属五行，春属木、夏属火、秋属金、冬属水、长夏属土。从这里可以看出，一种分类方法是把一年分成4份，另一种分类方法是把一年分为5份。但一个太阳回归年的时间有365天或366天，去掉尾数的5或者6，就等于360天。360天如果按4等分来分的话，360除以4，等于90，那么每一个季节就是90天；360天如果按5等分来分的话，360除以5，就等于72，那么每一行就是72天。我们知道春、夏、秋、冬四季是按顺序进行并循环无端的，即春天之后是夏天，夏天之后是秋天，秋天之后是冬天，冬天之后又是来年的春天。这样一种春、夏、秋、冬连环不断的顺序循环过程是渐进的，不是突然出现的。也就是说，春、夏、秋、冬四季的交替是逐渐变化而来的，不是说昨天是春天最后一个节气谷雨的最后一天，那么今天早上突然会有一个明显的现象能够提示立夏第一天的到来。实际上，春天到夏天的变化是在不知不觉中完成的，其他季节的交替变化也是如此。这就说明季节的交替需要时间的过渡，既然春木、夏火、秋金、冬水4个季节所配五行的位置已经确定下来了，那么这个过渡的任务就只有交给脾土来完成了。所以，脾土就是在四季交替变换过程中完成承上启下的过渡任务的。如果过渡得好，则四季交替正常有序，如果过渡得不好，则四季交替就要出现问题，就会有非时之气的产生，就会有贼风的出现，邪气也就容易产生了。所以，"脾旺则四季不受邪"的说法就来源于此。至于为什么会是18天？因为一年配四季，每季90天；一年配五行，每行72天。要把这两种分法统一在一起，只有一个办法，那就是把脾土所占的72天再1分为4，72除以4，等于18，然后把这4个18天分别加在春木、夏火、秋金、冬水四季所在的位置上，每一季的72天再加上18天，就等于90天，90天乘以4，就等于360天，这就是1年。

　　类似这样的问题在《黄帝内经》中还有很多，特别是在《运气七篇大论》中，这样的问题更是通篇可见。如果读者不知道中华文化来源于古天文学的测量，不知道阴阳是从日晷长短的测量当中构建出来的，也不知道从日晷到四季，从四季到八节，再从八节到二十四节气的演变过程，那么将永远也读不懂《黄帝内经》的本源在哪里。这些数字都是天道之数，天道之数是由太阳与地球之间的运行规律所决定的，是由天地间最高层次和终极法则所决定的，是由太阳的法则所决定的。

　　刘明武教授在其著作《太阳与中医》中论述到："人生活在天体之中，太阳之下，如果舍弃天体、舍弃太阳去认识人体，那就永远得不出正确的结论。"这也就是《黄帝内经》中"阳气者，若天与日，失其所，则折寿而不彰，故天运当以日光明"的意义所在。吴荣祖教授作为云南吴氏扶阳学术流派当今的领衔人，他也反复强调"天地以日运为中心，人体以阳气为核心"的天人合一的扶阳观。

在人体主要生命线和次要生命线
学术观点基础上构建出的人体气机圆运动

一、人体中最宝贵的主要生命线和最宝贵的次要生命线

人体的主要生命线和次要生命线的学术观点是由云南吴氏扶阳学术流派创始人吴佩衡先生提出的。吴佩衡先生在其著作《医药简述》中论述到："学习祖国医学，如果不将先后天之关系彻底了解，则在辨证论治上，不但疗效不高，还容易误治而变证百出。因为先天心肾，是人身中最宝贵之主要生命线，而后天脾胃，也是人身中最宝贵之次要生命线，先后天是紧密联系而不可分割的一个整体，决不可只强调任何一方面，而忽略另一方面。"佩衡先生的此段论述，鲜明地提出了人身中心肾为主要生命线，脾胃为次要生命线的学术观点。大家可以注意到，佩衡先生在提出主要和次要生命线时，在主要和次要前面都加上了同一个定语，那就是"最宝贵的"，这就是强调心肾和脾胃比人体中的其他脏腑都重要。其中，心肾为一个组合，被称为先天之本；脾胃为另一个组合，被称为后天之本。因为两者都属于人体生命之本，故都拥有"最宝贵"的地位。虽然都是"最宝贵"之本，但先天心肾之本和后天脾胃之本之间还是有所区别的，区别就在于先天之本是主要的，后天之本是次要的。但无论是主要的，还是次要的，其都属于人身中的"生命线"。可见佩衡先生对先天心肾和后天脾胃在人身中的关系十分重视，这种学术观点在云南吴氏扶阳学术流派诊治各类疾病过程中体现得均十分明显。本书在第三章中将有 20 个具有云南吴氏扶阳学术流派鲜明特色的医案供广大读者赏析，大家可以从这些医案中体会到主要生命线和次要生命线的学术观点在临床中的运用。

对于人体最宝贵之心肾主要生命线和最宝贵之脾胃次要生命线之间的关系，吴佩衡先生在其著作《医药简述》中还论述到："凡心肾健旺之人，则消化力强，因少火生气，子食母乳，娘壮儿肥；心肾衰

弱之人，则消化力弱，脾胃病较多，因少火弱，生气少，娘衰儿瘦，乳哺不足也。因此，有实则泻其子，虚则补其母之义。世之患脾胃病，消化不良，或上吐下泻，以及痞满肿胀等症，虽属于后天脾胃之疾，而先天心肾之衰弱，实为主要原因。如只重视后天之调理，忘却先天心肾之关系，徒治其末，忽略其本，病轻或有效，病重则无益而有损。但是，如只重视先天心肾，而忘却后天脾胃，亦属片面看法。因中气如轴，四象如轮，可见其关系之密切。若只知后天，犹如有轴无轮，若只知先天，又如有轮无轴，均不可能成其为整个圆运动之作用矣。在先后天之统一体中，若无水火之升降，焉有四象如轮之旋转。因此，君火旺，则相火从令而潜藏，蒸水化气而生津；君火弱，则相火违令而僭露，寒水泛滥而成灾。水底寒，则龙雷升，阴霾弥漫；水底温，则龙雷潜，天朗气清。《易经》曰，'阳生阴长，阴长阳消''天一生水，地二生火'，即天地交泰，坎离相交，水火既济，万物皆春矣。"

吴佩衡先生提出了先天心肾是人身中最宝贵之主要生命线，后天脾胃是人身中最宝贵之次要生命线的学术观点，突出了心肾和脾胃之间的关系是十分密切的，这种密切的关系甚至在人身中没有其他脏腑关系可以超过它。这是为什么呢？佩衡先生在其著作中没有给出进一步的解释。吴荣祖教授在完全继承吴佩衡先生学术思想的基础上，结合自己 50 余年的临床经验，并经过对中华文化古籍的研究，对佩衡先生的这一学术观点形成的理论基础做出如下解释：吴佩衡先生作为云南吴氏扶阳学术流派的创始人，鲜明地提出"先天心肾是人身中最宝贵之主要生命线，后天脾胃是人身中最宝贵之次要生命线"的学术观点主要基于两个原因，其一是先天心肾中君火与命门火之间的关系，其二是水土合德的关系。

二、先天心肾中君火与命门火之间的关系

先天心肾同属于少阴一经，手少阴心经属于火，足少阴肾经属于水，故少阴一经是水火并统之经。心的生理之火被称为君火，君火是履行手少阴心经及心的生理功能的主要和关键因素。对于这一点，大家都比较好理解。足少阴肾经虽然属水，实际上却是由火所统，这是

为什么呢？肾在五行属性归属中是归属于水的，但又不是完全意义上的纯粹的水。水是生命之源，地球上最早存在的生命就是来自水中，就是发源于海洋。水之所以能够成为生命的发源地，是因为在大海的深处蕴藏着热能。如在地球最深的海沟——马里亚纳海沟的最深处，科学家们发现在黑暗的海洋最深处蕴藏着丰富的热能，这些热能以"烟柱"的形式存在。也就是说，在黑暗的海洋深处不断地有来自地心的热能从海底的孔道中喷出，热能喷出后遇到冰冷的海水，立刻形成了大量的烟柱。更为惊奇的是，在烟柱周围生活着众多甲壳类的海洋生物，呈现出一片生机勃勃的物象。人与天地相应，天人合一，我们生存的自然界如此，那么我们人体也应该如此。所以作为肾，虽然五行属性属于水，但在肾水中还秘藏着我们人体阳气之根——命门火。命门火就像深海中蕴藏的地心热能，是生命产生的根本，是人体阳气之根。从生命生理的意义来说，命门火是人体一切阳气少火之本，是人体阳气少火之大母；从人体阳气生成与运用的层面来说，其是可以左右君火的生理功能的。

《素问·灵兰秘典论》中说道："凡此十二官者，不得相失也。故主明则下安，以此养生则寿，殁世不殆，以为天下则大昌。主不明则十二官危，使道闭塞不通，形乃大伤，以此养生则殃，以为天下者，其宗大危，戒之戒之。"此段论述是岐伯对黄帝所提"愿闻十二脏之相使，贵贱何如？"的问题，做出的回答。故从此段回答中不难看出，十二脏之贵贱，心为贵，余十一脏较心而言皆贱。再结合之前岐伯所说"心者，君主之官"的定位，更使得心作为五脏六腑至高无上之大主的概念深入人心。实际临床工作也证明，心为君主之官的说法的确是正确的，主明则下安也是不易之理，但关键在于心作为君主之官要明。但是，这也是要有前提条件的，这个前提条件就是命门火要秘藏于肾水之中。火藏于水中，就可以蒸水化气，气化之肾水就可以上济于心，而心得到肾水之上济就能够使得心火下交于肾，这就形成了心肾相交，水火既济的关系。这样的关系建立成功，心中之君火才能够明，主明十二官才能够安，人体才能有条不紊地履行所有生理功能。如果把心火比喻为君火，其他十二官之火比喻成相火，相火必须听命于君火，这样的君相二火之关系只是表面的朝堂关系，而在表面的朝堂关系背后，还有一层埋藏更深并且不易被人们发现的君相关系，即君主与宰相的关系。君主为心，宰相为命门之火，宰相之火完全可以左右君主之火。如果宰相是一个能臣，那么他就可以助君主成为明君；如果宰相是一个奸臣，那么他也可以蛊惑君主变成一个昏君。所以心中之君火要明，需要靠心肾相交，水火既济关系的建立。此种关系的建立，前提条件就是命门火要秘藏于肾水之中。这就是少阴一经为水火之经，而以火统之的道理所在。以火统之，表面上是以手少阴君火统之，因为主明则下安；实际上是以秘藏于肾水之中的命门火统之，因为心肾要相交，水火要既济，生命才能够建立。

总而言之，先天心肾之所以是人身中最宝贵的主要生命线，是因为先天心肾是生命的起源，是人身履行生命基本功能的根本和基础。在先天心肾中表面上是以心为主，实际上却是以肾为主，是以足经统领手经的。最终，在肾中起到关键决定作用的是秘藏于肾水之中的命门火，也就是说是靠水中之火来定乾坤。故《黄帝内经》强调"凡阴阳之要，阳密乃固""阴平阳秘，精神乃治"。明白了先天心肾中心与肾、肾与命门火、命门火与君火之间的关系后，我们再来看看水土合德。

三、水土合德，世界大成

扶阳学术流派的创始人清代名医郑钦安先生，在其著作《医理真传》中写道："水土合德，世界大成矣。"什么是水土合德？为什么在五行当中的5个元素中，只有"水"和"土"两个元素才能被称为"合德"呢？"水土合德"之后为什么就可以"世界大成"了呢？弄清楚这一系列问题之后，会很好地帮助我们从源头上理解先天心肾和后天脾胃的关系。

什么是先天？什么是后天？这两个概念最早是在《易经》中出现的。《易经》中记载了两个八卦图，一个是先天八卦图，一个是后天八卦图，先后天的概念就这样建立起来了。先天八卦图代表的是我们这个世界的诞生，后天八卦图代表的是我们这个世界的化成。

我们在看八卦图的时候，涉及8个方位的辨识。这8个方位分成两组，每组4个方位。第一组称为"四正"，分别为北、东、南、西4个方位；第二组称为"四隅"，分别为东北、东南、西南、西北4个方位。北、东、南、西是八方的正位，所以称为"四正"；东北、东南、西南、西北是八方的偏位，所以称为"四隅"。但八卦图方位的布局和我们平时所掌握的地理方位的布局有所区别。在我们所熟知的地理常识中，4个正方位的配属是上北、下南、左西、右东，而《易经》中八卦图的4个正方位的配属却与地理常识中的方位配属恰好相反，为上南、下北、左东、右西。为什么会出现这种与地理常识相反的方位配属呢？那是因为我们所熟知的地理常识的方位配属是以人站在地球表面进行观察而定的，而《易经》八卦图中所配属的方位是以"君临天下"的视觉角度来定的。也就是说，八卦图的观测者是从宇宙之中、地球之外的视觉角度来看整个大地的，大地对于观察者来说是处于面对面的关系，就像古代朝堂之上，所有大臣是面向君王的，和君王处于面对面、下对上的位置关系，这就形成了左右相对、头足相向的位置关系，所以八卦图的4个正方位就必须是上南、下北、左东、右西。

明白了这样的位置关系，我们才能正确地理解《易经》中八卦图与八方之间的关系。下面我们回到需要讨论的问题上来：何谓水土合德？为了便于广大读者的理解，请参看下面这张先后天八卦转化图（图1-1）。

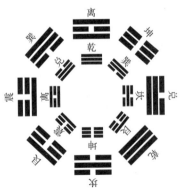

图1-1 先后天八卦转化图

在这张转化图中，处于内圈的八卦图是先天八卦图，处于外圈的八卦图是后天八卦图。在先天八卦图中，处于下方正北位置所配属的卦为"坤"卦，处于上方正南位置所配属的卦为"乾"卦。乾坤二卦属于纯阳、纯阴之卦。其中，乾卦由 3 个阳爻组成，属于纯阳之卦；坤卦由 3 个阴爻组成，属于纯阴之卦。我们知道，天地之间的万事万物都是由阴阳共同组成的，不可能有纯阳、纯阴的东西存在。所以纯阳、纯阴的乾坤二卦不会存在于我们现实世界当中，而是存在于我们这个现实世界之前。这就是乾坤二卦先天属性的具体表达。

先天乾坤建立以后，也就是天地建立、天地定位以后，先天世界的诞生就具备了前提条件。这个时候天地立位而阴阳建立，天属于阳，地属于阴，阴阳定位后阴阳就能够相交了。阴阳相交，天地相交，乾坤也就相交了。其中，乾卦中的中一爻，落于坤宫，替换了坤卦中的中一爻，就构建出了"坎卦"，这就是"天一生水"；坤卦中的中一爻，上交于乾，替换乾卦中的中一爻，就构建出了"离"卦，这就是"地二生火"。先天的乾坤化生出来了后天的水火，乾坤代表阴阳，而由其所化生出来的水火就是先天阴阳在后天世界中的具体表现。故《黄帝内经》中提出"水火者，阴阳之征兆也"。天、地、水、火被称为"四象"。之后，由四象又衍生出八卦，这就是先天八卦图的形成过程。故《易经》中论述到："易有太极，是生两仪，两仪生四象，四象生八卦，八卦定吉凶，吉凶生大业。"此为世界诞生的整个过程。

世界诞生之后，就需要进行化成，因为只有化成了，才能产生出大千世界的万事万物。这个时候先天八卦图的布局就要退位了，后天八卦图则来代替先天八卦图的布局，以完成世界的化成过程。这就是成功者退，将来者进的道理。任何一个事物的发展都必须遵循这样的新陈代谢规律，否则就不可能有发展。所以，这个时候我们要来看看上图中处于外圈位置的后天八卦图。在后天八卦图中，原来在先天八卦图中处于下方正北"坤卦"的位置被"坎卦"替代，这样的替换就是要表达，"坤卦"在完成了世界诞生的过程后，就需要退位了，把这个位置让出来，让给要完成世界诞生之后世界化成任务的"坎卦"来坐。在《易经》中有一个专有名词用来形容这样的位置让出和替换的过程，即"玄德"。

何谓"玄德"？《老子》中有解释："生而不有，为而不恃，长而不宰，是谓玄德。"王弼在注释这句经典条文时论述到："凡言玄德，皆有德而不知其主，出乎幽冥。"也就是说，玄德是不知其主之德，不知其主就不是人能具有的德，既然人不能具备这种德行，那只有天才能具备，所以"玄德"又被称为"天德"。而"天德"用现在的语言来解释就是"自然无为的德行"，也就是"自然之德"，进一步说就是"自然规律"。就像本书前面所论述的那样，在我们所处的天地之间众多的自然规律之上，还有一个统领所有规律的最高层次的终极自然规律，那就是太阳的法则。在中华文化范畴内，"玄德"在所有道德关系中是处于最高层次的。可以这样说，太阳法则是所有自然规律法则中最高层次的终极法则，而"玄德"就是所有道德关系中最高层次的终极关系。故在《隋书·经籍志》中有"圣人体道成性，清虚自守，为而不恃，长而不宰，故能不劳聪明而人自化，不假修营而功自成。其玄德深远，言象不测"的评价。

这样的"玄德"在先天八卦和后天八卦的转化过程中，是由坤卦和坎卦来完成的。先天八卦中坤卦的位置在后天八卦中让位于坎卦，如此世界大成。但细心的读者可能已经发现，先天八卦和后天八卦卦位的位置互换，不仅只有坤卦和坎卦，还有乾卦和离卦。那为什么只有坤卦和坎卦才能合德呢？因为坤卦和坎卦之德相近，故可合矣。坤属于土，坎属于水。在《易经》中，坤之德行为厚德载物，坎之德行为上善若水。坤之所以具有厚德载物的德行，是因为坤象征大地。我们自然界中所有的自然之物都是从大地中生长出来的，大地能够容载万物，具有了容载万物这样的能力，而后就具备了化生万物的功能。既能容载万物，又可以化生万物，这样的能力必须有很深厚的德行才能够驾驭，而这样深厚的德行就是大地所具备的德行，就是坤卦所具备的德行，这样的深厚德行就叫作"厚德载物"。"上善若水"是坎卦具有的德行，因为坎属于水。"上善若水"一语出自《老子》："上善若水，水利万物而不争。"意思是说，最高境界的善行就像水的品性一样，泽被万物而不争名利。水可以泽被万物，可以滋润万物，万物被水泽被、滋润后，就能够得到生长，所以水同样具有化

30

生万物的功能。还有一点同样十分重要，那就是水是生命之源。本书在前面的章节中就论述过，我们赖以生存的地球的生命起源就是水，而水中之所以能够有生命的诞生，是因为在深水之中蕴藏着我们这个星球的命门之火，即地心的热能。生命起源于水，我们就可以认为所有生命的根都来自水，水也就具有了容载万物的德行。所以可以这样说，属于土的坤卦和属于水的坎卦，它们在自然的特性和功能上是十分相似的，都具有容载万物和化生万物的德行。既然有如此相近的德行，分属先天的坤卦和分属后天的坎卦，在作为土和水的自然特性层面，当然可以自然而然地结合到一起，这就是坤卦和坎卦的结合，这就是水土之合德，这也就是先天向后天转化的过程和结果。当然，至此世界就大成了。所以，郑钦安先生在《医理真传》中说的"水土合德，天下大成矣"这句话是具有中华文化背景的，是符合世界诞生和化成的自然法则的。

四、先天心肾统领后天脾胃

如上文所述，水土合德之后，世界大成。我们的世界经过水土合德这一"玄德"的过程，从而完成了从诞生到化成的转变。然而，这只是世界诞生和形成的自然过程，这一过程中所有的步骤都是自然界自己完成的，也就是说这是一系列自然而然的过程。但作为人呢？如果人认识不到这样的一个过程，也不会运用这样的一个自然过程来造福于人类本身，那么这种伟大而妙不可言的造化也就只能停留在自然规律层面了，人类本身并不能从中获得帮助。所以说，最为关键的是人类不仅要认识这一规律，还要对这一规律加以运用。这样才能最终造福于人类。中华先贤早就认识到了这一点，在本书开篇部分就已经论述到，我们智慧的祖先运用立竿测影的方法，认识到了冬至和夏至，由冬至和夏至认识到了寒暑的变化，由寒与暑构建出了阴与阳，由阴阳创建出来了整个中华文明的体系，发现了二十四节气的规律，并成功将其运用于农业粮食耕种上，最终创造出了璀璨的中华文明。这一系列过程就是中华先贤善于发现总结自然之规律与法则，并将总结的结果善加运用，为人类造福的过程。故《素问·气交变大论》言"夫道者，上知天文，下知地理，中知人事，可以长久"；《灵枢·逆顺肥瘦》曰"圣人之为道者，上合于天，下合于地，中合于人事"。

这一过程在我们的先后天八卦中同样有所体现。之前我们说过，"玄德"指的是水土合德这样一个自然过程。但从先后天八卦的卦位来看，其中类似玄德的卦位组合不单单只有坤卦和坎卦，还有一组卦位组合有类似现象的就是乾卦和离卦。先天八卦中处于下方正北方位坤卦的位置，被后天八卦中坎卦所居，这被称为"水土合德"；而先天八卦中处于上方正南位置的乾卦卦位，在后天八卦中被离卦所居，这一类似的过程和现象，被称为"天火同人"。"水土合德"的结果是"天下大成"；而"天火同人"的结果就是"天下大同"。乾为天，离为火，先天八卦中乾天的位置在完成世界诞生的任务后让了出来，而后来居上的后天八卦中的离火坐在了先天八卦乾天的位置上，形成了天火一位的现象，这就是"同人"之象。

乾天和离火组合在一起，形成上乾下离的状态，这就是《易经》里六十四卦之中的第十三卦"同人"卦，也被称为"天火同人"。"同人"卦的意义：上卦为乾为天为君王，下卦为离为火为臣民，上乾下离象征君王上情下达，臣民下情上达，君臣意志和同。君子观此卦象，取法于火，明烛天地，照亮幽隐，从而去分析物类，辨明情状。从这样的解释中透露出一个信息，那就是天火同人实际上指的是君民一体，君民一心，各司其职，安居乐业的一派繁荣盛世之象，是一个大吉之象。这就说明只有君民一体，君民一心，国泰民安才能够与天地自然和谐相处，才能够最好地运用自然的一切规律和法则来造福于人类。这就是运用人的力量，同时合理地运用自然的法则，最终得到造福于整个人类和社会的结果。但要达到人类本身的社会安定和和谐的人与自然的关系这样的一个最佳结果，是需要前提条件的，而这个前提条件就是国泰民安，就是君民一心，就是君民一体，就是天火同人。所以说，天火同人的结果是天下大同，只有天下大同才能够和水土合德的天下大成和谐地统一在一起，建立人与自然的最佳和谐状态。

把古代先贤对使由人组成的社会和由万物组成的自然界和谐统一的智慧和方法，结合上述君火与命门火的关系、水土合德及天火同人的观点，运用到人体先天心肾和后天脾胃的关系中，我们就可以得出这样一个结论：人体先天心肾就是水与火的关系，水与火的关系就是君火与命门火的关系，在君火与命门火的关系中，首要表现就是君火要明，而君火要明的前提条件就是命门火要秘藏于肾水之中，这样才能形成心肾相交，水火既济的关系。心肾相交，水火既济的关系，是人体所有脏腑组织、一切生理关系构建的前提和基础，一旦这样的关系建立起来，君火以明，则相火就各归其位、各司其职了。君火以明，相火以位，这样的格局就是君民一体、君民一心、国泰民安的天下大同的格局，就是"天火同人"的格局在人体生理体系构建中的具体体现。这时候，脾胃的相火就可以安在其位而各司其职了，肾中的命门火（宰相之火）也就可以秘藏在肾水之中，发挥其正常的生理功能了。水的生理功能能够正常地运行，土的生理功能也能够正常地运行，这就形成了水土合德的局面，从而导致整个世界可以大成，整个人体的所有脏腑组织器官的生理功能也就可以正常地运行，整个人体也就能正常健康地生活在这个世界上了。

综上所述，先天心肾之间所建立的心肾相交、水火既济的关系，是构建"天火同人""天下大同"的前提和基础；"天下大同"是使"水土合德""天下大成"的后天大格局和谐统一的重要条件和基础。所以在人体的生理功能上，先天心肾是可以统领后天脾胃的。也就是说，在人体心肾和脾胃的关系中，是先天心肾为主，后天脾胃从之的辨证关系。先天心肾之所以为主，是因为在先天心肾关系中起到决定性作用的是人体先天命门之火；而后天脾胃之所以为从，是因为在脾胃生理关系中起到决定性作用的是中宫之阳。先天命门之火是人体阳气的发源之地，是人体的先天八卦，是"天火同人""天下大同"的基础；脾胃中宫之阳气是人体的后天八卦，是人体"水土合德""天下大成"的化生之地。先天在后天之前，先天是人体诞生的本源，而后天是人体化成的载体。世界是先有诞生而后才有化成，人体同样也是先有心肾命门火与君火的诞生，才有脾胃中宫之阳气的化成。所以，先天心肾之阳（君火与命门火）可以统领后天脾胃之阳（中宫之阳气）。所以吴佩衡先生认为，先天心肾和后天脾胃是人身中最宝贵的生命线，而在两条最宝贵的生命线关系中，是先天生命线统领后天生命线的，也就是说先天心肾是人身中最宝贵的主要生命线，后天

33

脾胃是人身中最宝贵的次要生命线。先天心肾是主要生命线，后天脾胃是次要生命线，主要生命线统领次要生命线，先天心肾统领后天脾胃。

吴佩衡先生在其著作《医药简述》中还引用了几个常用的方剂来进一步说明人体先后天之间的主从关系。如"桂附理中汤。如久泻不愈，完谷不化，或久痢红白，并因此影响面足浮肿，或腹中鼓胀，食思精神缺乏者，服之颇效。缘此方是脾肾两补，先后天并固。方中理中汤温固脾胃之中气，肉桂强心，壮君火主令于上；附子固肾，温癸水补命门，扶少火而生气。故其效卓著。如独用理中汤，或四君子汤、六君子汤、归脾汤等，专补后天脾胃之中气，是否能制寒水补少火而使病痊愈，尚属疑问"，又如"四逆汤与通脉四逆汤，均为姜附草三味药物，亦是先后天脾胃兼顾之方，能治几百种寒湿或虚寒大病，因病加减，应用无穷，不但奇效，且有起死回生，却病延年之功。此方以附子强心而暖肾水，回阳生津，而固肾气。干姜温胃土之降，甘草补脾土之升，升降自如，水火既济，故成为整个圆运动之动力。运动既圆，则邪去正复，回春而延年矣"。

五、气机圆运动之圆运轨迹

《素问·六微旨大论》云："升已而降，降者谓天；降已而升，升者谓地。天气下降，气流于地；地气上升，气腾于天。故高下相召，升降相因，而变作矣。"这是《黄帝内经》中对天地间气机运动规律的论述，在这样的气机运动规律中，体现出了阴阳交媾的基本原理。天是在最高处，地是在最低处，天在最高之位层面属于阳，地在最低之位层面属于阴。阳的本来属性应该是向上的，阴的本来属性应该是向下的，在最高位置上的阳如果继续以向上的属性不停地向上发展，同样在最低位置上的阴如果也继续以向下的属性不停地向下发展，那么就会造成阳不停地向上而阴不停地向下，两者则永远不可能相交，这就变成了阴阳分离的局面，阴阳分离则世界消亡矣。

故作为天的阳不能一味地向上发展，向上发展到极致了就要向下运行，这就是物极必反，阳极必阴，所以就有了升已而降的气机运行规律。同理，降已而升的气机运行规律也就形成了。有了天阳的下降和地阴的上升，就可以天气流于地，而地气上腾于天了，天阳和地阴也就可以相交了，这样的相交被称为阴阳交媾。阴阳一交媾则万物化生，所以就有了高下相召，升降相因，而变作矣。世界从此化生而成。

天地间气机运动的规律有升、降、出、入4种基本的形式。《素问·六微旨大论》认为"升降出入，无器不有""无不升降，无不出入"。也就是说，升、降、出、入4种基本的气机运动形式和规律，是存在于天地间万物之中的，人体也是一样。把升、降、出、入的气机运动形式结合之前论述的阴阳交媾理论一起理解，就可以认识到气机不会一味地升降，一味地出入，而是遵循着升已而降，降已而升，出已而入，入已而出的规律进行，并且还可以衍化出"升出已而降入"及"降入已而升出"的运行规律。这样升降出入之间不停地循环运动，构成了整个气机运动的规律和形式。天地间的气机运动规律如此，天人相应，人体的气机运动规律也应如此。

如果要运用一个图形来表达这样的气机升降出入的循环运动规律，那么什么样的图形最能够完美地完成这样一个任务呢？大家应该不难想到，只有圆形才能够完美地把气机升降出入和阴阳交媾的规律融为一体表达出来。所以，气机的运动轨迹是圆运动。这是我们运用理性的思维方法构建出来的气机运动轨迹，而不是实际看到的，也不是实际测量出来的，那么这样的思维构建符合客观实际吗？由于气是属于形而上的东西，既然是形而上的东西就不可能被看到或者被测量到，但是我们可以从中华文化中阴阳的本源里寻找到气机圆运动轨迹的依据。

气是构成我们天地间万物的最基本的单位。这种最本源的气称为"元气"，元气是构成世间万物的最基本的单位，这一理论叫作"气一元论"。阴阳也是由元气化生而成的。元气中具有向上的、光明的、向外的、运动的、温热的等属性的属于阳；具有向下的、晦暗的、向内的、静止的、寒凉的等属性的属于阴。这就化生了阴阳。元气和元气化生的规律叫作"易和太极"，所以就有"易有太极，是生两仪"之说，其中"两仪"指的就是"阴阳"，这是从哲学的范畴来认识元气与阴阳的本源。而在本书前面对阴阳本源认识的论述中我们知道，阴阳是以"立竿测影"的方式被测量出来的。通过"立竿测影"对日晷长短的测量，人们认识到了冬至和夏至两个节点，再从中运用哲学的思维方法抽象出来阴与阳的概念。"立竿测影"测量出的日晷长短完全是由地球与太阳之间的天体运行关系决定的，最终是由"太阳的法则"决定的，也就是说是由地球的自转与地球围绕太阳的公转决定的。而地球的自转轨迹是一个圆形，地球围绕太阳的公转轨迹也是一个圆形，一个是小圆，一个是大圆，总而言之都是圆形。可以这样说，地球与太阳之间关系的轨迹是圆形，太阳的法则之轨迹也是圆形。

人们对地球自转与地球围绕太阳公转的圆形天体运行轨迹的认识，是建立在天文学发展的基础上的，是借助了现代天文学的观测工具才能够实现的。那么在中华文明创始之时，人类是不可能具备这样的观察能力的，中华古代的先贤们是不是就认识不到这样的天体运行轨迹了呢？答案是否定的。我们中华古代先贤们通过对天空中日月星辰的运行变化，总结创立了一个学说，这个学说被记录在《周髀算经》中，那就是"七衡六间"学说。"七衡六间"学说是指：太阳在天盖上的周日运动一年中有 7 条道路，称为"七衡"。最内一道叫"内衡"，夏至日太阳就沿内衡走一圈；最外一圈叫"外衡"，是冬至日太阳的路径；其他节气里，太阳沿中间的 5 道运行。并且，书中还画有"七衡六间图"（图 1-2）。

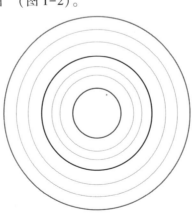

图 1-2　七衡六间图（彩图见文前）

七衡六间图由 7 个同心圆组成，7 个同心圆的圆周就组成了"七衡"，7 个同心圆之间的空间就是"六间"。其中，最里面的那个红色的圆称为"内衡"，最外面的蓝色的圆称为"外衡"，中间黑色的圆称为"中衡"。"内衡"是夏至日太阳运行的路径，"外衡"是冬至日太阳运行的路径，"中衡"是春秋分太阳运行的路径。从现代天文学的角度来看七衡六间图就可以明白，夏至日太阳和地球的关系是太阳直射在北回归线上，所以实际上内衡指的就是地球的北回归线；冬至日太阳直射的是地球的南回归线，所以外衡指的是地球的南回归线；到了春分、秋分，太阳直射地球的赤道，所以中衡指的就是地球的赤道。这就是我们中华先贤的智慧所在。对于地球上的北回归线、南回归线及赤道这些建立在现代科学发展基础上才能认识到的天文地理概念，我们中华先贤通过对天文之象的观察就可以完全认识并且构建出来，并且和现代科学的观测结果吻合得天衣无缝，这不是智慧还能是什么呢！

七衡六间的理念是中华先贤对太阳与地球运行关系的表述，这和在现代科学基础上天文学所观察的结果完全相符，证明了七衡六间的客观正确性。大家也许已经注意到中华先贤所认识到的"七衡"是由 7 个同心圆组成，是 7 个圆形的轨迹；"六间"是由七衡构建出来的 6 个圆形的空间，也是圆形的轨迹。这就说明气机圆运动的圆形轨迹，并不是因为现代科学的发展才证明其具有客观正确性的，而是中华文明的先贤在创造气机运动这一系列理论时就已经认识到了其所具备的正确性，并且这也是符合太阳与地球之间星体运行的客观规律的。

既然太阳与地球之间的关系和太阳的法则之轨迹皆是圆形，那么从这样的法则构建出来的元气与阴阳的轨迹当然也应该是圆形，而且只能是圆形，不会是除了圆形以外的任何一种图形。最终我们得出结论：气机的运动规律和形式的轨迹只能是圆运动。

六、左右者，阴阳之道路也

天地间气机的运动轨迹是圆运动，人与天地相参，天人合一，所以人体气机的运动轨迹也是圆运动。既然是圆，就应该要运动，圆的运动就是转动。但怎样转动？是顺时针转动，还是逆时针转动？是人为控制可以向任何方向转动，还是自然规律已经规定了圆运动的方向？要弄清楚这一系列问题，就要先把《素问·阴阳应象大论》中"左右者，阴阳之道路也"这句话弄懂才行。这句话按照字面上的意思来理解就是：左和右两个方向，是阴阳走行的道路的方向。其中，左为阳，左边的道路是阳运行（或走行）的道路；右为阴，右边的道路是阴运行（或走行）的道路。在大学本科学习《中医基础理论》的时候，老师在讲台上告诉我们：左右者，阴阳之道路也，左为阳，右为阴，大家一定要记住！这样的讲解方式就是为了告诉学生们，左为阳，右为阴是阴阳的定律，是不允许被质疑的，同时也是要永远记在心里的。但是，为什么一定是左为阳，右为阴呢？为什么不能是右为阳，左为阴？为什么上下不能是阴阳之道路？上为阳，下为阴岂不是更符合阴阳本来的属性，更容易让人理解吗？

中华文化的建立次序：首先以自然天文规律来构建哲学体系，然后运用哲学体系来建立人文基础，最终衍化出百科知识。由于文化形成的次序如此，所以天文是一切百科知识的基础。中华先贤在很早以前就已经认识到我们脚下的大地不是静止不动的，而是不停地在进行运动的，只是我们人类生活在这片大地之上，所以不能感觉出大地的运动。《河图纬》一书中就记载到："地恒动不止，而人不知，譬如人在大舟中，闭牖而坐，舟行而人不觉。"又如《列子》中记载到："天地，空中之一细物，有中之最巨者。"这就说明我们中华先贤已经在很早的时候就认识到，我们所处的这个天地不是最大的，只是宇宙中的一个很小的存在，但是其在我们所处的这个有形的世界中是最大的，这完全符合现代天文科学所观测到的地球和宇宙的关系。他们还认识到，我们所处的大地并不是像我们所看到的那样静止不动，而是在不停地运动着，这也符合地球不停地自转和不停地围绕太阳公转的天文规律。

在这样的认识基础上，我们中华先贤就有了"天道左旋，地道右转"的结论。天道为什么会左旋？那是因为每天开始的标志是太阳从东边升起来，每天结束的标志是太阳在西边落下去。本书前面的内容已经向广大读者介绍了中华文明对方位的定义是上南、下北、左东、右西。所以，太阳从东边升起来就是从左边升起来，太阳在西边落下去就是从右边落下去，太阳一天当中运行的轨迹是从左边到右边，所以是起源于左边的运动，故称为"左旋"。太阳是属于阳的，所以太阳的运行轨迹是"左旋"，则阳的运行轨迹也就是"左旋"，故"左"就成了阳之道路。

同样，人们处于地面上观察太阳运行的轨迹，一天之始的早晨，太阳在地平线下从东边升起来，经过一个白天的运行，到了傍晚太阳运行到西边，从西边的天空中落入地平线以下，天地变黑暗，白天结束，因为太阳属阳属天，太阳是主白昼的，夜晚在大地之上是看不见太阳的，能够看见的是月亮，月亮属阴属地，所以月亮是主黑夜的。月亮属阴，阴不会产生光亮，所以月亮自身不会发光，而月亮之所以可以被人们看见，是因为太阳的光照射到月亮上，通过反射所致。这样的观点在古代就已经被中华先贤认识到了，所以我们称光亮的月亮为"明月"。"明"字就是"日"加于"月"。正因如此，在整个黑夜过程中，月亮都是受到太阳光亮的照射才能够在夜空中显现的。而在黑夜过程中，太阳从西边落下去，次日从东边升起来，其运行轨迹是从右边到左边的，正是由于这样从右到左的运行轨迹，使得我们在整个黑夜中能够看到月亮的存在。这就是阴之道，是从右边开始，到左边结束，是从右向左的运动，是起源于右边的运动，故称为"右转"，故"右"就成了阴之道路。

如上所述，古代中华先贤就已经形成了左为阳之道路，右为阴之道路的认识，故《黄帝内经》中才会有"左右者，阴阳之道路也"的定论。由于左为阳之道路，阳是以升为始，右为阴之道路，阴是以降为始，故左为阳左升，右为阴右降。这就使得左右不仅是阴阳的道路，还和气机的升降很好地融为一体，形成清阳左升，浊阴右降的气机升降规律。这也是天地间及人体中气机圆运动的基本运行规律，按照这样的规律，我们的气机圆运动才能有规律地按顺时针方向运转起来。

七、气机圆运动的运转次第

天地间的气机是以清阳左升，浊阴右降的顺时针方向进行圆运动的。天人相应，故人体气机也同样是以清阳左升，浊阴右降的运动方式进行圆运动的。在人体气机圆运动中，掌管左升的是肝、脾、肾三脏体系，掌管右降的是肺、胃、心三脏腑体系。在中医气化理论体系中，把气机圆运动的圆比喻为轮和轴的关系。其中，脾胃为中轴，脾升而胃降；肾在下，肝在左，所以肝肾是处于左升的气机运动位置和轨迹上的；心在上，肺在右，所以心肺是处于右降的气机运动位置和轨迹上的。那么在轮轴按照左升右降规律运行的过程中，到底是哪个部分作为轮轴运行启动的动力点？气机圆运动的运转次第如何？对于这些问题，历来各家学术流派都有自己的认识。目前为止，对人体气机圆运动运行次第的认识主要有3种：第一种是以清代名医黄元御为代表的"脾胃中轴理论"，该理论被详细记录在黄元御著作《四圣心源》一书中。第二种是以彭子益为代表的"圆运动古中医学说"，该学说被详细记录在彭子益所著之《圆运动的古中医学》一书中。第三种就是以云南吴氏扶阳学术流派创始人吴佩衡先生，以及目前云南吴氏扶阳学术流派领军人吴荣祖教授为核心的"圆运动之命门学说"。这3种对人体气机圆运动运转次第的学说在本书第二章中会有详细的论述，在此就不赘述了。

但要特别提出一点来和广大读者进行交流，那就是：为什么云南吴氏扶阳学术流派对人体气机圆运动的运转次第要以"命门"为核心进行建立和论述呢？这其实来源于吴佩衡先生所创立的"先天心肾是人身中最宝贵的主要生命线，后天脾胃亦是人身中最宝贵的次要生命线"的学术理论。先天心肾之所以是人身中最宝贵的生命线，那是因为先天心肾中含有人身中最宝贵的两个"火"（也可以说是阳气），一个"火"是统领十二官相火的"君火"，另一个"火"是可以助君布令的宰相之火，同时也是人体阳气之根的"命门火"。这两个"火"是建立心肾相交、水火既济的人体阴阳交媾生理规律的最基本和最重要的前提条件。这样的前提条件建立起来后，随之就能够形成水土合德，世界大成的局面（具体内容可以参看本书前文）。所以，在人体气机圆运动的运动次第上是先天心肾统领后天脾胃的，是人身中最宝贵的主要生命线统领人身中最宝贵的次要生命线的，只要抓住了这两条人身中最宝贵的生命线，就能够使人体气机的圆运动有次第地正常运转起来。

　　具体来说，云南吴氏扶阳学术流派的学术理论认识的人体气机圆运动运行的次第为：首先要命门火秘藏于肾水之中，这是阴阳关系建立的最重要的基础，正所谓"凡阴阳之要，阳密乃固"。命门火秘藏于肾水之中后，就能够蒸腾化气，所化之气就可以上济于心，而使心不至于过热；心得肾水气化之上济，就可以下交于肾，而肾水不至于过寒。如此心肾相交，水火既济，泰然之势已成。心肾相交，水火既济，同时人身中最宝贵的主要生命线建立起来，随之就可以统领人身中最宝贵的次要生命线。心肾相交，气化蒸腾，先天阳气生化充足，则后天阳气亦随之充足；脾阳左升，则肝木随之左旋；胃气右降，则肺气亦随之右降。水火既济而带动人体气机圆运动轮轴之中轴的旋转（脾土左旋，胃土右转），中轴的旋转又带动了轮辐的旋转（肝木左升，肺金右转），如此人体整个气机圆运动就顺利地运转起来。

　　综上所述，在云南吴氏扶阳学术流派的学术思想中，对人体气机圆运动的认识是建立在吴佩衡先生的"先天心肾是人身中最宝贵的主要生命线，后天脾胃亦是人身中最宝贵的次要生命线"的理论基础上的；在先天主要生命线和后天次要生命线当中，尤为重视先天心肾的相交状态，也就是水火的既济状态；心肾相交和水火既济状态之中，又尤为重视命门火秘藏在肾水当中的阳密状态，认为命门火秘藏于肾水之中的阳密状态是一切阴阳相互关系的根本和前提，也是人体气机圆运动能够有序运行的根本和前提。吴荣祖教授在临床治疗各类阳虚阴盛证时，也极为重视命门火的阳密状态，把"秘阳法"列为温阳扶正大法当中最为重要的一个治法。其具体的运用将在本书第二章"扶阳与医道"中进行详细论述，故此处不再赘述。

辨证扶阳

一、对扶阳的错误认识

　　随着"首届扶阳论坛"的成功举办，扶阳学术思想在中医业界得到再次推动，中医工作者们对扶阳学术思想和相关临床经验的讨论和研究也越来越热烈。在此背景下，很多中医学者及同道对一些扶阳学派代表人物的扶阳学术思想观点提出了质疑，例如"治疗阴虚证也可以用姜、附、桂以用阳化阴""从医多年，未见过一例真正的阴虚证"等观点。如果从"阴阳立极"的层面去思考，这些观点也可被认为是对"阳生阴长，阳杀阴藏"的阴阳运行规律的另一种解释。但如果不对这种观点先进行阴阳哲学层面的升华，不进行深入的理解，而是直接将其运用于临床实际工作中，那未免让人难以接受。这也就是诸多中医学者及同道对扶阳学术思想理论渊源产生怀疑的原因，目前甚至渐渐出现了扶阳学术思想是一种重阳偏激的学术思想的言论，对其临床运用的理解也变成了"天下所有疾病只存在阳虚，治疗所有疾病均可用姜、附、桂"的错误认识。

然而，扶阳学术流派作为中医学传统流派中的一支，其从流派创始到现在历经一个多世纪，仍然在不断地蓬勃发展及不断地实践创新中，所以其存在就必然有道理。百余年来，经过时间的检验，扶阳学术流派仍然在中医临床这个客观大环境中茁壮成长，就充分说明扶阳学术流派的学术思想和临床经验是经得住时间的考验的，是符合事物发展的客观规律的，也是符合阴阳哲学运行规律的，并不存在学术思想上的偏激，因为实践是检验真理的唯一标准。

为了说明扶阳学术流派的学术思想是构建在中国传统阴阳哲学体系下的，其看待阴、阳两个方面的角度是符合阴阳运行的客观规律的，所以让我们从扶阳学术流派学术思想的源头进行梳理，来看看扶阳学术流派的创始人及代表性人物，以及他们的学术思想是不是以阴阳哲学思维为基础进行构建的。

首先，我们来了解一下扶阳学术流派的创始人郑钦安先生及其学术思想。钦安先生在其著作《医理真传》中，不仅设有"阳虚证门"，同时还设有"阴虚证门"，并提出了明确的辨别阴阳的标准，即"阳虚证，其人必面色、唇口青白，无神，目瞑倦卧，声低息短，少气懒言，身重畏寒，口吐清水，饮食无味，舌清滑或黑润青白色、淡黄润滑色，满口津液，不思水饮，即饮亦喜热汤，二便自利，脉浮空、细微无力，自汗肢冷，爪甲青，腹痛囊缩，种种病形，皆是阳虚的真面目"。他在明确提出了辨别阳虚证的临床依据的同时，并不否认阴虚证在临床中的存在，而是紧随阳虚证辨证依据之后，立即明确地提出阴虚证的辨证依据，即"阴虚证，其人必面目、唇口红色，精神不倦，张目不眠，声高响亮，口臭气粗，身轻恶热，二便不利，口渴饮冷，舌苔干黄或黑黄，全无津液，芒刺满口，烦躁谵语，或潮热盗汗，干渴无痰，饮水不休，六脉长大有力，种种病形，皆是阴虚的真面目"。并且，其还在《医理真传》中明确提出"万病一阴阳耳""发病损伤各有不同，总以阴阳二字为主，阴盛则阳必衰，阳盛则阴必弱，不易之理也"的阴阳易理观。可以看出，钦安先生的扶阳学术思想是完全符合阴阳运行的客观规律的，并不存在只承认阳虚，不承认阴虚的偏激思想。

下面，我们再来看看云南吴氏扶阳学术流派的创始人，我国扶阳学术流派的重量级代表人物吴佩衡先生的学术思想。佩衡先生在其著作《医药简述》中传承了钦安先生辨别阳虚、阴虚的临床辨证标准，同时根据自己的临床实践，浓缩、提炼了钦安先生的阴阳辨识依据，提出辨别寒热证的 16 字要诀。寒证：身重恶寒，目瞑倦卧，声低息短，少气懒言。热证：身轻恶热，张目不眠，声音洪亮，口臭气粗。对于附子、干姜、肉桂、麻黄、桂枝、细辛、石膏、芒硝、大黄、黄连，此 10 味药品，佩衡先生在《中药十大主帅》中，以十大"主帅"名之，强调了这些药物在临床治疗过程中之作用巨大。但由于这 10 味药品药效性能猛烈，大多数医家均不敢使用，即使偶然用之，用量也较轻，虽对一般轻浅之病亦多获效，但对于急危重症及沉疴痼疾，则疗效不显。佩衡先生强调，根据其数十年临床经验，如能掌握此 10 味药品的性能，并与其他药物配伍得当，且不违背辨证论治之精神，在临床工作中，不但治一般常见疾病效若桴鼓，并且对于大多数疑难重症及顽固沉疴的治疗，亦无不应手奏效。这里请大家注意一点，即"且不违背辨证论治之精神"这句话充分说明佩衡先生的扶阳学术思想是以不违背辨证论治精神为前提提出的，也就是说该学术思想是不违背阴阳辨证观的。并且在"中药十大主帅"中，有 6 味药品是具有扶阳温热性质的，同时还有 4 味药品属于能够清热生津的寒凉类药物。这也体现了佩衡先生的扶阳学术思想是不排斥阴虚热证的，并无任何学术偏激思想的存在。

无论是吴佩衡先生，还是扶阳学术流派的创始人郑钦安先生，均在其著作中明确地表达出扶阳学术流派并不排斥其他学术流派的学术思想，而是根据临床实际情况，有是证，用是药，充分体现出中医辨证论治之精神。吴荣祖教授认为这是扶阳学术流派不违背中医理论精髓的具体表现。但如果扶阳学术流派的学术思想只能被运用在人类的疾病阶段，那就将扶阳的学术思想狭隘化了。因为，扶阳学术思想是能和我们中华文化和中医文化的起始和本源天衣无缝地结合在一起的学术理论，这一天衣无缝的结合使得扶阳学术思想的运用范围迅速扩大，扩大至覆盖了整个人类生命的全周期。下面我们就来探讨一下，为什么扶阳的学术思想能够和中华文化与中医文化的起始与本源相结合，并融为一体。

二、经典之前再无经典

最早系统记载中医文化的著作应该是《黄帝内经》。《黄帝内经》虽书名中有"黄帝"一名，但其书肯定不是黄帝所著，应为后人托名而为。正如《淮南子·修务训》中说道："世俗之人，多尊古而贱今，故为道者必托之于神农、黄帝而后能入说。"就《黄帝内经》的成书时代而言，目前能够得到公认的是战国时期，虽然《黄帝内经》并非一人之作，也并非整体成书，但其成书的时代应该不会早于战国时期。

我们知道一本著作的产生不可能是凭空而降的，而是需要建立在大量的实践经验积累和理论系统构建总结的基础上的，是需要大量的参考资料和素材的。就如同汉代名医张仲景在完成《伤寒杂病论》这部巨著时，在其自序中也明确地写到"撰用《素问》《九卷》《八十一难》《阴阳大论》《胎胪药录》，并平脉辨证，为《伤寒杂病论》，合十六卷"的成书过程。这样的过程明显是靠大量的中医经典作为参考资料和素材在支撑。《伤寒杂病论》可以找到仲景自序中的中医经典作为成书的参考资料，那么《黄帝内经》成书的参考资料又是什么呢？因为《黄帝内经》成书于战国时期，其需要的参考资料从时间逻辑上来讲成书时间一定要早于战国时期，所以《黄帝内经》成书的参考资料应该为更早时期的中华文化巨著《易经》，以及春秋时期诸子百家的著作。《易经》可以说是中华文化的源头，《黄帝内经》是中医文化的源头，《黄帝内经》成书的参考资料很大一部分来源于《易经》，这就是我们说为什么中医文化是来源于中华文化的原因。

现在问题出现了，《黄帝内经》尚可找到成书参考资料的来源，那么《易经》呢？《易经》成书的参考资料又是哪部著作呢？《易经》成书又是参考了哪部人类文明的经典巨著呢？答案是：经典之前再无经典！既然是无，那么《易经》的成书只能是无中生有了！作为后人，作为炎黄子孙，我们怎么能够容忍自身民族文化是无中生有的呢！如果认同了"无中生有"的观点，那么也就等同于认同我们民族文化的根是彻头彻尾的"玄学"了，这无疑是不能接受的。那么怎样来理解"经典之前再无经典"呢？怎样来理解《易经》成书的参考资料和基础是什么呢？怎样来理解中华文化的起始和本源在哪里呢？下面我们就来一起看一看《易经》中对于中华文化的产生过程的描述。

三、太阳的法则是中华文化和中医文化的起始和本源

对于中华文化的起始和本源，笔者十分赞同刘明武先生在其著作《太阳与中医》一书中的一句话，"'仰观天文'是中华文化与中医文化的起始点"。无独有偶，《易经·系辞》中也描述到："古者包牺氏之王天下也，仰则观象于天，俯则观法于地，观鸟兽之文，与地之宜，近取诸身，远取诸物，于是始作八卦，以通神明之德，以类万物之情。"这就是《易经》一书的成书过程。在这一系列的过程之中，排在第一位的是什么？是"仰则观象于天"，也就是"仰观天文"的过程。为什么"仰观天文"会那么重要呢？因为在那个时代是没有文字记录的，也就是说没有任何一本书或者一部经典可以提供参考，古者包牺氏所能参考的只有无字的天文现象，他的参考资料不是来源于有字的经典著作，而是来源于无字之天书。为什么通过观测天文现象可以成就人类文明史上的巨著呢？因为中华先贤"仰观天文"观察的是天文现象，而总结出来的是以太阳为中心的太阳与地球，即日地关系的自然规律，也就是太阳的法则。这样的自然规律不是人为创

造出来的，而是自然形成的，并且在 46 亿年以前就已经形成了，直至今天都没有改变，可能在今天之后的明天也不会改变，可能将来直至永远都不会改变！这就是相对永恒性及常青性！中华先贤对这样具有相对永恒性和常青性的自然规律进行观察和总结，由此所创造出来的中华文明也就具有了这样的相对永恒性和常青性，由此所写成的中华文明巨著《易经》也就在人类文明历史上具有相对的永恒性和常青性！所以《易经》的成书过程可以用一句话来总结，那就是"观无字之天书，写千古之文章"。

我们伟大的中华先贤正是通过对天文现象的不断观察，特别是对天文现象中太阳法则的观察，然后运用"立竿测影"的方法，测量出了一个太阳回归年中日晷最长和最短的两个时间点。最长的时间点日晷长 1.35 丈，最短的时间点日晷长 0.16 丈（最长及最短的日晷数据均被记录在《周髀算经》中），日晷最长时间点被命名为"冬至"，日晷最短时间点被命名为"夏至"。冬至天气最冷，对应出"寒"的概念；夏至天气最热，对应出"暑"的概念。由此，寒暑的概念得以构建出来，之后再由寒暑抽象出阴阳，从冬至之寒抽象出"阴"，从夏至之暑抽象出"阳"，并且阴用一个黑色的圆点来表示，阳用一个白色的圆点来表示，这就构成了《河图》和《洛书》的表现图形。《河图》与《洛书》出现之后，《易经》才得以完成。所以在《易经·系辞》中有"河出图，洛出书，圣人则之"的论述。构成中华文化最基础的元素阴与阳，是中华古代先贤通过运用"仰观天文"的方法，对太阳与地球之间的日地关系，也就是对天文规律中太阳的法则进行总结而得出的结论，这样的结论用阴与阳来作为最终的表达形式。有了构成中华文化最基本元素的阴与阳，才有了四时、八节、二十四节气，才有了用阴阳的哲学思维去对天地间万事万物的认识过程。中华文化如此，来源于中华文化的中医文化也如此。故在《黄帝内经》中对阴阳的重要性和起始本源属性有如下的论述，"阴阳者，天地之道也，万物之纲纪，变化之父母，生杀之本始，神明之府也。治病必求于本"及"本于阴阳"。所以，刘明武教授在其著作《太阳与中医》一书中指出："不懂天文历法读不懂中华文化！不懂天文历法读不懂中医文化！"论述至此，大家应该能够理解太阳的法则是中华文化和中医文化的起始和本源的观点了。

四、扶阳贯穿于人类生命活动的全周期，而非仅用于疾病阶段

太阳的法则是中华文化和中医文化的起始和本源，太阳的法则同时也是地球上所有生命的起源。没有阳光就没有生命，万物生长靠太阳。在地球上生存的所有的生物，包括我们人类在内，从生下来的那一天开始就是处于太阳光芒照射之下的，就是在太阳的法则下生存的，46亿年前如此，今天如此，明天也如此，相信直到将来甚至永远可能都将如此。这就是太阳法则对于我们生命体而言的相对永恒性和常青性。

吴荣祖教授反复强调扶阳学术流派的学术思想核心是：天地以太阳为中心，人体以阳气为核心。正如《素问·生气通天论》中论述到的，"阳气者，若天与日，失其所，则折寿而不彰，故天运当以日光明"。我们扶阳学术思想中的扶阳，指的是温扶保护人体一身之阳气，我们所要温扶保护好的这个阳气是主宰我们生、长、壮、老、已的一辈子的重要宝贝。既然是一辈子，那就是说阳气的生、长、化、收、藏变化过程是贯穿在我们整个生命的全周期中的，这样的变化过程分别对应主宰着我们人体的生、长、壮、老、已的变化过程。所以，扶阳扶的是这样一个完整的过程，扶的是人体整个生命全周期，扶的是我们的一辈子。天地的生、长、化、收、藏是靠太阳的法则来永恒循环下去的，我们人体的生、长、壮、老、已就是要靠自身的阳气来主宰。把自身的阳气呵护好了，我们就能够以最佳的生命状态来完成生、长、壮、老、已这个被称为"一辈子"的生命全周期。以最佳生命状态来完成生命全周期，必将使得这个生命全周期的总体时间延长，同时还能使得在生命全周期中生、长、壮、老、已每一个生命阶段的质量都非常高，最终达到《素问·上古天真论》中所描述的"尽终其天年，度百岁乃去"的生命完满状态。

综上所述，扶阳的学术思想贯穿于人类生命的全周期。它囊括了人生、长、壮、老、已一辈子的过程，同时也包含了这一辈子过程中生、老、病、死的各个阶段。正因如此，疾病只是人这一辈子当中的

一个短暂的片段，疾病阶段也只占到了人整个生命全周期中的一小个部分。在疾病这一小个部分，或者说是一小个生命片段当中，扶阳只是其中治疗疾病的一种手段。在应对人体生命全周期中疾病这个特殊的阶段时，中医有很多种方法提供给人们使用，总结起来应该有8种之多，具体为汗、吐、下、和、温、清、补、消8种方法。中医将这8种治疗方法称为"八法"。在"八法"中，扶阳属于"温"法的范畴。在人体生命全周期中，如果人处于疾病的阶段，那么根据人体个体的不同和感受病邪的差异，以及天、地、人三才的干预，同一疾病会出现不同的证型，不同的证型又对应不同的治法。如果证型属于阳虚阴盛之寒证，那么就应该运用扶阳之温法；如果证型属于阴虚阳亢之热证，那么就应该运用寒凉之清法。总而言之，就是要辨证论治。所以在人体处于疾病阶段时，能不能扶阳？这不是医生说了算，也不是某位扶阳大家说了算，更不是某一学术流派的学术思想说了算，而是患者疾病证型的阴阳、寒热、虚实、表里属性说了算！

辨证论治是中医诊断治疗的基础和核心。无论什么治法、什么学术流派的学术思想，都必须建立在辨证论治这个基础核心之上。所有抛开辨证论治去谈的中医学术和临床经验，都是违背中医学术思想精神的伪理论、伪学术。

所以，吴荣祖教授反复强调的"天地以太阳为中心，人体以阳气为核心"的扶阳学术流派核心学术思想是建立在人体生命全周期基础上的，这与中华文化和中医文化的起始点和本源——太阳的法则是一致的。也只有扶阳学术思想才能够与两种文化的起始和本源如此天衣无缝的进行衔接，融为一体。这是扶阳学术思想在文化源头层面的先进性、永恒性和常青性的具体体现。扶阳学术思想是"生命之道"，而不应该简单地被理解为"治病之术"。至于在医学关注的人体疾病阶段，扶阳学术流派的学术思想是建立在中医辨证论治基础上临证治病用药的，扶阳学术流派从创始到如今都遵循着一个原则，那就是：辨证扶阳！如果还有第二个原则的话，可以告诉大家还是：辨证扶阳！只要是在疾病阶段，扶阳学术流派的学术指导思想永远都将是"辨证扶阳"！

"七损八益"之解读

一、"七损八益"在扶阳学术层面上的解读

关于"七损八益"的注释，历代医家都各抒己见，有各种不同的解释，这就使得"七损八益"成了《黄帝内经》中众多千古谜团之一。对于"七损八益"的解释，云南吴氏扶阳学术流派创始人吴佩衡先生，十分推崇明代著名医家李中梓在其著作《内经知要》中对"七损八益"的理解，他认为李中梓的注解最为符合临床实际，并可以指导养生及临床的治疗。

"七损八益"出自《素问·阴阳应象大论》，"能知七损八益，则二者可调，不知用此，则早衰之节也"。明代著名医家李中梓在其著作《内经知要》中对以上"七损八益"的相关条文做出如下注释："二者阴阳也，七损者阳消也，八益者阴长也，生从乎阳，阳惧其消也，杀从乎阴，阴惧其长也。能知七损八益，察其消长之机，用其扶抑之术，则阳长盛而阴不乘，二者可以调和，常体春夏之令，永获少壮康强，是真把握阴阳者矣，不知用此，则未央而衰。"并且，《中藏经》中也说道："阳者生之本，阴者死之基，阴宜常损，阳宜常益，顺阳者生，顺阴者死。"

从上文中我们不难看出，李中梓对"七损八益"的注释是基于阴阳两者的关系进行的。我们说"人活一口气"，这"一口气"指的就是人体的阳气。"七"是奇数，"八"为偶数，在中华文化中奇数与偶数的阴阳属性配属是：奇数为阳，偶数为阴。所以"七损"指的是"阳损"，"八益"指的是"阴益"。阳象征着生命，阴象征着死亡。在自然界中，太阳光照射得到的地方物种就丰富，该地方的物候生命力就旺盛；太阳光照射不到或者照射较少的地方物种就单一，同时其物候生命力就低下。这就是自然规律。而这样的自然规律源自哪里？或者说决定这样的自然规律的法则是什么？那就是太阳的法则。我们人类生活在地球上，生活在太阳与地球相对恒定不变的关系

中，就要遵循太阳的法则。这种遵循太阳法则的必然性不是人类主观意识可以决定的，也就是说不是你想遵循就遵循，不想遵循就可以不遵循的，而是作为生命的本能，必然自觉地在生命全周期中都会遵循太阳法则的规律来运行，这就是"天人合一"，也可以称为"天人相应"。所以，李中梓紧接着在"七损者阳消也，八益者阴长也"后面注释到："生从乎阳，阳惧其消也，杀从乎阴，阴惧其长也。"天地间所有有形的东西统一被称为"形而下"，所有无形的东西都被称为"形而上"。按阴阳属性的归属来分类，"形而下"属于阴，"形而上"属于阳。"形而上"可以统领"形而下"，阳可以统领阴，所以有"阳生阴长，阳杀阴藏"及"阳主阴从"的阴阳关系。阴的生、长、收、藏完全取决于阳的生、长、收、藏，这样的阴阳关系在我们地球与太阳的关系中就是如此。地球上所有有生命的东西都属于"形而下"范畴，属于阴；太阳的光能和热能属于"形而上"的范畴，属于阳。太阳的光能和热能照射到地球上，表现出来的生、长、收、藏的规律是属于阳的生、长、收、藏的规律，这样的规律决定着地球上所有有形生命体的生命周期的生、长、收、藏，这就是"阳生阴长，阳杀阴藏"及"阳主阴从"在太阳与地球之间关系中的具体体现。

太阳与地球的天体运行关系至今已经有 46 亿年的时间了，也就是说，46 亿年前这样的关系就已经存在了。我们看到今天的太阳还是在那个位置没有改变，那么明天呢？后天呢？将来呢？太阳可能还是会在它该在的位置，并且一如既往地向地球传送着光能和热能，向地球不断传送着阳气。作为地球而言，太阳的阳气是相对永恒不变的，是不会减少和衰退的，所以在太阳和地球的关系中，阳生阴长、阳杀阴藏、阳主阴从的阴阳关系也是相对永恒不变的。但对于一个生命个体来说，还是不是这样呢？我们知道生命个体的生命并不是永恒的，虽然有长短的不同，但终有结束的那一天。在一个生命个体生命结束的时候，就只留下了"形而下"属于阴的身体，丧失了"形而上"属于阳的阳气，所以有表示死亡的"阴阳离决，精气乃绝"阴阳关系的定义，这就是因为在生命个体中阳气是有限的，总有一天是会被消耗殆尽的，当一个生命体中的阳气被消耗殆尽了，这个生命体就不可避免地走向了死亡。所以，要想在有限的范围内尽可能地延长生命的周期，就要尽可能地延长生命体内阳气生、长、收、藏的周期，就要尽可能地避免阳气不必要的耗损。运用什么样的方法来避免阳气不必要的耗损呢？这就要知道"七损八益"了。所以，李中梓紧接着又注释到："能知七损八益，察其消长之机，用其扶抑之术，则阳长盛而阴不乘。"这就是说只要知道了七损八益，也就是阳易损而阴易益的规律特点，在生命周期内细心观察阳消阴长的表现，把握住阳消阴长的关键，用适当的扶阳抑阴的方法，就可以在最大程度内保证生命周期中阳气以充盛为常，而阴气不会轻易地乘袭阳气。如果可以做到这一点，那么"二者可以调和"，并且可以达到"常体春夏之令，永获少壮康强"的境界。"春夏之令"就是"生长之令"，是生命万物生机勃勃的生生之象。"常体春夏之令"就是指人体能够在生、长、收、藏的生命全周期中，尽可能和最大限度地延长生、长这两个生命阶段，以此来延长整个生命全周期的时间，并且可以最大限度地把生、长这两个生命阶段对应的少、壮健康生命状态充分体现出来，在延长生命周期的同时提高生存的质量，这就是"永获少壮康强"。如果有人能够做到以上这些，那就是真正能够认识并且把握住阴阳关系的智者，所以被叫作"真把握阴阳者矣"。但是如果不知道阴阳这样的关系和规律，那就会在还没有走到生命全周期的中间点，也就是生命全周期中生、长与收、藏的交界转化中间点时，就提前出现了衰老的趋势或状态，这就叫作"不知用此，则未央而衰"。

　　以上就是明代著名医家李中梓对《黄帝内经》中"七损八益"的注释。这一注释之所以会受到云南吴氏扶阳学术流派创始人吴佩衡先生的首肯，是因为这样的观点完全是符合人体生命全周期的自然规律特点的，更是符合太阳与地球之间的星体运行规律的，还是符合太阳法则这一最高层次的终极原则的。吴荣祖教授作为目前云南吴氏扶阳学术流派的领军人和代表性传承人，对这一观点也表示十分赞同。他认为，阳主阴从在自然界天地间就是一个生生不息的相对永恒的规律，因为天人合一、天人相应，所以在人体生命周期内阳主阴从也是主宰着人体生命全周期的一个相对永恒不变的定律。所以，吴荣祖教授反复强调："天地间以日运为中心，人体中以阳气为核心。"这一原则是相对永恒不变的，所以掌握了"七损八益"的方法，也就把握住了"扶阳抑阴"的原则，这在人体整个生命周期的养生、防病、康复过程中是至关重要的。至于人体生命周期中短暂的"疾病"阶段，那就要辨证论治了。在疾病阶段，我们不是一味地提倡扶阳，而是要辨证扶阳，这就是吴荣祖教授目前提出的"扶阳全道"的学术理念。

二、"七损八益"在文字考证中的解读

对于《黄帝内经》中"七损八益"的解读，笔者还有一个观点要和广大读者共同探讨。上文论述的对"七损八益"的解读，是基于明代著名医家李中梓在其著作《内经知要》中的注释而形成的。这样对"七损八益"的解读是站在太阳法则这个最高层次的终极原则上进行的，所以是符合太阳与地球之间的运行规律的，也是符合生命全周期的自然规律的，所以这样的观点受到了吴佩衡先生及吴荣祖教授的首肯和推荐。下面笔者要从另外一方面表述对"七损八益"的解读，也就是主要从文字考证方面来解读"七损八益"，不当之处请广大读者指正。

"七损八益"中，"七"之所以能够代表阳，是因为"七"为奇数；"八"之所以能够代表阴，是因为"八"为偶数。那么问题来了，如果是以奇偶之数作为阳与阴的代名词，那么为什么不直接表述为"阳损阴益"呢？这样岂不是更为直接，更便于后学者的学习和理解。还有就是，既然能够以奇数"七"来代表阳，以偶数"八"来代表阴，那么奇数和偶数不只有"七"和"八"，应该还有"一"和"二"、"三"和"四"、"五"和"六"及"九"和"十"，但为什么只能是"七损八益"，不可以是"一损二益""三损四益""五损六益"和"九损十益"呢？这就表明，想了解"七损八益"的意义，就不能只把"七损八益"当作一个词来认识，还要认识到"七损八益"中"七"和"八"的意义。

"七损八益"出自《黄帝内经》，具体来说是出自《黄帝内经》中的《素问·阴阳应象大论》。我们先来看一看这一篇的名字叫作

《阴阳应象大论》，它是什么意思呢？《阴阳应象大论》中的"阴阳"自然是指中华文化和中医文化中阴阳的哲学概念，这是毋庸置疑的。"象"指的是现象，是天地间一切事物内在关系的外在表现，也是中华文化和中医文化最为重视的一个可变的元素。一切事物和关系的内在联系，都无一例外地会通过外在的"象"表现出来，并且可以被人们观察到和采集到。最后，"应"字是什么意思呢？《说文解字》里面解释"应"字为"应，当也"。《尔雅》里面解释"应"字为"应，当也"。这就充分说明，应字的本源之意就是"当"的意思。所以就有了现在将"应"字和表示其意思的"当"字组合在一起的词语"应当"，其意思是指"就是这样"。所以"阴阳应象"的意思就是：阴和阳在外面应当表现出来的象。再解释得详细一点就是：天地间一切事物的内在关系都是阴和阳的关系，这种内在的阴阳关系是不能够被直接看到或者采集到的，但一切事物内在的任何阴和阳的关系，都会通过"象"表现出来。这样的"象"是可以被直接看到、观察到，以及采集到的，那么这些外在表现出来的"象"和事物内部阴和阳的关系之间到底有什么联系呢？我们现在就来深入全面地讨论一下，而我们这次深入全面的讨论就被称为"阴阳应象大论"。

正因为《素问·阴阳应象大论》篇名意义如此，所以在这篇大论中讨论的所有内容都是围绕万事万物内在阴和阳的关系在外表现出来的"象"进行的。在这样的大背景下，"七损八益"就被提出、讨论了。而从整篇大论的内容来看，基本上都是在强调天地间正常的自然规律和现象，以及将人体正常的生理功能和反映生理功能的象为主基调进行论述的。所以，"七损八益"应该是对人体正常生理功能的总结。既然是人体正常生理功能，那么在人体正常生命周期里面有什么东西是和"七"与"八"这组数字相对应，并且只能和"七"与"八"这组数字进行对应，不能和其他任何数字进行对应的呢？说到这里，广大读者也许就不难想到，能够同时满足这两个条件的只有这样一个生理过程，那就是《素问·上古天真论》中论述到的男子和女子生命周期的规律。在人体生命周期中，男子和女子是有不同的生命周期规律的，女子的生命周期是以"七"为最小时间单位进行变

53

化和发展的，男子的生命周期是以"八"为最小时间单位进行变化和发展的。《素问·上古天真论》中论述到："女子七岁，肾气盛，齿更发长；二七而天癸至，任脉通，太冲脉盛，月事以时下，故有子；三七，肾气平均，故真牙生而长极；四七，筋骨坚，发长极，身体盛壮；五七，阳明脉衰，面始焦，发始堕；六七，三阳脉衰于上，面皆焦，发始白；七七，任脉虚，太冲脉衰少，天癸竭，地道不通，故形坏而无子也。"可见，女子的生命周期是以"七"为最小的时间单位进行的。"丈夫八岁，肾气实，发长齿更；二八，肾气盛，天癸至，精气溢泻，阴阳和，故能有子；三八，肾气平均，筋骨劲强，故真牙生而长极；四八，筋骨隆盛，肌肉满壮；五八，肾气衰，发堕齿槁；六八，阳气衰竭于上，面焦，发鬓颁白；七八，肝气衰，筋不能动；八八，天癸竭，精少，肾脏衰，形体皆极，则齿发去"，由此可见男子的生命周期是以"八"为最小的时间单位进行的。

三、从唐代王冰注解"七损八益"中得到的启示

既然"七损八益"是人体内在阴和阳正常生理关系的外在表现，那么"七损八益"中的"七"和"八"应该和《素问·上古天真论》中论述的男女生命周期的最小时间单位"七"与"八"脱不了关系。在对《黄帝内经》进行注解的历史上，持这样观点的医家的确大有人在。唐代医家王冰在注解"七损八益"时就提出"七损"是指女子以"七"为时间单位，"七"是女子的生命之数，从"一七"到"七七"皆是如此，并且女子贵以月事以时下，月事是女子的气血，每个月女子自己的气血都要定时流出来，这是"损"，但这样的"损"是生理需要，是以"七"之数为时间单位进行的，所以称为"七损"；"八益"是指男子以"八"为时间单位，"八"是男子的生命之数，从"一八"到"八八"皆是如此，并且男子以精气贵乎充满为常，充满是"益"，这样的"益"是以"八"之数为时间单位进行的，所以称为"八益"。王冰这样解释"七损八益"是符合《黄帝内经》前后文的文意逻辑的，也有前后文互相呼应的意思。但是总而言之，这里要表达出来的信息就是："七损八益"是人体（男女）正常生命周期的规律。

四、从日本学者丹波元简注释"七损八益"中得到的启示

还有一位《黄帝内经》的注家持有另外一种观点，这种观点笔者认为更加能够令人信服。这位注家就是丹波元简。对于这位注家，广大读者肯定没有对王冰那样熟悉，在此容笔者对其做一下简单的介绍：丹波元简（1755—1810），号桂山，日本著名汉医学家，在中日皆负盛名，著有《素问识》《难经疏证》《伤寒论辑义》《金匮玉函要略辑义》《脉学辑要》及《观聚方要补》等著作。在日本，丹波元简和其两个儿子创立了日本汉医的第三大学派——折衷派（考证学派）。在丹波元简的著作《素问识》中就对《黄帝内经》中的"七损八益"进行了注释。他认为，在《素问·上古天真论》中所论述的女子和男子生命周期的衍化规律里，女子从"一七"开始，之后的"二七、三七、四七"，总共4个时间阶段都是女子生命周期中生命力旺盛发展的阶段，都是生命在"生和长"的阶段；男子从"一八"开始，紧接其后的"二八、三八、四八"，总共4个时间阶段都是男子生命周期中生命力发展旺盛的阶段，也都是生命在"生和长"的阶段。女子这样代表生命"生和长"之象的4个时间阶段，加上男子这样代表生命"生和长"之象的4个时间阶段，4加上4，等于8，这就是"八益"。同样，女子从"五七"开始，紧接着"六七、七七"，这3个时间阶段都是处于生命周期当中生命力逐渐衰弱的阶段，是生命周期中生命力"收和藏"的阶段；男子从"五八"开始，紧接着"六八、七八、八八"，这4个时间阶段也是处于生命周期当中生命力逐渐走向衰弱的阶段，也是生命周期中象征着生命力"收和藏"的阶段。女子的这3个生命力"收和藏"的阶段，加上男子4个同样象征生命力"收和藏"的阶段，总共7个时间阶段是象征人体（男女）生命力逐渐走向衰弱的时间阶段，这是"损"，所以称为"七损"。这样的解释更符合《黄帝内经》前后文意的逻辑。但同样也透露出这样一个信息，那就是"七损八益"是人体（男女）正常生命周期中的生理变化规律。

王冰和丹波元简对《黄帝内经》中"七损八益"的注解都透露出同一个信息："七损八益"是人体（男女）生命周期的正常变化规

律。什么是正常的生命周期？正常生命周期的变化是靠什么来进行控制的？那就是《素问·阴阳应象大论》中提出的"二者可以调和"，也就是阴阳可以调和。

五、通过解"法"字开启岐黄之间问答的真意

明白了这层意思后，我们再来看看《素问·阴阳应象大论》中论述"七损八益"的这一文段，以及这一文段前后的文段都是什么，从而才能够更好地从整篇文章的文意中进一步认识"七损八益"，这样的认识才能够避免出现把"七损八益"断章取义的片面观点。《素问·阴阳应象大论》的整篇内容就如同之前说过的，基本都是在论述天地间的自然规律和人体生命生理过程中内在阴和阳关系的外在表现出来的"象"。所以，在论述了一系列上述正常自然规律与人体生命生理正常过程的象的内容后，在"七损八益"文段之前，出现了这样一个文段："帝曰：法阴阳奈何？岐伯曰：阳胜则身热，腠理闭，喘粗为之俯仰，汗不出而热，齿干以烦冤，腹满死，能冬不能夏。阴胜则身寒，汗出身常清，数栗而寒，寒则厥，厥则腹满死，能夏不能冬。此阴阳更胜之变，病之形能也。"这一文段明显是在论述人体疾病的病理变化过程。不论是以"阳胜"，还是以"阴胜"为疾病的起因；不论是以"热"，还是以"寒"为疾病变化过程的起点，总而言之，到了最后都造成了"腹满死"的结局，这不是疾病的病理变化过程还能是什么呢！但这一文段开头黄帝向岐伯所提出的问题是"法阴阳奈何？"。对于这个问题本身的解释，目前多数人认为其是指"黄帝问岐伯，我们怎样来效法阴阳？"或者是"在人体内，阴阳的法则是什么？"。如果是按照第一种解释来认识黄帝所提出的问题，那么结合《素问·阴阳应象大论》整篇的文意来看，效法阴阳是我们必须要做到的，也只有效法阴阳才能做到天人合一，我们才能够健康长寿。但是如果按照这样的理解来看岐伯的回答，那就会是答非所问了。效法阴阳应该使人健康长寿，怎么岐伯会回答效法阴阳会导致"阳胜则热"和"阴胜则寒"的局面，而最终产生"腹满死"的结局，这难道不是答非所问吗？黄帝提的问题岐伯都敢答非所问，那么岐伯就是在犯欺君之罪，他有几个脑袋敢如此和黄帝进行问答

啊！如此推理下来，显然把"法阴阳奈何？"的提问按照"怎样效法阴阳"来理解是错误的。

那么如果按照第二种观点来解释，即"法阴阳奈何？"指的是"在人体内阴阳的法则是什么？"，就还是要把这样的提问放到整个《素问·阴阳应象大论》的文意当中来分析，才能够知道其是否符合文章的整体意思。《素问·阴阳应象大论》全篇都在讨论天地间正常的自然规律与人体生命周期内正常的生理功能之间的关系。"天人合一"与"天人相应"的以天文论人文的论述方法是《黄帝内经》整本书的论述特点，这种以天文论人文的论述特点也是整个中华文化的论述特点。按照这样的原则，在整篇都是论述天地间正常的自然规律与人体生命周期内正常的生理功能之间的关系的《素问·阴阳应象大论》中，黄帝如果提出"在人体内阴阳的法则是什么？"的问题后，岐伯怎么可能会突然打破这一论述原则，把人体内的阴阳法则解释为人体疾病的病理变化过程呢？而在这个文段之后，岐伯怎么又突然回到以天理论人体正常生理的论证规律中了呢？这显然还是不合乎最基本的逻辑。所以把"法阴阳奈何？"这一提问解释为"在人体内阴阳的法则是什么？"同样也是不对的。

那要怎样解释和理解黄帝"法阴阳奈何？"这一提问呢？其实，要理解好这个提问，"阴阳奈何"4个字应该不会有什么歧义出现，所以关键在于一个"法"字。对于这个"法"字，一般可以被解释理解为"效法"和"法则"。但是，当这两种较为常用的解释都不能很好地在逻辑上说通提问与回答之间的关系时，我们就需要借助解释字词的工具了。"法"字在《说文解字》中的注释是"刑也"的意思。"刑"是触犯了法律后所受到的惩罚，也就是破坏了正常良好的社会秩序后所受到的惩罚。在人文社会中，为了维持社会整体的正常运行秩序，都会规定组成社会的个体可以做什么，不可以做什么，如果人们做了规定中不可以做的事情就会触犯法律，就会受到相应的惩罚。那么人文社会如此，天地自然之间是不是也有这样的规定和法律呢？答案是肯定的，天地自然之间有自然的规律和法则以保证和支撑整个天地自然能够按照正常次序运转生成。人生活在天地自然之间，人与天地相参，天人合一，人在生命全周期中的各种生理功能也同样要符合天地自然的规律和法则，不能违背，一旦违背也要受到天地自然的惩罚，而天地自然的惩罚就是以各种疾病的方式进行的。按照这样的思路来解读这一段文字，我们就会发现《素问·阴阳应象大论》整篇几乎都在论述阴阳所应该对应出来的象。这些象都是一些天地间正常自然规律和法则所反映出来的象，以及在人体生命周期中正常生理功能所反映出来的象。在论述了很多这类正常生理之象后，黄帝向岐伯提出了一个问题："法阴阳奈何？"也就是说，你之前已经和我讲述了如此多的阴阳应象，那么我现在就想知道，如果人一旦违背了这些正常的自然规律会有什么情况发生呢？接着岐伯就说，如果触犯或违背了这些正常的自然规律，那么人体就会出现"阳胜则身热……阴胜则身寒……"一系列的疾病之象，而这些疾病的病象最终的转归都是"腹满死"的结局。

六、运用情景再现的方法还原岐黄之间对"七损八益"的讨论

黄帝听到岐伯这样的回答后，对违背自然规律所带来后果的严重性应该是清楚了，所以紧接着就向岐伯提出疑问："调此二者奈何？"这就是在问：既然触犯和违背了阴阳自然规律会有如此严重的后果，那么我们平时要用什么方法来调和阴阳才能不违背自然之规律与法则呢？于是岐伯回答道："能知七损八益，则二者可调，不知用此，早衰之节也。"我们运用这种情景再现的方式把《素问·阴阳应象大论》中黄帝与岐伯对话的内容呈现出来，这样的呈现就把整个黄帝与岐伯对话的语言环境及逻辑全部顺畅地建立起来了。这样才能帮助后学者更好地理解《黄帝内经》中内容的原始意义。

黄帝向岐伯提出"调此二者奈何？"的疑问，这是一个非常宏大的问题，这个问题涉及阴阳应象自然规律和法则的方方面面。如果要详细回答这样一个问题，估计岐伯讲上三天三夜也不能论述详尽。所以，岐伯就把复杂的问题简单化了，用了一个"七损八益"就全部回答完毕。由此可见，"七损八益"是一个总的原则，一个能使人民不违背正常自然规律和法则的总原则，只要掌握了这个总原则，就能够很好地在天地间生活下去。那么什么样的原则能够统领所有阴阳应

象的法则呢？在中华文化和中医文化中，也许只有"天人合一"与"天人相应"的原则才能够达到这样的标准吧！而"天人合一"与"天人相应"的具体表现就是在《素问·上古天真论》中所论述的女子一七到七七，丈夫一八到八八这样一个以"七"和"八"作为女子与男子生命周期变化最小单位的自然规律和法则的总结。并且在这样的规律和法则中，女子与男子各在其生命周期内都有象征"益"的生命力生长旺盛的阶段，以及象征"损"的生命力收藏衰退的阶段。而就"损"与"益"的生命阶段而言，按照女子和男子"七"和"八"的生命周期最小时间单位来统计，象征"损"的阶段有7个，象征"益"的阶段有8个，合起来就称为"七损八益"。由此可知，这样的规律和法则不是哪一个圣人或是神灵所规定的，而是由天地的自然属性规定的，"七"和"八"及"七损八益"是天道之数，是自然之数，并不是人文之数，更不是计算之数。

用这样的思维方法来理解"七损八益"，笔者认为是符合《素问·阴阳应象大论》的前后文意的，也是相对从各方面来说最为符合逻辑思维的。那么遵守了"七损八益"的原则，能够给人们带来什么好处呢？那就是"年四十，而阴气自半也，起居衰矣。年五十，体重，耳目不聪明矣。年六十，阴痿，气大衰，九窍不利，下虚上实，涕泣俱出矣"。看到这里，大家会发现，即使遵守了"七损八益"，好像也不会给人们带来什么明显的好处，还不是该衰老时就衰老了。其实，"七损八益"就是一个人正常的生命周期表现，既然是正常的生命周期，那么当然应该有生、长、壮、老、已的过程，当然应该该衰老时就衰老，该死亡时就死亡，这就是自然规律。所以，岐伯在之前就申明过"不知用此，则早衰之节也"，就是说如果不知道"七损八益"那就会早衰。请大家注意，这里是"早衰"，而不是"不衰"。在《黄帝内经》成书的时代，也就是战国时代，我们中国人的寿命是很短暂的，没有几个人能够按照"七损八益"的生命周期规律走完整个人生，大多数人在生命周期还处于"生、长、壮"的阶段就因为战争或疾病直接跳过"老"而一步迈向死亡了。所以对于那个时代的人，能够遵守"七损八益"的原则，完整地走完"生、长、壮、老、已"生命全周期就实在是难能可贵了。故岐伯才会提出"七损八益"是调和阴阳，是保证人们完整实现生命全周期的基础和保障。如果在"七损八益"的基础上，能够知道并且做到"法于阴阳，和于术数"，再加上"食饮有节，起居有常，不妄作劳"，那就可以达到"形与神俱，而尽终其天年，度百岁乃去"的最高境界了。关于"七损八益"的讨论就到此为止，不尽不当之处还请各位读者海涵！

"三生万物"中蕴含的天文密码与生命之间的联系

一、对"三生万物"的共性解释

"三生万物"出自老子的著作《道德经》："道生一，一生二，二生三，三生万物。万物负阴而抱阳，冲气以为和。"这句话几乎已经成为老子《道德经》的核心观点，也成为人们对中华文化创建出来的宇宙生成论的定义。目前普遍对于这句话的理解及认识是"道生一，一生二，二生三，三生万物"中的这几个数字，特别是"一、二、三"这3个数字，指的并不是具体的事物和具体的数量，而只是表示"道"从少数逐渐化生多数，直到化生无数的一个由少到多的过程，而这个化生的过程就称为"冲气以为和"。持这种观点的学者代表有冯友兰先生。冯友兰（1895—1990），字芝生，河南省南阳市唐河县人，是我国当代著名哲学家和教育家。冯友兰先生对"道生一，一生二，二生三，三生万物。万物负阴而抱阳，冲气以为和"这句话的解读应该是具有一定代表性的。冯友兰先生认为，老子在《道德经》一书中所说的"道生一，一生二，二生三，三生万物。万物负阴而抱阳，冲气以为和"中有3种气，一种是冲气，一种是阳气，还有一种是阴气。冲气就是"一"，阴气和阳气就是"二"，而"三"在先秦时期是多数的意思。二生三就是说先有了阴和阳，在阴气和阳气的基础上，很多东西就逐渐化生出来了。冲气到底是一种什么气呢？在还没有天地的时候，有一种混沌未分的气，后来这种混沌未分的气逐渐开始化分，轻清的气上浮成为天，重浊的气下沉成为地，形成天的就被称为"阳气"，形成地的就被称为"阴气"。而"冲"是道的一种性质，所以叫"冲气"，也可以称为"一"。这就是冯友兰先生对老子《道德经》中这一段话的认识和解读。冯友兰先生之所以会有这样的认识，其依据应该是源自哲学史上对这一段话最早的解释。最早的解释被记载在《淮南子·天文训》中，"道始于一，一而不生，故分而为阴阳，阴阳合而万物生。故曰：一生二，二生三，三生万物"。按照《淮南子》的解释就是说"二"为阴阳，"三"为阴阳合。这样有理有据的解释似乎已经趋近于完美了，但是我们知道中华文化中所涉及的数字，从创造之初其理念就不是一个简单的计算工具和计算元素，每一个数字背后都蕴含着一个"道"，或者说一个自然规律和法则。也就是说，每一个数字不仅仅只是数字本身作为计算元素的存在，而是一个数字对应一个道理，故中华文化对数的称呼不是"数字"，而是"数理"。

二、向学术权威提出疑问

"尽信书不如无书"一语出自《孟子·尽心下》，其意思是告诉所有读书人在读书时不要完全拘泥于所读书本或者直接迷信书本。因为书总是由人写出来的，只要是人就不可能做到完美，既然不完美就会出现错误，所以书中总是有错误的，如果完全相信或者迷信书本上所写的内容，就会看不到事物的本质，故一定要带着理性的怀疑来审视、阅读任何一本书。正因为如此，也可以说是秉持着这样一种理性的态度，在理解老子《道德经》中"道生一，一生二，二生三，三生万物。万物负阴而抱阳，冲气以为和"，特别是"三生万物"这句话时，尽管有《淮南子·天文训》的解释在前，尽管有我国著名哲学家、教育家冯友兰先生的解释在前，我们也应该提出自己的疑问：难道一、二、三3个数字真的只是代表一个由少到多的过程吗？在这3个数字背后就没有蕴含任何更深层次的道理吗？中华文化的数理构架就真的如此单薄吗？

三、从"天一生水，地六成之"中来解读数字密码背后蕴含的道理

我们知道，中华文化中的数字并不是简简单单用于计算的工具和元素，每一个数字背后都蕴含着一个天地间的自然之理，由此就构成了中华文化所独有的数理模型。创造我们中华文化的先贤们运用这一系列的数理模型来论天道、论地道、论人道、论万事万物之道，这就形成了中华文化的构建体系。在本书前面讨论的"七损八益"中就充分体现了数理模型的概念与运用。这里举一个简单的例子来说明："一"与"六"这两个数字代表什么？"一"加上"六"又等于什么？其实，"一"和"六"并不是简单的代表数字本身的"一"和"六"，"一"加上"六"等于什么也不是代表数字本身"一"＋"六"＝"七"这样一个逻辑计算过程和结果。在中华文化历史中的第一张图——"河图"中有这样一个解读，那就是"天一生水，地六成之"。这是什么意思呢？在本书前面的内容中已经论述过，中华先贤之所以能够创造出中华文明，其最原始的动力源自生存。因为只有把野生的可食用的食物变成人工的可以种植的粮食时，人类才能够拥有稳定的食物来源和储备。只有拥有稳定、充足的粮食来源和产量，才能不断地供给人类食用，人类才能在自然界中得以生存，才能够保证种族的繁殖和延续，这一切都是人类作为动物的一种生存本能的体现。然而要想把野生的可以食用的食物转化为人工的可以种植的粮食，是需要掌握种植粮食的方法的，这样的种植粮食的方法不可能被凭空想象出来，而是需要不断地、长期地观察天地间各种自然现象，然后运用人类的智慧总结出自然的规律和法则，这样的自然规律和法则就是二十四节气，最后通过对二十四节气的认识、掌握、运用，才能真正把握粮食种植的规律和方法，最终创造出农业文明，而农业文明的诞生和成熟也标志着中华文明的成熟。

知道了这样一个文化和文明的创造及成熟过程，我们现在回过头来再看一看"天一生水，地六成之"中"一"和"六"的意义，以及两者相加后的结果。这里的"一"指的不是单纯的数字，而是时

间，是农历的一月份。同样，这里的"六"指的也是时间，是农历的六月份。"一"加上"六"不是简单的数字相加，所以不会等于"七"，它们相加的结果不是一个数字，而是"水"，也就是说在中华文化数理模型中"一"加上"六"是等于"水"的。实际上，这是通过长时间对自然现象的观察而总结出来的自然规律。中华先贤把这种自然规律运用数理模型表达出来：农历的一月份，也就是春节刚刚过后的那个月。春节标志着一年开始的第一天，每年都会处在立春之后、雨水之前这个时间阶段中。春节过后的这一个月被称为农历一月，农历一月中的第一个节气就是雨水，雨水指的就是要下雨。这个时候会有雨水从天而降，但是不会降下来很多，也就是降雨量不会太大，只会很少地降一点下来，所以有"春雨贵如油"的民间谚语出现。这种在农历一月份雨水节气中少量的降雨被中华先贤用"天一生水"来进行表述，其中"天一"就是指农历一月份的时间阶段，"生水"就是指会有少量的降雨出现。那么"天一生水"这样的自然规律和法则会给我们带来什么样的启示呢？那就是到了农历的六月份，大量的降雨就会出现，雨季就会来临，大地就不会干涸，整个大地到了六月份就会被雨水笼罩，庄稼就可以得到充分的灌溉。如此，等到了秋天收获的季节就可以保证有丰厚的粮食产量，中华先贤同样用了"地六成之"来表述这一过程。所以，"天一生水，地六成之"就是表述自然界这样一种物候规律的语言，而且这类语言不仅只有这样一句，还有"地二生火，天七成之；天三生木，地八成之；地四生金，天九成之；天五生土，地十成之"一系列完整的对一年当中物候气象规律的总结。这样的规律已经反复出现了几千年，从中华文化诞生之时起，一直到今天，甚至明天和将来可能都会是年年如此。这种年年如此的规律反复地出现和重复只能证明一个道理：这种规律是天道，是天地间自然界中永恒存在的道理，是具有相对永恒性和常青性的自然规律。出现对这种天地间永恒规律进行总结的年代甚至比中华大地上出现文字的时间还要早，先贤们在没有使用文字进行表达的时候，是运用了"●"和"○"两个图形进行表达的，并依此画出了中华文明史上的第一张图——"河图"，同时也第一次构建出了中华文化中"数理模型"的体系。这就是"一"和"六"这两个数字背后所蕴含的道理。

四、从组成八卦的爻的数量来解读"三生万物"的意义

明白了中华文化中"数理模型"体系的道理后，我们再来看看"道生一，一生二，二生三，三生万物"是一个怎样的过程。"道"是中华文化中宇宙生成论里最为原始的力量，这一最为原始的力量是宇宙间存在的万物生化的原动力，有了"道"这样的原动力，才会有宇宙生成的整个过程。"道生一"指的就是在"道"这样的原动力的驱动下，打开或者开启了整个万物生成的程序开关，这个程序的开关和起始就是由原动力"道"所产生出来的"一"，这个"一"在中华文化中被叫作"元气"，这个万物生成的程序在中华文化中被称为"易"。"元气"和"易"共同形成了万物生成的胚胎和基础，这样的胚胎和基础在中华文化中被称为"太极"。具备了"元气""易"和"太极"3个因素后，就可以使得元气中轻清的部分向上而形成天，重浊的部分向下而形成地，由此就区分出了"阴"和"阳"。之前我们说过，中华先贤对宇宙生成的认识是早于文字出现的时间的，所以当时还没有"阴"和"阳"这两个字，也不会有"元气""易""太极"这些词语，所以中华先贤是使用图形来进行表达的。其中用"—"来表示"阳"，用"- -"来表示"阴"，就这样，阴阳的概念通过图形表达了出来。我们知道"—"称为"阳爻"，"- -"称为"阴爻"，阳爻和阴爻的图形被创造出来后，道就不只是"一"了，因为"一"已经衍化生成出一个阳爻和一个阴爻，这就是"一生二"。有了阳爻和阴爻以后，阳爻和阴爻就可以进行不同的排列组合，从而形成了4个不同的组合图形，那就是少阳、少阴和太阳、太阴，这也被称为"四象"。但是四象并不能把世间万物的生成说明白，也就是说一个阳爻和一个阴爻的两两组合并不能满足对世间万物生成解释的需求，所以中华先贤在一个阳爻和一个阴爻两两组合的基础上，又增加了一个爻，形成以3个爻的变化组合为基础的图形，这样的图形就形成了我们耳熟能详的"八卦"。到了这一步，"乾、兑、离、震、巽、坎、艮、坤"8个卦象就已经形成，这就是

"先天八卦"。这8个卦象分别对应形成我们这个世界的"天、泽、火、雷、风、水、山、地"八大元素。这八大元素不停变化，就化生出了我们这个世界及世界中的万物。

八卦是以3个爻为基础结构的，"三"是八卦基础结构的数，而八卦后面所蕴含的是形成世间万物的生成之理，这个理是自然之理，是天地之理，是天之道。3个爻的组合已经奠定了一种或是一类局面的基础，这个三爻组合不可能是四爻组合，也不可能是五爻组合，更不可能是除了3以外的其他数字的组合，即使是到了后天六十四卦，每一个卦以6个爻为基础进行组合的局面时，那也是由两个三爻的先天八卦叠加而成。六爻是一个叠加之数，不是一个基础生成之数，何况六爻六十四卦属于后天八卦，三爻八卦属于先天八卦，先天代表的是世界万物的生成，后天代表的是世界万物生成之后的养成，两者的属性不同，所能够代表的历史人文意义也不同。

综上所述，道可以生一，一可以生二，二必须生三，三不可能生出四、五、六、七……其他数字，三就只能生出万物。这是中华先贤用阴阳数理模型构架体系推演出来的宇宙生成论，这样的宇宙生成论源于长时期不断对天地间自然界内不同自然现象的观察和总结，最终形成对自然规律和自然法则的认识、掌握和运用，这样的结果是符合自然属性的，并没有丝毫神化和玄化的意思在里面。这样的宇宙生成论中对"三"这个数字密码的解读，可以很好地解释为什么从三不会到四、五、六、七等其他数字，而是直接从三到万物的原因，可以很好地得出从三只能直接到万物的中华文化数理模型结构。如此，似乎一切关于"道生一，一生二，二生三，三生万物"的一系列的问题都被解决了，但是更深入的问题出现了。既然"三"这个数字不是人为所能确定下来的，而是天道确定下来的，那么天道为什么偏偏以"三"作为万事万物构成的基础单位，而不以其他什么数字来作为万事万物生成的基础之数呢？所以到目前为止，我们也只能对"三生万物"中"三"这个数字密码进行解释，但还不能称得上是"破译"。如果要"破译"这个"三"的数字密码，我们只能有一种方法：既然"三"这个数字是天道所定的，那么我们就去问天，看看天会怎样回答我们这一大胆的提问。

65

五、从天文中去破译"三生万物"中"三"的数字密码

在之前的内容中我们论述到，三生万物中的"三"指的是由3个爻组合形成的先天八卦图局，由先天八卦图局就可以衍生出后天六十四卦图局，最终衍化出万事万物。现在我们回过头来看看，组成八卦图局中的最基础的单位"爻"，它是代表什么的？"爻"分为阳爻和阴爻，阳爻用"—"来表示，阴爻用"--"来表示，但无论是什么图形，阳爻和阴爻所代表的最为原始的意义就是阳和阴。在本书前面的内容中，我们已经论述过阴阳是形成我们中华文化的基础和起点，也是形成我们中医文化的基础和起点。而阴和阳是怎样被构建出来的？那是中华先贤运用了"立竿测影"的方法，观察一个太阳回归年中，日晷在一条线上的两个极点而形成的。这两个极点中，一个是日晷在一个太阳回归年中最长的极点，我们把它称为"冬至"，还有一个是日晷在一个太阳回归年中最短的极点，我们把它称为"夏至"。在冬至和夏至建立起两个时间点位时，冬至就对应"寒"，夏至就对应"暑"，由此寒暑的概念就产生了。中华先贤就在此基础上，从"寒"中抽象出"阴"，从"暑"中抽象出"阳"，至此阴阳的概念就诞生了。

所以阴阳的本源之意指的是冬至和夏至的寒暑之交替，而冬至、夏至之所以会产生寒暑阴阳的交替，那完全是取决于地球围绕太阳公转的星体运行规律的。而在地球围绕太阳公转的星体运行规律中，又是以太阳为中心和核心的，一切寒暑、阴阳的变化都是太阳的光芒和热量所决定的。所以说阴阳是由太阳的法则决定和产生的，也可以说阴阳就是太阳的法则在地球上具体表现的代言人。

太阳的法则和太阳与地球之间的星体运行关系构建出来了阴和阳，我们的中华先贤能够通过"立竿测影"这样简单廉便的方法，把现在需要由以亿作为单位的金钱才能够堆砌起来的航天科技所观察到的天文规律认识、总结，甚至掌握、运用起来，实在是不得不由衷地被古人之智慧所折服！中华先贤在认识了太阳法则和太阳与地球的关系以后创造出阴阳，虽然达到了如此高的境界，但先贤们还不满足，因为他们发现在太阳和地球之间还有一个星象非常值得注意和重

视，那就是月亮。因为每一个月月亮都会出现盈缺，每月十五为"盈"，每月初一为"缺"。中华先贤把每月十五的"月盈"称为"望"，把每月初一的"月缺"称为"朔"。月亮朔望的变化每一个月都会如此，而且十五的望和初一的朔在每一个月中都会那么的准时，月月如此，年年如此，从无例外。更为关键的是，月亮的朔望盈缺变化还会影响到天地间自然现象的变化，并且它们之间是存在规律性的。例如：月亮的朔望盈缺会导致江河的潮汐涨落之变化。每月十五月望之时，江河的水位就会上涨，每月初一月朔之时，江河的水位就会下落。这样的规律在几千年中均如此不变地循环着，所以我们观潮一定要在十五月望之时进行，如果你不懂得这样的规律，初一时便跑去观潮，那就只能失望而归了。钱塘江观潮的最佳时间是每年的八月十五，这也是一年之中月亮最圆最大的时候。这就证明了月亮的朔望盈缺会对天地间自然界中万事万物产生影响，且多存在一定的规律性。

通过上面的讲解和论述，我们现在知道：太阳的法则和太阳与地球之间的关系决定了一年寒暑阴阳的变化，阴阳的概念也是由此而构建产生的。但是在太阳与地球星体运行规律当中构建出的阴阳关系，虽然决定和主导的因素是太阳和地球本身，其中又以太阳为本源和核心，但是月亮的参与也会影响到太阳和地球之间的关系。既然月亮会影响到太阳与地球之间的关系，那么就肯定会对单纯由太阳和地球构建出来的阴和阳的关系产生影响。只是这样的影响也是具有规律性的，而这种规律性也如同太阳和地球的星体运行规律一样，维持了几千年、几万年，甚至能够直至永远，是具有相对永恒性和常青性的，月亮对日地关系的影响也是一种相对永恒的真理。所以既然也是真理，那月亮就不必以"太阳与地球关系的影响者"的身份登场露面了，而可以直接表明月亮是"太阳、地球、月亮星体关系的参与者和构成者"的身份了。

讨论到这里，我想我们已经可以破译"三生万物"中"三"这个数字密码了。我们生存在地球上，我们周围的万事万物都是生存在地球这个星球上的，而地球这个星球不是独立存在于宇宙空间中的，能够保证和维持地球正常星体运行的关系就是太阳与地球的关系，能够影响到太阳与地球关系的最为直接的因素就是月亮与地球的关系。最终得出结论：太阳、地球、月亮三者构成了亿万年来地球在太阳系中正常运行的基础和必要条件，它们三者的关系也就是地球上能产生生命活动的天文学基础和保障。

大家看一看，我们所得出的最终结论是由几个元素构成的？答案是"三"！是太阳、地球、月亮三者之"三"！正因为有这个由太阳、地球、月亮3个星体所组成的天文之局，才能有地球上生命的诞生和繁衍，才能生化出万事万物，这不是"三生万物"还能是什么呢？所以对于"三生万物"中的"三"这个数字密码，我们在向天进行发问后得到了天的回答，天给出的答案就是：我们之所以能够作为生命生存在于地球上，是因为我们的地球是在太阳、地球与月亮三者所构建的天体运行模型之中的。"三"作为这个天体运行模型的基础之数是永恒存在的，在这个能够孕育生命的天体模型之中，一直永恒的都是"三"这个天道之数，亿万年来从来没有出现过除了"三"以外的其他数字参与其中。"三"具有孕育万事万物的独立属性，所以天告诉我们"三生万物"，永远都只能是"三生万物"。至此，"三生万物"中的"三"这个数字密码得到了破译，"三"的数理模型关系得到了阐明，老子《道德经》中最为核心的一句话得到了合理的解读。

六、从神话文明与自然文明的区别里建立中医自信

在这里笔者要谈一谈神话文明与自然文明的区别。我们知道万事万物都有源头，没有无根之木，也没有无源之水，更不会有无源之道。追求道之本源是所有学者毕生努力的终极目标。然而在人类众多文明的起源当中，无论是埃及文明、希腊文明，还是印度文明，它们都曾追求过宇宙世界生成的本源，但遗憾的是这些文明都没有真正寻找到源头，而是在寻找过程中把文化和文明产生的源头不约而同地归属给了人为创造出来的"神"。埃及文明创造了无数的"神"，其是一个多神文明；希腊文明一开始也是多神文明，后面随着一系列人类文明浪潮的洗涤，最终衍化出"耶稣上帝"这一唯一的神；印度文明也是同样形成了一个多神体系的文明。但无论是多神文明，还是一

神文明，这样的文明体系的起源都是人们主观想象而成的，也就是说文明的基础和源头本身就是由人们虚构出来的。以虚构出来的基础作为地基的文明大厦，就算把它建设得再高大、再宏伟，终有一天会轰然倒塌！这是一个最简单不过的道理了。所以无论是埃及文明、希腊文明，还是印度文明，在人类文明史上均会在其名称前面加一个"古"字，变成古埃及文明、古希腊文明和古印度文明。为什么会这样定义呢？因为这些以虚构的神话为基础的文明体系，随着时间的推移、人类科技的进步，早都已经彻底崩溃、解体了，现在的埃及、希腊（代表西方文明）及印度文明，已经是在新的人类科技的基础上"换装"构建起来的了，是属于新的现代的科学文明体系。正因如此，以前建立在虚构的神话基础上的文明体系才被称为"古文明"。

但是在人类四大文明体系中，唯有我中华文明没有在名称前被加过"古"字。我们中华文明上下五千余年，在这么长的时间阶段内，我们的文化与文明之所以能够一直存在下去，并且直到今天还能够绽放出璀璨的文明光芒，影响着当今世界的进程和变化，就是因为我们中华文明的基础是建立在"三生万物"的太阳、地球与月亮三者所共同构成的星体运行规律模型上的。这样的"三生万物"的星体运行规律模型存在时间不仅只有上下五千年那么短暂，而是有 46 亿年那么漫长，并且还远没有结束，在将来甚至直到永远可能都会一成不变地维持下去。所以我们中华文明的基础和根基是与日月同岁的，是具有相对永恒性和常青性的，这样的文明会有坍塌的理由吗？这样的文明会有不去影响其他文明的理由吗？中华文化与中华文明就是具有这样一种永恒真理性质的文明。作为中国人，面对这样的文明难道不会自然而然地建立起中华文化的自信和中华民族的自信吗？作为一名中医人，我们中医文化的母源文化就是中华文化，所以我们难道不会对中医文化建立自信吗？有了对中医文化的自信，我们难道不会建立起对中医本身的自信和中医疗效的自信吗？这一系列自信的建立，都是源于相对永恒的日、地、月三者所构成的星体运行规律模型之上的，都是建立在"三生万物"的数理模型之上的。老子作为中华民族的先贤，其伟大之处就在于把中华文化的根基和源头定格在宇宙中太阳、地球与月亮三者所构成的星体运行模型上，并且用了"道生一，一生二，二生三，三生万物"这样一句话对其给予了高度的总结，只是并不是人人都能读懂老子在这句话背后所要表达的意思。关于老子《道德经》中"道生一，一生二，二生三，三生万物"的解读就到此结束。

扶阳是生命全过程之所需

一、太阳法则的时空永恒性

在本书前面的内容中，我们重点对"三生万物"的思想进行了深入地阐述，从中我们认识到中华文化的源头在天文，在太阳、地球、月亮 3 个星体之间的运行关系中。在这样的关系中，起到核心作用和决定性作用的星体是太阳系唯一的恒星——太阳。太阳、地球、月亮 3 个星体之间的运行关系和规律法则从诞生至今已有 46 亿年之久，46 亿年的时间对于太阳系中的任何一个组成部分来讲都可谓非常之久远，而且关键的是这种非常之久远的关系到明天还是不会有任何改变，不仅明天不会改变，直到将来亿万年后可能仍然不会改变。这样一种在几乎接近于正无穷的时间区间内不会发生改变的关系，就可以被定义为是相对永恒的关系，也可以被定义为是相对永恒的规律与法则。所以太阳法则、由太阳法则所化生出来的日、地、月三者运行规律的法则，以及由 3 个星体构建出来的天文模型所化生的"三生万物"的规律与法则在时间上也是相对永恒的，这就是太阳法则的时间永恒性。同理，从 46 亿年前开始，太阳、地球与月亮之间的距离，地球围绕太阳公转、地球的自转、月亮围绕地球运转的速度、角度等数据至今也是没有任何改变的，而且亿万年后的将来可能也不会发生改变，这就是太阳法则在空间上的永恒性。太阳法则在时间和空间上的相对永恒性，就可以看作太阳法则的时空永恒性。

在时间和空间上的永恒性是宇宙中不变法则的属性和特征，是宇宙中真理的唯一定义标准。太阳法则就是宇宙中的一条相对不变的法则，也可以说是宇宙中的一条万古长青的真理。中华文化来源于太阳法则，中医文化的母源文化就是中华文化，所以中医文化的源头也是太阳法则。构成中华文化和中医文化的最基本元素是阴和阳，阴和阳从何处而来？是从"立竿测影"对日晷长短的测量中抽象而来。日晷之所以能够成为日晷，实际上其是由太阳与地球之间星体运行的关系和规律所决定的，所以阴和阳必然是从太阳的法则中走出来的。构成中华文化和中医文化的最基本的元素都是来源于太阳的法则，那么整个中华文化和中医文化必然都是太阳法则的具体体现。

二、"天人合一"与"天人相应"的文化母源基础

这种文化源头可追溯至老子的《道德经》，其中就有这样的论述："有物混成，先天地生。寂兮寥兮，独立而不改，周行而不殆，可以为天地母。吾不知其名，强字之曰道，强为之名曰大……故道大，天大，地大，人亦大。域中有四大，而人居其一焉。人法地，地法天，天法道，道法自然。"老子把由太阳、地球、月亮3个星体所构成的星体运行规律模型称为"道"，而且是"大道"。"大道"是所有规律与法则的母亲和源头，一切规律与法则都是由这个"大道"化生出来的，所以这个"大道"必然是"先天地生"，必然是可以作为"天地母"的。作为先天地生和天地之母的大道，化生出来了下一个级别的"道"，也可以说是化生出来了下一个级别的规律与法则。之后，上一级的"道"可以化生出下一级的"道"，高一级的"道"可以化生出低一级的"道"，上级的规律与法则可以化生出下级的规律与法则，这就是宇宙世界生成的过程。

按照上述宇宙世界生成的过程，老子认为由"大道"化生出了3个级别的"道"。第一个级别之道被称为"天"，第二个级别之道被称为"地"，第三个级别之道被称为"人"。"天、地、人"3个不同级别的道（或者说是规律和法则），由于都是由同一个母源"大道"所化生，故它们都有和"大道"同样的"名"，那就是"大"。所以，老子给出的说法是"故道大，天大，地大，人亦大"。这四大

道，被老子冠以"域中四大"的称号。但域中四大之道并不是平等的，排第一的自然是"大道"，排第二的是"天"，排第三的是"地"，排第四的是"人"。正因为有这样的排序次第，所以低级别要服从高级别，最终有了"人法地，地法天，天法道，道法自然"的规律次序。

这就是宇宙世界生成的过程，这就是组成整个宇宙生成过程中四大组成部分之间的关系与次第。由于四大组成部分的母源都是太阳法则，所以它们之间一定有很多共同的属性，属性之间又有千丝万缕的联系。这种属性间千丝万缕的联系，就构成了中华文化和中医文化中"天人合一"与"天人相应"的基础。

三、把握住了人体中的阳气就是把握住了宇宙中的太阳

在中华文化的宇宙世界生成论中，由太阳法则创造出来了宇宙的母源——"大道"，再由这个大道化生出来了天、地、人的规律与法则，四者合起来被称为"域中四大"。域中四大的四个组成部分在其属性之间由于母源相同，所以存在千丝万缕的联系，正因为有这些千丝万缕的联系才能够使得域中四大结合在一起，这种现象被称为"天人合一"与"天人相应"。这些千丝万缕的联系分而言之叫作"联系"，合而言之就是一个规律和法则，那就是太阳的法则。归根结底，域中四大的共同部分就是太阳法则，"天人合一"所合之一就是太阳法则，"天人相应"所应之对象就是太阳法则。那么作为域中四大的最后一个级别的人来说，可以运用什么方法来与太阳法则相合应呢？太阳法则中的核心是太阳，所以只要把握住了太阳就可以把握住太阳的法则。人能够把握住太阳吗？答案是不能！古人不能，生活在科技如此之发达的现代之人类也不能。既然不能把握太阳，就无法把握太阳的法则，就无法做到天人合一与天人相应，那我们中华文化和中医文化的体系岂不是要崩溃了。

其实，我们中华先贤早就给出了我们作为一个人，该怎样把握太阳法则的方法。既然不能把握太阳本身，那么我们人可以在身体里找到一个和太阳极为雷同的东西进行把握，这个东西只要在人的身体之内，我们就一定可以把握住它。把握住它就等同于把握住了太阳，把

握住了太阳就等同于把握住了太阳的法则，从而就可以实现天人合一与天人相应了。我们找到了人体内和天上的太阳极为类似的东西了吗？答案是肯定的！《素问·生气通天论》中就有明确的答案："阳气者，若天与日，失其所，则折寿而不彰，故天运当以日光明。"没错！这就是答案！没错！阳气就是我们人身体中的太阳！把握住我们人身体中阳气的法则就是把握住了太阳的法则，这样我们就可以完成天人合一与天人相应的理念了！

四、扶阳是把握人身体中阳气生成、运行规律与法则的最佳方法

我们要完成"天人合一"与"天人相应"这两个理念，就必须要把握住我们人身体中阳气生成、运行的规律与法则，把握住人身体中阳气的法则就可以等同于把握住了宇宙中太阳的法则，把握住了太阳的法则就可以使人的身体和宇宙联系起来，并且合为一体，这就是"天人合一"，这就是"天人相应"。

扶阳就是把握人身体中阳气生成、运行规律与法则的最佳方法。吴荣祖教授认为，扶阳理念本身是可以分为狭义扶阳和广义扶阳的。其中，狭义的扶阳就是指绝对保护人体的阳气，这种绝对的保护要在人体阳气已经受到损伤时才会启动。所以狭义的扶阳是指人体在疾病阶段，由于受到阴寒之邪气的侵扰，导致人体阳气受到损伤的结果出现后，医者运用扶阳的方法和手段，对已经受到损伤的阳气进行补充和保护的一种治疗理念和方法。而广义的扶阳是指在人的整个生命全过程中，时刻关注人体阳气生、长、化、收、藏的运行规律和状态，运用一切方法和手段使得人体自身阳气的生、长、化、收、藏与宇宙天地间太阳法则建立起来的生、长、化、收、藏规律相呼应，以达到通过把握住人体阳气运行的法则间接把握住宇宙中太阳的法则为目的的一种学术思想。并且，对于在人体生命全过程中具有暂时属性的疾病阶段，通过辨证论治的方法在有效治愈人体疾病后，可以迅速地回归到人体阳气生成、运行法则与宇宙中太阳法则的协调统一系统中，这就是广义的扶阳。云南吴氏扶阳学术流派所构建的扶阳学术思想正是这样一个广义的扶阳。

基于上述云南吴氏扶阳学术思想和理念的构建，吴荣祖教授首先提出：扶阳是人体生命全过程之所需。近年来，吴荣祖教授在不同场合的多次全国性学术会议上均明确地提出，并反复强调此观点应该作为扶阳学术思想的核心内容，应该让广大中医同道认识并逐步接受。

阳气与生命

一、生命三要素和阳气的关系

生命三要素指的是阳光、空气和水。所谓生命三要素的具体意义就是：阳光、空气和水是产生生命必备的 3 个重要元素，具备了这 3 个重要的元素，就拥有了产生生命的前提和基础，而生命的产生、存在及延续也不能离开这 3 个重要的元素。

那么重要的 3 个元素和中医所认识的阳气有什么关系呢？吴荣祖教授认为，从阴阳属性的角度对生命三要素进行归类，可以看出其中阳光是属于阳属性的，这毫无疑问；空气是无形的、轻盈的、向上的，所以也应该属于阳属性；而水表面看似属于阴属性，但水是由氢气和氧气组合而成，其本质也是气化而来，所以归根结底水也是属于阳属性。至此，生命三要素均是属于阳属性的，所以阳气是构成生命三要素的根本，阳气也是生命产生、变化、延续的根本。

那么，为什么阳气会是生命产生、变化、延续的根本呢？为什么只会是阳气，而不会是阴气或是属于阴的其他东西呢？这就要将我们中医对自然界生命过程的认识和我们生存的这个天体系统相结合起来进行讨论了。

二、自然界生、长、化、收、藏乃太阳年运行规律使然

中医对我们赖以生存的自然界中生命过程的认识是什么样的呢？这在《素问·四气调神大论》中有明确的论述："春三月，此谓发陈，天地俱生，万物以荣，夜卧早起，广步于庭，被发缓形，以使志

生，生而勿杀，予而勿夺，赏而勿罚，此春气之应，养生之道也。逆之则伤肝，夏为寒变，奉长者少。"这是在论述自然界生命过程中的第一个过程，中医把它命名为"生"。"夏三月，此谓蕃秀，天地气交，万物华实，夜卧早起，无厌于日，使志无怒，使华英成秀，使气得泄，若所爱在外，此夏气之应，养长之道也。逆之则伤心，秋为痎疟，奉收者少，冬至重病。"这是在论述自然界生命过程中的第二个过程，中医把它命名为"长"。"秋三月，此谓容平，天气以急，地气以明，早卧早起，与鸡俱兴，使志安宁，以缓秋刑，收敛神气，使秋气平，无外其志，使肺气清，此秋气之应，养收之道也。逆之则伤肺，冬为飧泄，奉藏者少。"这是在论述自然界生命过程中的第三个过程，中医把它命名为"收"。"冬三月，此谓闭藏，水冰地坼，无扰乎阳，早卧晚起，必待日光，使志若伏若匿，若有私意，若已有得，去寒就温，无泄皮肤，使气亟夺，此冬气之应，养藏之道也。逆之则伤肾，春为痿厥，奉生者少。"这是在论述自然界生命过程中的最后一个过程，中医把它命名为"藏"。

　　自然界中的生命种类多不胜数，每一种生命在其生命全过程中均有十分鲜明的特色。在研究自然界生命的过程中，如果把每一种生命种类都单独进行研究，那么研究过程将会极为繁杂，而最终也会导致研究无法进行。所以，中医在研究自然界生命过程中秉着"智者察同"的原则，把自然界无数种生命的全过程归纳为以年作为一个循环轮回进行认识，并把这个循环轮回分为春生、夏长、秋收、冬藏4个阶段进行研究。自然界中所有不同种类的生命，无论其具有什么样的生命特征，均离不开生、长、收、藏这4个生命必然阶段。这4个生命必然阶段的产生是由我们生存的地球围绕太阳进行公转的天体运行轨道系统所决定的，也就是由我们生存的地球在这个围绕太阳公转的轨道上接受太阳光热照射的多寡所决定的。总而言之，这就是由太阳的法则所决定的。太阳的法则就是根据接受太阳光热的多寡产生了春、夏、秋、冬四季，四季的出现产生了自然界万物生、长、收、藏的生命规律，也就是说生命的过程是由太阳的光热决定的。在宇宙天地间，这样的法则是太阳的法则；在生命体中，这样的法则就是阳气的法则。这就是阳气和生命过程之间的关系，这种关系是生命产生、变化、延续的决定性关系。故《素问·生气通天论》开篇即云："阳气者，若天与日，失其所，则折寿而不彰，故天运当以日光明。"

生命必须要有太阳光热的照射才能产生、变化、延续。那么如果没有太阳光热的照射，生命又会处于一种什么状态呢？这就要把时间向前推移至距离今天 6500 万年以前了。

三、恐龙灭绝与阳的关系

恐龙最早出现在距今约 2 亿 4000 万年前的三叠纪，灭亡于距今约 6500 万年前的白垩纪。其支配全球陆地生态系统超过 1 亿 6000 万年之久。白垩纪曾发生过中生代末白垩纪生物大灭绝事件。

在我们的地球上，曾经有很多生物种类出现后又消失了，这是生物演化史中的必然阶段。但是像恐龙这样一个庞大的占统治地位的物种，为什么会在突然之间就从地球上消失了呢，这不能不引起我们的种种猜测。在 6500 万年前白垩纪结束的时候，究竟发生了什么，使得恐龙和另外一大批生物统统死去，科学家们对此一直争论不休。但是，普遍被大家认可的是陨石撞击说。1980 年，美国科学家在 6500 万年前左右的地层中发现了高浓度的铱，其含量超过正常含量的几十甚至数百倍。这样浓度的铱可以在陨石中找到，因此科学家们就把它与恐龙灭绝联系起来了。根据铱的含量，他们还推算出撞击物体是直径为 10km 的一颗小行星。受到这么大的陨石撞击，对于地球来说绝对是一次无与伦比的打击。这样的撞击产生了大量的烟尘，这些烟尘覆盖了整个地球的表面，充满了整个地球的大气层，太阳的光热也被这大量且厚密的烟尘遮挡，无法照射于地球的表面，所以一时间暗无天日，气温骤降，大雨滂沱，山洪暴发，泥石流将恐龙卷走并埋葬起来。在以后的数月乃至数年里，天空依然尘烟翻滚，乌云密布，地球因终年不见阳光而进入低温中，苍茫大地一时间沉寂无声，生物史上的一个时代就这样结束了。

还有一个有趣的现象是值得大家进行思考的。中医自古以来尤为重视对"象"的研究，因为"象"是客观存在的，这些"象"是一系列自然规律变化运行产生的结果。虽然这些"象"未必都能用现代人类科学进行解释，但存在必然有其道理，这些道理如果不能用现代科学研究成果进行解释，就可以用朴素的唯物主义哲学思想进行阐释。在云南，有一个县叫作禄丰县，禄丰县有一个自然博物馆叫作"恐龙谷"，那里有大量的恐龙标本。在禄丰县恐龙谷自然博物馆内，有对这些大量恐龙化石出土过程的描述：在禄丰县集中出土的恐龙化石中存在着一个有趣的现象，那就是大部分恐龙化石在出土时均是头向东方，尾向西方的。为什么会存在这一现象，至今考古学界也没有给出一个公认的解释，这就引起了我们的思考。大部分恐龙为什么会在其灭绝死亡之前，都面向东方呢？东方是太阳升起的地方，在恐龙死亡之前它们面向东方，就是它们在死亡之前是向着太阳升起的方向行动的，因为它们要寻找太阳。为什么要寻找太阳？因为当时太阳被大量厚实的烟尘所遮蔽，它们寻找太阳是本能的对生命的需求，所以它们均面向东方而亡。这个现象也从另一方面对恐龙灭绝是由于太阳光热被遮盖这一假说进行了支持，也暗示了阳光对生命的必要性和不可替代性。

　　由于本该照射到地球表面的太阳光热被厚实的烟尘完全遮挡，也就是说阳气没有了，所以整个地球的生态系统被漫无边际的阴寒所笼罩，且时间从数月延续到数年，从而导致生命没有了其本该正常进行的生、长、收、藏的过程，最终消失殆尽。这就是阳气之于生命的重要性。恐龙的灭绝原因之谜虽然至今也没有得到破解，但其已经灭绝是一个不争的事实。而这样的假说又是在科学界得到大多数人认同的，所以在此提出作为说明阳气与生命关系的一个例子也是值得大家进行思考的。

　　所以，生、长、收、藏是自然界无数种生命所遵守的共同自然规律。这种自然规律是由地球围绕太阳公转的天体运行轨道产生的，是由太阳的光热照射到地表的多寡决定的，是由太阳的法则决定的。而中医认为人体阳气生成、运行的规律与法则就和太阳的法则一样重要，人体生命全过程的正常运行，也离不开生、长、收、藏的自然规律，也就是人体阳气生、阳气长、阳气收、阳气藏的过程，这种过程在人的生命过程中被中医定义为生、长、壮、老（病）、已。

四、人之生、长、壮、老（病）、已乃阳气盛衰之过程

《素问·生气通天论》云："故阳气者，一日而主外，平旦人气生，日中而阳气隆，日西而阳气已虚，气门乃闭。"这是《黄帝内经》中论述人体阳气日运行规律的条文。中医认为，人体阳气在一天当中的运行规律是和地球自转与日照之间的关系所产生的昼夜晨昏变化相一致的。所以，人一生中阳气运行变化的规律，也应该和地球围绕太阳公转所产生的生、长、化、收、藏的自然界生命过程的规律相一致。

（一）稚阳之生

吴荣祖教授认为，在人整个生命过程中，阳气消长变化的第一个阶段是阳气"生"的阶段。这一阶段指的是刚刚出生的小儿至少年的阶段。吴荣祖教授把这一生命阶段比喻为"稚阳"。此阶段相当于从出生到 7 岁。这个阶段，小儿的阳气是刚刚出生的阳气，是稚嫩的阳气，也是最娇嫩的阳气。这个阶段的阳气是需要细心呵护的，容不得半点折伐。因为，这个阶段的阳气对应自然界生命过程的第一个阶段，那就是"生"的阶段，只有将这个阶段的稚嫩阳气呵护好，它才能好好地履行其"生"的生理功能，小儿才能发育正常、身体健康，也才能为下一阶段阳气的"长"打下坚实的基础。所以对这个阶段的小儿进行喂养保健，护阳的思想应该放在首位。

但是，我们可以看看现在对这个阶段的小儿所流行的喂养保健观念又是什么呢？如新生儿一旦出现生理性黄疸，医生必然给予其"茵栀黄口服液"进行治疗；在整个小儿的喂养过程中，最重要的不是主食的搭配，而是各种水果的喂养。中医儿科目前对小儿体质的认识却进入了"纯阳之体"的误区，认为小儿生病只有热证没有寒证，随时随地都怕小儿"上火"，而一旦生病，清热泻火是必用的治法。但我们仔细审视一下"纯阳之体"的理念是否正确。中医一向认为，纯阳为仙，纯阴为鬼，阴阳参半，命之曰人。如果小儿为纯阳之体，那岂不是飘飘成仙了，这显然不符合正常逻辑。所以吴荣祖教授认为，小儿纯阳之体的说法应改为"稚阳之体"比较合适。因为稚阳是指初生之阳，是需要倍加呵护的娇嫩的阳气，这种阳气具有生命过

程中"生"的特点，在具有生机勃勃的生发特点的同时也需要被呵护和保养的。如果对这样娇嫩的阳气不加以保养和呵护，而采用多种方法去消损，那么这样诛伐无度的结果必然是导致稚阳受损。稚阳受到损伤，其"生发"的生理功能必然受到影响，从而进一步影响到其以后"长"的过程，也就是《黄帝内经》中所述的"逆之……奉长者少"。

（二）朝阳之长

在小儿"稚阳"生发阶段之后，就到了阳气在人生命过程中变化的第二个阶段，即阳气"长"的阶段。这一阶段为人少年至青年的阶段。吴荣祖教授把这个阳气长的阶段比喻为"朝阳"，认为这个阶段应该是女子的7～21岁和男子的8～24岁。其根据《素问·上古天真论》中所论，"女子七岁，肾气盛，齿更发长；二七而天癸至，任脉通，太冲脉盛，月事以时下，故有子"及"丈夫八岁，肾气实，发长齿更；二八，肾气盛，天癸至，精气溢泻，阴阳和，故能有子"，认为这个阶段人体阳气处于"长"的阶段。阳气长在人的生命过程中会产生什么变化呢？这个变化就是人体在这一阳气长的生命阶段中，必然会产生一个极为重要的标志，那就是"天癸"的出现。

"天癸"是何物？在西医解剖及生理研究中无法找到这个物质，这就说明"天癸"是无形的，因为只有无形的、形而上的概念在西医解剖及生理研究中才不可能被发现其形态。这种无形的、形而上的特征在阴阳哲学属性的归类上，必然属于阳。所以说"天癸"是人体阳气长所产生的标志。弄清楚这个"天癸"的阳属性特征后，我们再来看看怎么深入理解它。"天癸"是由"天"和"癸"组成，"天"就是"乾"，"癸"就是"水"，"天癸"就是"乾水"。那么"乾"和"水"、"天"和"水"又是什么关系呢？"乾之一爻落于坤宫而成坎""天一生水"，所以这种关系产生的结果就是生成"坎水"，"坎水"对应人体的"肾"。"天癸"是阳，"坎水"是阴，阳居于阴中，火秘藏于水中。显而易见，要同时满足这两个条件，在人体中只有秘藏于肾水中的命门火才能做到。所以命门火是人体阳气的根本，这个阳气的根本随着人年龄的增长，由生发的状态逐渐变化到长的状态，这个时候"天癸"就产生了。所以，"天癸"就是人体阳气之根本已经进入到能妊娠的阶段的标志，这就表明人具有了生育的能力，也就标志着人类的种族得到了延续。

这个阶段的阳气同样需要保护。阳气进入"长"的阶段后，虽然较之前"生"的阶段的娇嫩状态要强盛一些，但毕竟还没有完全成熟，所以如果不注意保护，过分损伤还是非常容易影响到下一阶段阳气的状态。阳气长的阶段为人7岁以后至24岁以前，这个阶段是人体生长发育的重要阶段，无论是身体，还是心理，都处于最重要的生长发育阶段中。这些生长发育都需要阳气的参与才能完成，只有人体阳气旺盛才能支持健康生长发育的需要。当人体生长发育完全成熟以后，人体阳气在人生命过程中的变化也就到了第三个阶段，那就是"化"的阶段。

（三）正阳之化

人体的"朝阳"在履行完"长"的使命之后，就到了阳气在人生命过程中变化的第三个阶段，即阳气"化"的阶段。这一阶段为人的壮年阶段。吴荣祖教授把这个阳气化的阶段比喻为"正阳"，认为这个阶段应该是女子的21～35岁和男子的24～40岁。其根据《素问·上古天真论》中所论，"三七，肾气平均，故真牙生而长极；四七，筋骨坚，发长极，身体盛壮"（女子）及"三八，肾气平均，筋骨劲强，故真牙生而长极；四八，筋骨隆盛，肌肉满壮"（丈夫），认为由于"阳生阴长""阳杀阴藏"的阴阳消长规律的存在，故人体在阳气化的生命阶段所产生的变化，必然是出现身体有形的属于阴的物质的生长及壮实，这些物质包括人体的成牙、头发、肌肉、骨骼等。

这个阶段的阳气逐渐从之前的稚嫩阶段过渡到蓬勃生长的阶段，又从蓬勃生长的阶段过渡到隆盛已极、生化万物的阶段。然而"物极必反""盛极必衰"，所以这一阶段隆盛的阳气即将开始进入由盛转衰的过程。所以不要理所当然地认为此阶段阳气十分隆盛，就必然十分坚强，能经得住任何风吹雨打，从而不去认真保护。如果这样做，那么此阶段的阳气就会提前进入由盛转衰的过程，也就是《素问·上古天真论》中所述的"故半百而衰也"。

让我们来看看在这一"正阳"的生命阶段，我们的阳气又是处于一种什么样的状态呢？"正阳"阶段正值人体壮年，是人体精力最为充沛、记忆力最好、集中力最佳、判断力最强的阶段，所以这也就成为人生当中承担社会责任及家庭责任最多的阶段，也是人生压力最大的阶段。承担的责任大，承受的压力大，则相应消耗的精力也大。那么消耗的精力和中医的阳气又有什么关系呢？《素问·生气通天论》中云："阳气者，烦劳则张。"这句话是什么意思呢？虽然有医家认为这句话的意思是：过度的烦劳会使得人体阳气妄动，化生邪热，久而久之热极生风，使人出现昏迷、不省人事的情况。但对于这条条文，吴荣祖教授有其独特的认识，也可供广大读者进行参考。吴荣祖教授认为，要弄清楚这句话的意思，必须首先弄清楚"张"字的意思。

"张"字在这里的意思肯定不会是指人的姓氏。"张"字是一个象形字，其字形的整体像一个张弓欲射的人。"张"字由"弓"和"长"左右相合而成。在甲骨文中还没有发现"张"字，但在金文及石刻文中有很多"张"字，且写法各不相同。这些"张"字虽然写法各异，却有一个基本的特点，就是与弓、矢、长，尤其是与弓分不开，可以说没有弓就没有张。从文字学上来看，"弓"对于"张"字也是处于核心地位的。从字形的演变来看，"张"最早是"弓"与"矢"的联合体。"弓""矢"是自然而然联用的，有"弓"就必然会有"矢"，不必再强调，因此后来"矢"渐渐退出，而让位于"长"，最后稳定为"长""弓"的联合体。长弓则表示这弓比一般的弓还要厉害，还要有威力。所以其字的意义也就相应与"弛"相对，如"张，施弓弦也。"（《说文解字》）；"一张一弛。"（《礼记·杂记》）；"鲁琴张字子开。"（《左传·昭公二十年》）；"良弓难张，然可以及高入深。"（《墨子·亲士》）；"天之道，其犹张弓与？高者抑之，下者举之。"（《老子》）；"既张我弓，既挟我矢。"（《诗·小雅·吉日》）等。

由此可见，"张"字的本意，原来是指弓被拉开到极致，并准备有的放矢的状态。而当弓把箭矢放出去后，就必然会恢复到松弛的状态，这就是从"实弓"到"虚弓"的转变过程。所以吴荣祖教授认为，《素问·生气通天论》中所说的"阳气者，烦劳则张"是指：阳气在人体过度烦劳的情况下，会处于一种"弓张满"的状态，这样的阳气一方面会使得人体处于一种应激状态，从而可以有过人的精力、耐力去完成各种任务，去应对各种事件。但一旦这些导致人体应激状态产生的任务和事件告一阶段后，人体就会立即从应激状态转变为虚弱状态，也就是人体阳气从"张"的状态，转变为"虚弱"的状态。吴荣祖教授认为，人体阳气在"张"的状态时，往往会使人觉得自身处于一种积极的兴奋状态，而全然不知在这种兴奋状态之后，很快就会出现虚弱的抑制状态。这就是人体的阳气在烦劳的刺激下盛极而衰的过程。

人处于"正阳"的阶段时，往往正是这种阳气在"烦劳则张"的盛极而衰的转化状态中反复循环的一个过程。一开始人体可以通过自身的休息、调养使得衰弱的阳气逐渐恢复，但久而久之，循环往复，则人体阳气必然会逐渐受到损耗，由暂时性的可自行恢复的阳虚状态，逐渐演变成趋于长久性的不可自行恢复的阳虚状态。故吴荣祖教授认为，人体在"正阳"阶段尤为需要注意劳逸结合，使得阳气张弛有度，才能保护好自身"正阳"阶段的阳气，使得"正阳"能好好履行其"化"的自然规律，保持人体这一阶段的生理健康，从而更好地进入阳气在人生命过程中变化的第四个阶段，即阳气"收"的阶段。

（四）夕阳之收

人体的"正阳"在履行完"化"的使命之后，就进入到阳气在人生命过程中变化的第四个阶段，即阳气"收"的阶段。这一阶段为人的中年至老年阶段。吴荣祖教授把这个阳气收的阶段比喻为"夕阳"，认为这个阶段应该是女子的 35～49 岁和男子的 40～56 岁。其根据《素问·上古天真论》中所论，"五七，阳明脉衰，面始焦，发始堕；六七，三阳脉衰于上，面皆焦，发始白；七七，任脉虚，太冲脉衰少，天癸竭，地道不通，故形坏而无子也"（女子）及"五八，肾气衰，发堕齿槁；六八，阳气衰竭于上，面焦，发鬓斑白；七八，肝气衰，筋不能动；八八，天癸竭，精少，肾脏衰，形体皆极"（丈夫），认为此时人体处于"夕阳"阶段，也就是人体阳气由"生、长、化"的阳性状态，开始转化为"收、藏"的阴性状态的转化阶段。

吴荣祖教授认为，这种人体阳气收的状态是人体整个生命阶段阳气变化的自然规律，就好像自然界有初生的朝阳，就必然会出现落山的夕阳一样。这种状态是任何人为力量所不能改变的，也不宜对其进行改变。人体在进入夕阳"收"的这一阶段时，不论男性还是女性都不可避免地会出现一个现象，那就是生育能力的丧失，而其标志就是《黄帝内经》中所出现的3个字——"天癸竭"。"天癸"在之前"朝阳之长"的章节中已进行阐释，就是秘藏于肾水之中的命门火。命门火在这个时期自然而然地、不可避免地出现了开始衰弱的趋势。所以，我们更应该去保护这个开始衰弱的阳气之根。而保护的方法也是有讲究的，吴荣祖教授认为这种保护的方法必须正确，否则很容易出现不但保护不了，反而将其耗散的不良现象。

在这个特殊阶段，"更年期""绝经期"等问题是人们必须要面对的。而当今社会，人们对于这一阶段普遍有一个认识上的误区，特别是在女性身上显得尤为突出，这就是尽可能地推迟"绝经期"的到来时间。吴荣祖教授认为这一观念是极为错误的。中医学认为，此阶段"天癸竭"现象的出现，是人体整个生命过程中，阳气"生、长、化、收、藏"自然规律过程中的一个组成部分，所以不应该人为地去干预它。很多人采用的干预方法是运用"雌激素"来进行外源性的补充，从而推后"绝经期"的到来时间，并号称这种做法可以达到延缓衰老的效果。其实我们可以冷静地思考一下，在这一阶段为什么会出现"天癸竭"的现象？那是因为人体阳气在生命过程中经历了"生、长、化"的阶段，现在开始进入"收、藏"的阶段，既然开始进入了"收、藏"的阶段，就说明人体阳气已由旺盛的状态转为虚弱的状态，既然虚弱就必须得到休息，而阳气处于"收、藏"状态就是最好的休养生息的方法。在这一特殊时期，不但不使人体阳气得到充分的休息，反而用人为的方法对其进行刺激，使阳气再次出现被激发的伪生、伪长状态，这显然是不符合人体生命规律的。吴荣祖教授把这种阳气被动地受到激发出现的伪生、伪长状态，进而延缓衰老的不恰当方法比喻为"鞭打瘦马"。这种鞭打瘦马式的延缓衰老的现象必然只会是一个假象，其维持时间必然不能长久，而接踵而至的也必然是违背自然规律所带来的惩罚。这种惩罚包括在绝经期滥用雌激素带来的与生殖腺相关的恶性肿瘤发病率的明显上升，如此不但不能延缓衰老、长命百岁，反而可能会促其命期。

故吴荣祖教授认为，人体在"夕阳"阶段应该顺应天时，自觉遵循自然规律，正确接受阳气在整个人体生命过程中作为"收"的阶段的出现，不要人为地、不理智地去干预它，更不要随意听信一些违背自然规律的"伪科学、伪养生、伪保健"言论，只需要好好顺应、保护阳气在这个生命阶段"收"的状态，就可以使"夕阳"能好好履行其"收"的自然规律，保持人体这一阶段的生理健康，更好地且自然而然地进入阳气在人生命过程中变化的最后阶段，即阳气"藏"的阶段。

（五）残阳之藏

人体的"夕阳"在履行完"收"的使命之后，就进入到阳气在人生命过程中变化的最后一个阶段，即阳气"藏"的阶段。这一阶段为人老年直至寿命终止。吴荣祖教授把这个阳气藏的阶段比喻为"残阳"，认为这个阶段应该是女子从 49 岁直至终老，以及男子从 56 岁直至终老。《素问·上古天真论》对这一阶段是没有具体描述的。为什么《素问·上古天真论》对这一阶段的人体生理变化不进行详细地描述呢？这也许是因为古代人类的平均寿命较短所致。据相关统计显示，世界人口的年龄结构在相当漫长的时期里都没有多大变化，直到近代，特别是 18 世纪欧洲国家人口的平均寿命延长后，才开始有了较明显的改变。据西方人口学家推测，从原始社会到资本主义社会初期，人类的年龄结构大致是：14 岁及以下人口在 36.2%～37.8%之间变动，15～64 岁人口在 60.9%～58.8%之间变动，65 岁以上人口仅占 2.9%～3.4%。而在我国，人们的平均寿命据相关资料统计：夏、商、周时期平均寿命为 18 岁，秦、西汉时期平均寿命为 20 岁，东汉时期平均寿命为 22 岁，唐朝时期平均寿命为 27 岁，宋朝时期平均寿命为 30 岁，清朝时期平均寿命为 33 岁，民国时期平均寿命为 35 岁。中华人民共和国成立以后，根据调查发现：1949 年中国人的平均寿命为 35 岁，1957 年中国人的平均寿命为 57 岁，1981 年中国人的平均寿命为 68 岁，2005 年中国人的平均寿命为 71.8 岁。由此不难看出，在《黄帝内经》的成书时期，我国人口的平均寿命，女性能到49岁，男性能到56岁，就算是高寿了，所以能活到这个岁数以后的人是寥寥无几的，故《黄帝内经》就没有对此年龄以后人体的生理变化进行更多更详细地描述了。这是历史条件的局限造成的，也是可以理解的。但随着人类平均寿命的延长，到我们现代人生活的时代，人类的平均寿命已经远远超过了《黄帝内经》时代的平均寿命上限，而这一超出的部分在现代人的一生中所占的时间段是相对较长的，这一延长出来的生命阶段，正好是我们所认为的"残阳"阶段。在"残阳"阶段，阳气进入到"藏"的状态，也就意味着人体进入了生命全过程的最后一个状态。在进入"藏"这最后一个状态之前，我们的阳气已经经历了"生、长、化、收"4个生理阶段，它（阳气）已经履行了人体生命全过程中的绝大多数生理功能。这就好像一个人已经为社会和国家贡献了一生，这时候应该让这个贡献一生的人好好休息了，应该让他退休了。人体阳气进入到"藏"的阶段时，也是应该让我们的阳气进入到退休的阶段了，所以我们不要再去过度地耗损这个阶段的阳气，而是应该好好地保护它，让它闭藏起来，稳定地封藏在肾水当中，微微气化，颐养天年。故保护好这一阶段的阳气"藏"的生理状态，是提高生活质量、延年益寿的关键。

那么，怎样保护好残阳阶段阳气"藏"的生理状态呢？《黄帝内经》虽然没有直接告诉我们，但它告诉了我们不论人的寿命有多长，阳气在人的一生中，在人的整个生命过程中，均遵循着"生、长、化、收、藏"的规律运行。所以，我们只要知道了阳气的运行规律，就可以知道怎样遵循这个规律来保护我们阳气"藏"的生理状态。

守好人体阳气最后一关

吴荣祖教授就人体阳气变化全过程的最后一个阶段——"藏"的阶段提出了保护人体阳气生理状态的总原则，那就是"呵护阳气，避免耗损"。具体的做法有以下 5 点。

一、生活有序，起居有常，不妄作劳

我们现代人进入到残阳时期，往往已经规划好了自己的退休生活，并开始进行有序地生活了。这时就要注意调节好自己的生活节奏，使自己的生活尽可能地保持规律化，可顺应一年春、夏、秋、冬四季变化合理安排自己的作息时间，尽可能地向《素问·四气调神大论》中"春三月""夏三月""秋三月""冬三月"的作息时间靠拢，这样就能使自身的阳气很好地顺应四季的变化进行运行。同时，还要注意不要过度作劳，避免阳气的大量耗损，从而很好地达到呵护阳气"藏"的状态。

二、饮食有节，结构合理

老年人的饮食应该有所讲究，但也不能盲目偏激。首先要做到饮食有节，一日三餐按时就餐，不能饥饱失常，进食至七八分饱便止，这样才能保护好脾胃的阳气不受过度的损耗。其次是饮食结构合理，这里指的结构合理，不仅指食物的营养成分搭配合理，更指食物的寒热性味搭配合理。处在残阳阶段的老年人，脾胃的阳气往往会出现相对虚弱的表现，这种衰老的脾胃之阳，如果长期受到寒凉性质食物的干扰，就必然会出现脾胃虚寒的表现。而脾胃是人体的后天之本，脾胃阳气受到克伐，在年轻人当中尚会出现免疫力、抵抗力下降的情况，而处于残阳阶段的老年人则更是如此，而且他们一旦出现脾胃虚寒的症状，纠正起来也较为困难。所以在这一阶段，人们应该多食用一些性味相对平和，或稍偏温热性味的食物，以保护脾胃阳气的正常运行。但现在的老年人，往往多喜食一些养阴清热的食物和保健药物，究其原因，是因为当今社会普遍认为老年人阴虚为多，且平时"上火"症状较为突出所致。这其实是一种错误的认识。人体的生命全过程是人体阳气生、长、化、收、藏的全过程，人从出生到衰老再到死亡，均是人体阳气变化的结果。在人体阴阳变化的生理过程中，始终遵循着"阳生阴长、阳杀阴藏"的阴阳运行规律。所以，人体进入老年阶段即阳气进入残阳之藏的阶段，是阳气在人体生命全过程中所处的最后一个阶段，也是阳气相对虚弱的时期，这个时期的人体往往处在一种阳虚阴盛的生命步入衰老的格局当中。在这样的状态下，所谓的种种日常所见的"上火"症状，大多数都是离位之少火，而非亢盛之壮火，故这样的"上火"症状，不能运用滋阴清热的方法治疗，而应选用温水潜阳、引火归原之法治之。所以饮食有节，是指饮食要有节制，要有规律，结构合理，更重要的是指食物寒热温凉性味的搭配在这一残阳阶段的合理偏重。只有这样，才能更好地保护脾胃的阳气，更好地维护残阳阶段阳气"藏"的状态。

在这里，有几个问题需要提出来和大家一起讨论，即脾到底是一个什么"官"？脾的生理功能是不是真的只有我们在《中医基础理论》里面所学习到的"脾主运化""脾主升清""脾主统血"三大方面？

我们先来看看第一个问题。在《黄帝内经》中有一篇章叫作《灵兰秘典论》，此篇文章字数虽不多，却十分重要。该篇主要讨论、记载了人身十二脏腑的生理功能，指出了心的主宰作用，并说明了各个脏器之间的相互联系。其中采用一个脏腑配一个社会官职的比拟方法对人身十二脏腑的功能进行论述。此章开篇，黄帝就向岐伯提问："愿闻十二脏之相使，贵贱何如？"岐伯马上回答道："悉乎哉问也！请遂言之。"于是他就把十二脏腑分别与各种社会官职进行一一配对比拟，从而阐述了人身十二脏腑的功能与其相互之间的联系，并且在论述完成后，岐伯还特别强调了一句"凡此十二官者，不得相失也"，就是在告诉大家，人身中十二脏腑的功能不是独立存在的，而是相互之间有着紧密联系，并且融合成一个整体的，人身这种十二脏腑功能的相互联系和互融一体的特性是不能够改变的，一旦改变人体就要生病了。黄帝听后觉得岐伯所说的十二脏腑配属十二官职的论述十分重要，所以就择吉日良兆，把以上论述记录成文，而后藏于灵兰之室，以保证能够代代相传。

我们在阅读《灵兰秘典论》时会发现一个奇怪的现象，那就是在十二脏腑配属十二官职的时候，基本上是每一个脏和每一个腑分别配属一个官职，如"心者，君主之官也，神明出焉""胆者，中正之官，决断出焉"，但是当看到脾的时候，我们会发现脾没有单独配属一个官职，而是和胃合在一起进行了配属，称为"脾胃者，仓廪之官，五味出焉"，脾胃合在一起这样的配属在整篇《灵兰秘典论》中就显得特别的异类。为什么唯独将脾和胃合在一起进行官职的配属比拟，而其他脏腑都是一一配对呢？这个问题在《灵兰秘典论》中没有给出答案。而"脾胃者，仓廪之官，五味出焉"的表述，就把脾胃完完全全地归属于人体的消化器官，其功能几乎也就只有和消化相关的一些生理功能了。

在《黄帝内经》当中有一篇《遗篇》，其中《刺法论》一文对脾进行了单独配属一个官职的论述，那就是"脾为谏议之官，知周出焉"。对脾功能的这一描述，刘力红教授在其著作《思考中医》中有很详尽的解释，在此摘录于下，以和广大读者分享，"谏议为古官名，后称谏议大夫。何为谏？《说文》徐注曰：'谏者，多别善恶以陈于君。'所以，谏议之官是一个非常重要的官位，他享有特权，可以将任何的善恶之事直接面禀君王。有了谏议之官，君王就不会被蒙在鼓里，就不会因一面之词而做出错误的决断了。也就是有了这个谏议之官，君主才会真正的神而明之，才不会做昏君。这就是所谓的'知周出焉'。所以，这个'知周'实际上是针对'君主之官'而言的"。所以，谏议之官是君主之官不做昏君的保障，如果没有谏议之官的存在，那么作为君主就会看不见恶的东西，只会听信谗言，这些小恶就会逐渐积累变成大恶，最后酿成不可挽回的恶果。脾属土，土属坤。在《易经》中坤卦文言恰好说道："积善之家，必有余庆。积不善之家，必有余殃。臣弑其君，子弑其父，非一朝一夕之故，其所由来者渐矣。由辩之不早辩也。"这种由量变到质变所产生的无可挽回的恶果的形成，是在恶果没有形成之前未能被发现，在恶的量变积累过程中没有被发现，所以才会产生质变的结果，这就是谏议之官没有发挥应有作用所致的结果。正如刘力红在其著作《思考中医》中所论述到的："而作为我们身体呢？这个'臣杀其君，子杀其父'，当然就是指的那些暴病、坏病、恶病。像现在讲的癌症、恶性肿瘤，这个病被突然发现，似乎是在一夜之间发生的。其实不然，正如坤卦所云'非一朝一夕之故，其所由来者渐矣'。但为什么在这样的一个'由来者渐'的过程中，机体没能识别，没能发现，没能及时予以处理，而等其酿成大祸呢？这就是'谏议之官'失去了作用的缘故。"

脾的真正最重要的功能其实并不是"仓廪之官"的功能，因为这个功能完全可以由胃来代替，而脾的"谏议之官"的功能就是其独有的功能，是没有任何一个脏腑可以替代的。而"谏议之官"的功能就是在对人体疾病的自身有效识别。这样的识别是人体免疫系统中的一个重要的作用，而这种十分重要的作用只能靠脾来完成，而且应该主要是靠脾阳来实现的。因为肿瘤一旦产生，只要它长在人体的某一个器官之上，它就会逐渐把这个器官的功能耗损殆尽，耗损一个器官还不算结束，肿瘤还会转移到人体其他器官上继续耗损该器官的功能，直至把人体器官的功能耗损殆尽后，人的生命也就结束了。这时人体虽然还存在，但是已经没有任何功能可言，成为一具尸体，变成纯阴之物了。所以，肿瘤耗损的大多都是人体属于阳的功能，而属于阴的人体物质并不会有明显的减少，能够如此耗损阳的一定就是属于阴属性的物质，所以肿瘤应该大多属于阴寒之毒，是由无形的阴寒之毒逐渐累积而形成的有形肿块和包块。这些肿块和包块里面所凝结的都是阴寒之毒的精华部分，是属于阴寒之毒中最阴、最寒、最毒的病邪。这种阴寒毒邪一旦形成就难以被消除，从而不断地耗损人体的阳气，直至生命终结。

而对人体内无形之阴寒毒邪的识别就要靠脾"谏议之官"的功能来实现了，实现脾"谏议之官"的功能又主要靠脾阳来完成。可见，脾阳在人的一生中是有多么的重要啊！脾阳又被称为"中宫之阳"或"中阳"。而肿瘤之"肿"字，在"月"字旁右边就是一个"中"字，这个"中"字不但表声，而且表意，意思就是"人体之中"，也可以解释理解为"人体之中阳"。而肿瘤的"瘤"字，有一个"病"字旁表示疾病，还有一个"留"字表声。但同样，这个"留"字不仅代表读音，其还有一个更深层次的含义，那就是这个"瘤"不是一般的病，而是无论用什么办法都很难祛除的病，是会长期"留"在人体之中的一种顽固的恶性疾病。它之所以会长期留在人体之中，无法被祛除，是因为其损伤了人体的中宫之阳——脾阳所致。所以，"瘤"字一定要和"肿"字相组合，所组合而成

的"肿瘤"一词，"肿"是因，"瘤"是果，因果相合，因果报
应也！

老年人，其身体之中的阳气本来就已经走到了残阳的阶段。在这
个阶段，人体内阳气虚弱是一个常态，中宫之阳（脾阳）的虚弱也
是老年人的一个显著的生理特点。脾阳一旦衰弱，其"谏议之官"
的功能必然也会衰老低下，其识别阴寒邪毒的能力必然也会减弱，所
以老年人发生肿瘤的概率要比年轻人高得多。当然，现在越来越多的
年轻人也会患上各类恶性肿瘤疾病，这是不是和现在社会年轻人的生
活方式大多数都是在损耗人体阳气，损伤中宫脾阳有一定的关系呢？
这个问题的确是值得大家仔细思考的。所以，吴荣祖教授所提出的
"饮食有节，结构合理"中很重要的一点就是要固护人体阳气，特别
是要保护自身的中宫脾阳不轻易受到损伤。这条原则不仅仅是针对处
于人体残阳阶段的老年人提出的，而更应该是对人体生命全周期都广
泛适用的一条原则，故在此提出，与广大读者共享。

三、防病养生，不过度用药，杜绝误服

经过上一段的讲解，大家就不难理解，由于残阳阶段是阳气在人
体生命全过程中所处的最后一个阶段，也是阳气相对虚弱的时期这一
说法了。从生理状态上来看，这一时期人体正处于一个阳气相对虚
弱，阴气相对旺盛的阶段，故在这一残阳时期的防病养生，就必须要
考虑到这一特殊时期人体阴阳变化的特点，并根据这样的特点来制订
相应的防病养生计划。这一时期的防病养生原则需特别注意一点，那
就是不过度用药。这里指的过度有两个方面的意思：第一个方面是指
不过量、不过多种类地用药。大家都知道一个道理"是药三分毒"。
老年人在防病养生过程中，会接收到周边不同信息渠道所提供的大量
防病养生用药的资讯。而对于大多数不从事医学相关专业、缺乏医药
相关知识的老年人来说，他们是无法也不可能正确有效地处理大量医
药养生防病资讯的，这就导致盲目跟从的过度用药现象的出现，最终
导致过度用药所带来的不良反应的发生，轻则停药后逐渐恢复，重则
导致各种不良反应对身体造成损害，甚至出现严重的并发症而危及生
命。第二个方面是指不过度运用寒凉性质的药物或事物进行防病养

生。这个道理在上文的讲解中已有说明，因为老年残阳阶段是人体阳气相对虚弱的时期，这一时期的阳气由于虚弱所以生理性地转化为"藏"的状态，这是人体阳气的自我保护性措施。这个时期的阳气，和人体稚阳时期极为娇嫩的阳气一样，需要特别呵护，避免任何不必要的耗损，所以更不能以滋阴清热的用药原则指导这一时期的防病养生。但目前对于老年人的防病养生理念，社会上恰好呈现出以滋阴清热为主导的错误趋势。电视、广播、网络等平台，无一例外地大量播放滋阴清热类药物的广告，而这些药物广告的推荐对象，大多数都是正处于残阳阶段的老年人群，这对防病养生是极为不利的。所以，吴荣祖教授在多种场合均极力主张正确的防病养生观念的推广，希望可以尽可能地对目前社会上不正确的防病养生观念进行纠正，从而造福于人民。

四、心情开朗，包容谅解，理性思维

自古以来，中医学对"情志致病"就有较为系统的认识。目前，西医学对神经－内分泌－免疫系统的研究也较为全面。故两者在不良情绪可导致人体产生心身疾病的观念上达成了共识。孔子曾说过"六十耳顺"之语，也就是说人到老年，最好要达到"耳顺"的状态。但这个"耳顺"的状态不是简单的听之任之，而是建立在丰富的阅历和足够宽广的知识结构层面上，达到对万事万物的包容和谅解，从而进入《黄帝内经》里所描述的"恬惔虚无，真气从之，精神内守，病安从来"的最佳防病养生状态。

人进入到"残阳"阶段，人体的阳气也随之进入了"藏"的状态。阳气在"藏"的状态当中是最怕遭到骚扰和损耗的，就好像一个人正在熟睡时也是最怕遭到骚扰的道理一样。那么怎样防止和避免这个阶段的阳气受到不必要的骚扰和损耗呢？例如保暖、不过食寒凉食物、不滥用清热药物、按时起居、不熬夜等都是我们可以做到的。但有一种骚扰和损耗的原因可以说是防不胜防，那就是情志的影响。我们知道，人不是活在"真空"状态下的，我们不是独立的个体，而是存在于社会群体当中的。既然存在于社会群体之中，就必然会受到来自多个方面、各种关系因素的影响，而这些影响因素首先干扰的对象就在于人体情志方面。《灵枢·本神》中对人思维的产生及变化有详细的描述："所以任物者谓之心，心有所忆谓之意，意之所存谓之志，因志而存变谓之思，因思而远慕谓之虑，因虑而处物谓之智。"意、志、思、虑、智是对人思维变化过程中的各个阶段的总结，我们可以把它们统一称为"阳神"。人的情志长期受到影响，不能得到排解，最终就会损伤我们的"阳神"，这种"阳神"的暗耗往往是我们平时难以察觉的，正因为其难以被发觉，才会导致这种暗耗长期存在，渐渐损伤我们的阳气。人到"残阳"阶段，进入"耳顺"之年，尤为承受不起这种情志损阳的暗耗。那么怎样才能避免受到不良情志的干扰和防止不良情绪长期存在所导致的暗耗呢？吴荣祖教授认为，最佳的应对方法就是"正气存内，邪不可干"，就是建立自己健康的心理状态。作为已到"耳顺"之年的人，建立健康心理状态最好的方法是读书。读什么书？读"圣贤之书"，读"经典之书"。因为这个年龄层次的人，已经不像年轻人那样心态浮躁，也有较多自己可以掌握的时间，最宝贵的是具备了丰富的人生阅历。在这个阶段读圣贤经典之书，对书中所蕴含的人生哲理就会有较为深刻的认识和理解，理解了这些人生哲理就可以具备一种宽容、包容的心态，这就是建立健康心理状态的基础。一旦健康心理状态建成，就可以在真正意义上做到"包容谅解，理性思维"，也就能真正达到心情开朗的目标。如此，即使再有不良情绪干扰，也可以很快自我排解，也就避免了"阳神"被骚扰和暗耗的情况出现，这在人"残阳"阶段保护阳气"藏"的状态当中尤为重要。

五、运动健身，不盲目跟风追潮

"运动健身"目前作为保护人体健康的一种方法已被全世界认可。不同年龄层次的人，通过运动健身都可以使自己的健康受益。对于进入"耳顺"之年的老年人来说，运动健身必须注意两个方面的问题：第一是适度，第二是不盲目跟风追潮。

我们先来看第一个问题，"适度"是指要根据自己的身体情况制订适当的运动健身计划，包括运动量的大小和运动方式的选择。中医学认为"动则生阳"，也就是说通过运动可以化生阳气。但同时其也有"劳则耗气"的告诫，认为过度运动就不能被称为"动"了，而是变成了"劳"，一旦变成"劳"，不仅不能"生阳"，反而会出现"耗气（阳）"。所以，处在"残阳"阶段的人群，其阳气已经进入到"藏"的状态。阳气之所以要进入"藏"的状态，是因为它已经履行完人体生命过程中"生、长、化、收"的任务，而进入到最后一个"藏"的状态以休养生息了。这个时期的运动健身，尤其要掌握一个"度"，不能过劳，否则生阳不成，反被耗气，这就违背阳气养藏的原则了。这里建议处于"残阳"阶段的老年人在自身运动量的把握上可以参考以下标准：在进行运动时，达到自己最大运动心跳数的 60%～85% 即可。最大运动心跳数（次/分钟）= 220－年龄。假设你的年龄为 60 岁，最大运动心跳数就是 220－60 = 160 次/分钟，运动时应保持心跳在 160 次/分钟的 60%～85% 之间，也就是 96～136 次/分钟。并且，运动后出现身体发热、微微汗出、轻微喘息即可，同时应自觉精神饱满、饮食消化良好、睡眠安稳、没有疲劳感觉。这就达到了"动则生阳"而不耗气的适度运动状态了，这亦被认为是养阳气之"藏"的最佳运动量。

现在我们来看第二个问题，不盲目跟风追潮。人处于"残阳"阶段时，一定要注意所有围绕健康的运动方式都不能违背保护阳气"藏"的状态的原则。而目前，很大一部分流行的"健康运动方式"不但不能保护老年人的阳气，反而会激发损耗老年人的阳气。这里举一个例子：冬泳。吴荣祖教授认为，冬泳是最为损耗人体阳气的运动方式，这种运动方式会造成短暂的"健康假象"，但长期进行下去，很可能会产生严重的不良后果。在解释为什么冬泳这种运动方式会极大地损耗阳气之前，我们先来看看冬泳是怎么一回事。冬泳是指冬季在室外水域（包括江、河、湖、海等自然水域与水库等人工水域）自然水温下的游泳。一般来说，以立冬、立春辅以气温 10℃ 以下为冬季的标准定义冬泳。以水温为标志，全国冬泳可划分为 4 个层次区，水温以 17℃ 作为冬泳的起点，以 8℃ 作为冬泳的冷度标志。17℃ 以下的水温给人以冷感，低于 8℃ 的水温则会让人有冷、麻、强冷刺激的感觉。再来看看目前对冬泳可以加强人体健康的一些宣传：冬泳是集冷水浴、空气浴与日光浴于一体的"三浴"。江、河、湖、海中丰富的矿物质与微量元素，空气中的负氧离子，日光浴中的紫外线对健身、供氧、防治骨质疏松等有益。当人的身体受到冷水刺激后，全身血液循环和新陈代谢就会加强，皮肤血管就会急剧收缩，很多血液被吸入内脏器官及深部组织，这样内部重要脏器的血管就开始扩张。身体为了御冷，我们的皮肤血管很快又开始扩张，致使大量血液又从内脏流向体表。这样有规律地一张一缩，使血管得到了锻炼，从而增强了血管弹性，所以冬泳也叫"血管体操"。

不论西医学怎样解释冬泳对健康的益处，我们从中医学的角度对其进行审视，都将得出不同的结论。"冬泳"顾名思义是指冬季进行游泳运动。而冬季的养生原则是什么？《素问·四气调神大论》中明确指出："冬三月，此谓闭藏，水冰地坼，无扰乎阳。"在这个时期，自然界的阳气处于"藏"的状态。为什么要处于"藏"的状态？那是因为只有在冬季，天地阳气"藏"的状态维持好了，到了第二年的春季，阳气才能很好地顺应节气而出现"生"的状态。故为了保护维持好冬季阳气"藏"的状态，《黄帝内经》告诫人们在这个季节必须"无扰乎阳"，不要轻易地骚扰阳气"藏"的状态。明白了这个道理，回过头来再看看冬泳这种运动方式，所谓的"三浴"中"冷水浴""空气浴"都是用极冷的方式刺激人体，这难道可以保护阳气"藏"的状态吗？其中的"日光浴"，人们所接受的阳光也是属于冬日的阳光，温度极为有限，并且和前面两种冷刺激合起来，完全达不到任何保护阳气的作用。至于"血管体操"更是表面上看似有理，实则害人不浅。通过冷刺激使得人体血管有规律地一张一缩，这是因为极冷的刺激使得人体本能地出现应激反应，从而激发了人体命门的阳气，这种被激发出来的阳气才能鼓动我们的血管有规律地一张一缩。如此这般，难道是保护我们阳气"藏"的状态的方法吗？答案是否定的！在冬季这样一个大自然处于阳气收藏状态的时节，人体应该顺应自然规律，做到"人与天地相应"，收藏好自身的阳气，不去激惹它，而冬泳却完全违反了这个原则。所以吴荣祖教授认为，冬泳是在一个天地间阳气收藏的节令，人们违背自然规律对自身本该收藏的阳气进行激发，为了体会到因为被激发的阳气运行到全身所产生的短暂性的伪健康感觉，而发明的一项损阳耗命的运动方式。更为令人担忧的是，在进行冬泳运动的人群当中，还有相当一部分人群是老年人，是处于"残阳"阶段的人群，是处于人生阳气"藏"的时期的人群。这样一群处于"残阳之藏"的老年人，在冬季阳气收藏的时节，不去好好地保护"残阳"的"藏"状态，反而用冬泳的方式激发刺激这一"残阳"，真是要"一线残阳，转瞬即逝"，实在是不可取。

从以上论述中我们不难看出，人的生命全过程不外乎生、长、壮、老、已，人生的各个阶段也对应着人体阳气生、长、化、收、藏的由盛而衰的生理状态。这是生存在我们这个围绕着太阳公转的地球上的所有生命都必须遵循的自然规律，人类也不能例外。所以，吴荣祖教授就此提出自己的观点：自然界的运行以日运为中心，人体的生命过程以阳气为核心。这样的观点是中医扶阳学术流派特有的对人体生命的认识观，这样的认识观是完全符合自然运行规律的，也是符合阴阳哲学规律的，同时也是相对恒定不变的。因为只要我们的地球还在自转，只要我们的地球围绕太阳公转的星体运行规律还没有改变，我们扶阳学术流派对人体生命认识的观点就符合客观规律，并且可以指导实践。这种完全符合天地间阴阳变化客观规律的观点，是经得住时间的考验的，是相对恒定不变的。吴荣祖教授把这种扶阳是生命全过程之所需，自然界生、长、化、收、藏乃太阳年运行规律使然，故人生之生、长、壮、老（病）、已乃阳气盛衰之过程的扶阳生命观点称为"生生之道"。

吴荣祖教授在基于扶阳学术阴阳哲学思维下建立的"生生之道"生命观，是扶阳学术的基础学术思想，是温阳扶正大法在人们养生、治病、康复、预防的实际运用中的总纲。明白了这个道理，就可以知晓"扶阳"不仅仅是指在人体疾病状态下中医温法的运用，而更是贯穿于整个人体生命全过程中的囊括养生、治病、康复、预防的生命健康指导大法。扶阳学术流派的临床大家，也不仅仅是指在人体疾病处于阳虚阴盛状态时运用姜、附、桂的医生，而更是指把扶阳学术思想贯穿于整个人体生命全过程中的各个不同阶段，并给予实际指导运用的临床实践大家。这些扶阳学术流派的大家，在诊治人体处于疾病阶段的时候，临床上运用扶阳大法是严格遵循寒者热之、热者寒之、虚者补之、实者泻之的中医辨证论治原则的，并非一味只用扶阳大法治疗所有疾病，郑钦安先生如是、吴佩衡先生如是、吴荣祖教授亦复如是。所以，如果仅从疾病阶段视角评论扶阳大法，是只看局部不顾整体的，是片面偏激的认识，是管中窥豹的浅见，是淡漠了中医生命医学之大道。那么怎样在临床实践工作中体现扶阳学术思想对人体生命全过程阳气的呵护呢？吴荣祖教授就此提出了自己的观点：阴阳要约三级观。

阴阳要约三级观

"阴阳要约三级观"是吴荣祖教授经过多年临床实践，并结合中医经典理论，自己总结建立的，能充分体现扶阳学术思想对人体生命全过程阳气呵护的核心观点。阴阳要约三级观由养生观、治病观、康复观构成，下面我们来分别进行论述。

一、养生观：养生防病，护阳为要，阳密乃固

养生即养护生命。要养护生命就必须清楚推动生命运行的关键（本质）是什么。在前面的论述中，我们已经充分说明了推动人体生命运行的关键是人体的阳气，人体阳气的盛衰变化来源于天地间最高层次的，可以统领我们所生活的这个星球上的一切自然规律与法则的终极法则——太阳的法则。地球与太阳星体之间的具有相对永恒性和常青性的运行规律决定了阳气盛衰的变化。这种变化在自然界中是万物生长、发育、衰老、死亡的原动力，我们将其称为生、长、化、收、藏。在人体，这种阳气的变化决定了生、长、壮、老、已的生命全过程。所以吴荣祖教授认为并始终强调：自然界的运行以日运为中心，人体的生命全过程以阳气为核心。

既然人体的生命全过程是以阳气为核心，那么我们养生的核心就应该是呵护自己的阳气。护阳为要，就成为我们养生防病的关键要素。这里说的护阳，并不是指简单的补阳，也不是单一的温阳。补阳和温阳仅仅指的是中医运用于人体疾病状态时的一种治病方法，而且还是要建立在正确的辨证论治基础之上的。养生防病是指人体在健康

状态或非疾病状态时，运用一些适当的方法来预防或防止疾病状态的产生。所以，护阳为要。养生观中的护阳，就应该是顺应人体不同阶段阳气运行变化的规律对其进行呵护。说得更通俗易懂一些，就是指我们的生活、起居、饮食都要围绕和顺应自然界及人体阳气不同状态来进行，不能做一些违背阳气运行规律和干扰甚至危害阳气自然状态的行为。一年四季我们要顺应季节的变化来呵护我们的阳气。春季我们要注意呵护我们阳气"生"的状态，《素问·四气调神大论》中云："春三月，此谓发陈，天地俱生，万物以荣，夜卧早起，广步于庭，被发缓行，以使志生，生而勿杀，予而勿夺，赏而勿罚，此春气之应，养生之道也。"这是指导我们怎样做才能在春季顺应自然界阳气生发的状态，使我们自身的阳气也进行充分地生发。夏季我们要注意呵护我们阳气"长"的状态，《素问·四气调神大论》中云："夏三月，此谓蕃秀，天地气交，万物华实，夜卧早起，无厌于日，使志无怒，使华英成秀，使气得泄，若所爱在外，此夏气之应，养长之道也。"这是指导我们怎样做才能在夏季顺应自然界阳气长的状态，使我们自身的阳气也完全达到长的状态。秋季我们要注意呵护我们阳气"收"的状态，《素问·四气调神大论》中云："秋三月，此谓容平，天气以急，地气以明，早卧早起，与鸡俱兴，使志安宁，以缓秋刑，收敛神气，使秋气平，无外其志，使肺气清，此秋气之应，养收之道也。"这是指导我们怎样做才能在秋季顺应自然界阳气收敛的状态，使我们自身的阳气也进行充分地收敛。冬季我们要注意呵护我们阳气"藏"的状态，《素问·四气调神大论》中云："冬三月，此谓闭藏，水冰地坼，无扰乎阳，早卧晚起，必待日光，使志若伏若匿，若有私意，若已有得，去寒就温，无泄皮肤，使气亟夺，此冬气之应，养藏之道也。"这是告诉我们怎样做才能在冬季顺应自然界阳气闭藏的状态，使我们自身的阳气也能很好地闭藏起来。呵护阳气除了在一年四季中要顺应季节阳气变化外，还要在一天之中顺应自然界昼夜晨昏的阳气变化规律，《素问·生气通天论》中云："故阳气者，一日而主外，平旦人气生，日中而阳气隆，日西而阳气已虚，气门乃闭。"这就是告诉我们人体的阳气在一天中的变化规律，这个规律也是顺应自然界一天中昼夜晨昏阳气变化规律的。如果你在"气门乃闭"的时候还在熬夜玩耍或熬夜工作，那显然就不是在呵护你的阳气了。呵护阳气还可以指在人生不同阶段对阳气的保护。例如在之前的论述中我们提到的稚阳之生、朝阳之长、正阳之化、夕阳之收及残阳之藏，这些都是在说明在人生命全过程中不同年龄阶段的呵护阳气的原则和方法。

在养生防病过程中，首先要懂得呵护我们自身的阳气，要懂得呵护的不仅仅是阳气本身的盛衰，更是呵护自身阳气在不同时期、不同阶段、不同年龄层次的运行状态。虽然在不同的前提条件下，呵护阳气的原则和方法各有不同，但呵护我们自身的阳气确有一个总的原则，那就是阳密乃固。

吴荣祖教授"阳密乃固"的观点来自《黄帝内经》。《素问·生气通天论》中云："凡阴阳之要，阳密乃固，两者不和，若春无秋，若冬无夏，因而和之，是谓圣度。"这是对阴阳之间协调关系的论述。其首先强调，在阴阳两者的关系中，阳气是占主导地位的。所以又有"阳主阴从""阳生阴长，阳杀阴藏"的观点。其次，在生理上阴阳必须协调，人体才能健康无病。而阴阳协调的关键在于阳气的秘藏。人体阳气秘藏于何处？就秘藏在肾水当中，我们称其为"命门火"。只有命门火很好地秘藏于肾水当中，形成一点真阳藏于二阴之中的牢固的"坎卦"状态，才会真正达到阳密乃固的状态。这个阳密乃固的状态对我们正常生理健康状态来说有什么意义呢？可以说，具有决定性的意义。命门火秘藏于肾水当中，就能够蒸腾气化，使肾水上济于心，从而心火不至于过亢，此时心火得到肾水的上济，又可以将心火下交于肾水，从而肾水不至于过寒，这就是所谓的心肾相交、水火既济、坎离交泰。心肾相交则心之君火以明，君火明则相火安，正所谓主明则下安，主不明则十二官危。由于命门火的秘藏，使得心肾相交；心肾相交，使得君火以明；君火以明，使得相火以位。至此，人体全身各个脏腑的相火都能安在其位，正常地发挥生理功能，使得人体健康地生长。一旦这种命门火－君火－相火的动态运行关系遭到干扰或破坏，那必然会出现"昏君当道，奸雄横行"的病理状态，人体的健康就出现了问题，轻则由健康状态转入亚健康状态，重则直接进入疾病状态。所以《素问·生气通天论》紧接着就告诉大家"两者不和，若春无秋，若冬无夏"。如果自然界哪天出现了只有春季，没有秋季，或只有冬季，没有夏季的气候，那么只能说明天灾出现了，估计地球也要随之灭亡了，映射到人体，就是疾病和死亡的到来。

所以，我们要维持自身的健康状态，就要在平时养生防病的过程中，秉持和履行呵护自身阳气的理念，使得自身阳气能够顺应四时阳气变化的规律，能够符合一天昼夜晨昏阳气变化的原则，在各个不同年龄阶段均能够正确地保护自身阳气的时间、空间状态，灵活适时地呵护自身阳气的动态变化过程。其中方法多种多样，最终以"阳密乃固"为总原则，一言以蔽之。这就是吴荣祖教授提出的阴阳要约三级观之养生观：养生防病，护阳为要，阳密乃固的意义所在。

二、治病观：治疗疾病，辨识阴阳，阴平阳秘

这是吴荣祖教授提出的阴阳要约三级观中的第二个观点——治病观。吴荣祖教授认为，扶阳学术流派的学术思想具有鲜明的"贵阳贱阴"的学术特色，但这样的学术特色是基于审视整个人体生命全过程的，并不是仅用于人体疾病阶段。当人体进入到疾病阶段就会有疾病阶段的特殊性，那就是阴阳、寒热、表里、虚实的不同格局的出现。扶阳学术流派自创始人郑钦安先生以来，每一位扶阳大家对人体疾病阶段的阴阳、寒热、表里、虚实不同病理格局的认识都是十分到位的，也具有相应的治疗方法，并不只是一味地运用温阳扶正大法来治疗所有病理状态，而是根据不同的证型（病理状态）进行辨证论治。正如扶阳学术流派创始人郑钦安先生在其著作《医理真传》中开篇所云："医学一途，不难于用药，而难于识症。亦不难于识症，而难于识阴阳。"吴佩衡先生在其著作《中药十大主帅》中也论述到："附子、干姜、肉桂、麻黄、桂枝、细辛、石膏、大黄、芒硝、黄连，此十味药品，余暂以十大'主帅'名之，是形容其作用之大也。由于少数医家，以为此等药物，性能猛烈，而不多使用，即使偶然用之，而用量较轻，虽对一般轻浅之病亦多获效，但对于严重病患及沉疴痼疾，则疗效不显。据余数十年经验，如能掌握其性能，与其他药物配伍得当，且不违背辨证论治精神，在临床工作中，不但

治一般疾病效若桴鼓，并且治大多数疑难重症及顽固沉疴，亦无不应手奏效。但如诊断不确，或配伍不当，则不但无效，反而使病情增剧，变证百出。"从上面的论述中我们不难看出，吴佩衡先生为全国扶阳学术流派的重量级代表人物，被中医药界雅誉为"吴附子"，所论中药十大主帅的10味中药中虽有6味药品是大辛大热药，但同时也有4味药是寒凉清热药。在吴生元先生所著的《吴佩衡医案》中不乏大量阴寒重证治愈案例的记录，同时也有很多诸如"瘟疫病热盛逼阴证"，以及"瘟疫病热深厥深阳极似阴证"的医案记录。这充分说明了作为扶阳学术流派的重量级代表人物，吴佩衡先生在临床治疗过程中是严格遵守中医辨证论治精神的，所运用温阳扶正大法是建立在辨证论治的基础上的，不是盲目滥用扶阳，而是辨证扶阳。正如吴佩衡先生在其著作《医药简述》中云："壮火乃邪火，而非真火也（如温病、暑病、瘟疫病、伤寒阳明白虎承气证、湿热阳燥证等之邪火）。少火乃心藏之君火、肾藏之命门火及少阳相火等，是真阳之火而非邪热壮火也。邪热之壮火必须消灭，真阳之少火则绝不可损也。"同样，他在《医药简述》中不仅总结了临床辨识阴寒证的十六字诀：身重恶寒，目瞑倦卧，声低息短，少气懒言；还总结了临床辨识阳热证的十六字诀：身轻恶热，张目不眠，声音洪亮，口臭气粗。这完全符合医圣张仲景在《伤寒论》中告诫后人的中医对疾病的治疗原则"观其脉证，知犯何逆，随证治之"。这就是吴荣祖教授在吴佩衡先生及扶阳学术流派众多大家的学术思想和临床经验的基础上，总结出来的对疾病的治疗观：治疗疾病，辨识阴阳，阴平阳秘。

三、康复观：病后康复，育阳为先，阳生阴长

康复观是吴荣祖教授总结的阴阳要约三级观中的最后一个观点。这个观点的核心内容为"育阳为先"。人体处于疾病阶段，经过治疗，病邪被逐步祛除，渐渐的由疾病阶段逐渐开始向恢复健康的阶段过渡，这个过渡的过程就被称为"康复"。在大多数人的认知中都存在要根据所患疾病的寒热虚实性质，进一步确定康复时所选用的温凉补泻方法的思想。例如：如果所患疾病为阳热温病，那么在康复阶段

就应该运用养阴生津或清除余热的方法进行养护；如果所患疾病是阴虚燥热之证，那么在康复过程中就应该使用养阴润燥的方法进行康复。这样的病后康复观点是符合中医辨证论治精神的，在临床上运用也是行之有效的。吴荣祖教授所提出的康复观中的"育阳为先"的观点，实际上和上述传统中医病后康复观并不冲突。因为吴荣祖教授所指的病后康复阶段，并不仅仅指病邪被逐步祛除，机体由疾病阶段逐渐恢复至健康的这个过渡阶段，而更多的是指在包含这个病后到健康的过渡阶段的基础上，进一步向后延伸，从而囊括整个人体生命全过程，力争达到不再让疾病发作，提高生活质量，延长寿命的目的。

这样的康复已经远远超出了传统意义上的康复范畴，而是把中医"治未病"的特色思维模式融入疾病的康复过程中。我们可以把吴荣祖教授所定义的病后康复分为两个组成部分。第一个组成部分为传统意义上的病后康复阶段，我们暂把它称为病后康复期；第二个组成部分为病后康复期直至整个人体生命全过程阶段，我们暂把它称为健康维护期。在病后康复期，吴荣祖教授认为我们应该严格遵守中医传统对病后康复的认识理念，一定要根据患者所患疾病的证型，以及病后体质的阴阳、寒热、虚实进行辨证论治，从而制订相应的个体化康复计划，运用相应的个体化康复手段及方法。而在健康维护期，由于经过病后康复期的辨证治疗，人体已经基本处于相对健康的状态，阴阳已经达到相对的动态平衡状态，这时就要维护这个得来不易的健康状态。而怎样维护这个健康状态？吴荣祖教授认为应该把扶阳学术流派的扶阳生命观融入进来，把"扶阳是生命全过程之所需，自然界生、长、化、收、藏乃太阳年运行规律使然，故人生之生、长、壮、老（病）、已乃阳气盛衰之过程"的扶阳生生之道的学术思想充分运用到这个阶段中，方能有效地进行健康维护。所以，吴荣祖教授所提出的康复观的核心为"育阳为先"。

在健康维护期，要育阳为先。吴荣祖教授认为其具体的实施方法除了遵循之前所论述的生生之道的观点外，在药物的选择方面也不能一味地运用温阳药物进行育阳。因为健康维护期和疾病阶段是有所区别的，人体在疾病阶段有阴阳、寒热的偏颇存在，所以《黄帝内经》中就制定了相应的"寒者热之，热者寒之"的治疗原则，自然应该按照寒热分明的方式进行用药。但在健康维护期，人体的阴阳关系已经通过前阶段的治疗，达到了相对的动态平衡，所以如果再寒热分明的用药，就难免会打破这种来之不易的阴阳动态平衡状态，从而不但不能维护健康，反而会滋生疾病。故吴荣祖教授在健康维护期所提倡的育阳为先的用药原则是：善补阳者，必于阴中求阳，则阳得阴助，而生化无穷。这也是《景岳全书》中所提倡的育阳原则。吴荣祖教授主持研发的病后康复育阳药物——附杞固本膏，就是这一学术思想的具体体现。

附杞固本膏作为吴荣祖教授的原创方剂，其医理根植于中医传统思维，从中医经典理论之"法于阴阳，和于术数""阴阳互根""地二生火"等视角着眼，使得本方功显扶阳育阴、温而无燥、水火相济，而使用于临床。在临床上，吴荣祖教授将附杞固本膏常用于对肾阳虚衰体质人群的健康维护中。肾阳虚衰体质所致的恶寒怕冷、神疲乏力、困倦思睡、口淡乏味、腰膝酸软、性欲减退、夜尿频多等症，运用附杞固本膏后，疗效显著。肾阳虚衰体质多见于中老年人，《素问·阴阳应象大论》云："年四十，而阴气自半也。"根据上述中医经典阐述，吴氏扶阳学术理论认为，人体阳气的盛衰是和人的年龄密切相关的。随着人生、长、壮、老、已的自然生理变化，人体阳气也相应地出现消长盛衰的变化。年至四十，人体阳气逐渐开始步入消减阶段，此时人体的阴气相对旺盛，呈现出阳虚阴盛的一般格局，所以在中老年人中阳虚证型较为多见。肾阳为人体阳气之根，故阳虚阴盛的中老年人往往呈现出以肾阳虚衰为主要特征的阳虚证候。这类中老年人在临床上常常可见，诸如恶寒怕冷、四末欠温、神疲乏力、困倦思睡、腰膝酸软、夜尿频多、舌质淡嫩、苔薄白、脉沉细无力等症。如此，根据吴氏扶阳学术理论即可将其诊断为肾阳虚衰证。吴荣祖教授根据其近50年的临床经验，认为临证平脉辨证，四诊合参，但凡体质属于肾阳虚衰者，即可运用附杞固本膏进行健康维护，每能改善阳虚体质，提高生活质量。因此，吴荣祖教授在临床中广泛运用附杞固本膏对肾阳虚衰体质人群进行健康维护，临床疗效显著，受到广大患者欢迎。

附杞固本膏的药物组配为吴荣祖教授首创。其中附子、肉桂两味药物被吴佩衡先生列为"中药十大主帅",该药对被广泛运用于各类肾阳亏虚之证,并且疗效显著。吴佩衡先生认为,附子为补先天命门火之第一要药;肉桂色赤可入血分,有暖血暖心之功效;附子、肉桂两者合用,更具有交通心肾、既济水火之功,且肉桂一药对于阳虚虚火上浮之证,又有引火归原之效。故吴佩衡先生临床上对于肾阳虚衰之证,常使用附子、肉桂配伍。由于阴阳互根,故在附子、肉桂配伍的基础上加用枸杞子一味药品,取"善补阳者,必于阴中求阳,则阳得阴助,而生化无穷"之意。且附子、肉桂两药均为大辛大热之品,配伍枸杞子一味药品又可具有适当制约附子、肉桂两者燥热之性之功效,使得附杞固本膏全方配伍更为合理,用药安全得到保障。全方三味药配伍,共奏温肾固本、平阴秘阳、固气摄津之功效,是吴荣祖教授为肾阳虚衰体质人群量身定制的首选方剂。

关于附子毒性的控制方面,吴佩衡先生家传四代对于附子毒性的认识:附子一药不在制透,而在煮透。这样的认识可从仲景之《伤寒论》四逆汤运用生附子进行煎煮的记载中得到证实。从吴佩衡先生开始,对于附子的煎煮每剂药 $60\sim250g$ 不等,均以足量开水进行煎煮,在武火上持续煎煮沸腾 4 个小时,如煎煮过程中水不够时,可加入开水继续煎煮,时间到后,用口尝附片,以附片质地软烂,10 分钟后口舌无麻木感为度。服用含有附子的中药忌食酸、冷、水果之类。用上述附子煎煮方法可有效控制附子毒性,吴家四代人临床运用附子均按上述方法进行煎煮,历经近百年,未见有附子中毒案例发生,其安全性十分可靠。

为适应现代生活节奏需要,吴荣祖教授将附杞固本膏的剂型定制成膏剂。经临床、药理药效验证观察,该药达到了安全、可控、稳定、有效等合格标准,最终为肾阳虚衰体质人群提供了一种配伍合理、安全、便捷的膏方制剂,目前已作为昆明市中医医院院内制剂广泛运用于临床,颇受患者好评,亦为同道认可。并且,附杞固本膏已作为国家六类新药进行申报并获得国家市场监督管理总局的同意批复,目前已顺利完成了 I 期临床试验。相信在不久的将来,附杞固本膏将作为上市药品为更多阳虚体质的患者带来福音。

以上就是吴荣祖教授扶阳学术思想的基础理念:把扶阳学术思想

的内涵延伸到人体整个生命的全过程，而并不仅仅是在疾病的治疗阶段上去论长短。所以，我们把这一章命名为"扶阳与生命"。在"扶阳与生命"中，我们从"天人合一与太阳法则""究天地之道，言生命现象""在人体主要生命线和次要生命线学术观点基础上构建出的人体气机圆运动""辨证扶阳""'七损八益'之解读""'三生万物'中蕴含的天文密码与生命之间的联系""扶阳是生命全过程之所需""阳气与生命""守好人体阳气最后一关""阴阳要约三级观"十大方面，系统总结和整理了吴荣祖教授扶阳学术思想的理论基础部分。这一系列吴荣祖教授的扶阳学术继承思想，是建立在天人合一的中国传统阴阳哲学思维方法基础上的，是天人合一思想和扶阳学术思想的充分融合，这样的融合必将诞生出一系列的学术思想和临床运用。这些学术思想和临床运用具体是什么呢？在以后的篇章中我们会为广大读者进行详细地介绍和讲解。下面就让我们进入下一个篇章"扶阳与医道"。

第二章　扶阳与医道

　　在本书的第一章中，笔者主要从天人合一的角度探讨人体阳气与大自然以太阳为中心的天地运行规律之间的关系。在这层关系中，特别强调自然界以太阳为中心的运行规律，是整个地球在太阳系中的星体运行规律，是自然界万物生长变化的核心规律，也是我们人类在自然中生、长、壮、老、已的变化规律。在这规律中，于自然界而言，太阳是规律的核心；于人类自身而言，阳气是规律的核心。由此，吴荣祖教授提出：中医的扶阳应是放在人体生命全过程中去审视和探讨的，而不应该仅在疾病阶段的治疗层面论长短。在人体整个生命过程中，扶阳一定是贯穿于始终的，这是中医天人合一思想的高度总结和精华浓缩，应是相对亘古不变的。而在疾病层面，就应该辨证论治，寒者热之、热者寒之、虚者补之、实者泻之，汗、吐、下、和、温、清、补、消八法依据辨证结果，客观论治。扶阳学术流派只是适应目前人类疾病谱的变化及现代社会人们生活习惯的改变，对阳虚阴盛病证尤为敏感和擅长治疗而已，并无所谓"否认阴虚"等的谬传谬论。

　　作为本书第二章的内容，在承接上文"天人合一与扶阳"的理论探讨及总结后，笔者将把吴荣祖教授对扶阳理论具体怎样运用于临床，指导辨证论治做一个总结，从而使得广大读者从辨证施治的层面上进一步理解扶阳大法的具体运用。

阳主阴从继钦安，扶阳抑阴承佩衡

一、阳主则寿，阴旺则夭

吴荣祖教授系云南吴氏扶阳学术流派第三代传人、第二代学术继承人，为云南省首届国医名师、云南省名中医，是云南四大名医之首、全国扶阳学术流派重量级代表人，乃云南吴氏扶阳学术流派创始人吴佩衡先生之嫡孙。在其步入杏林之初，就得到吴佩衡先生的亲自指点及教学，对云南吴氏扶阳学术流派的学术思想及特点早已了然于胸，其学术思想亦完全继承了云南吴氏扶阳学术流派的精髓。

吴荣祖教授在认识及阐述人体生命过程中，十分推崇扶阳学术流派创始人、著名伤寒学家郑钦安先生的学术思想。郑氏在其著作《医理真传》中论述到，"坎为水，属阴，血也，而真阳寓焉。中一爻，即天也。天一生水，在人身为肾，一点真阳，含于二阴之中，居于至阴之地，乃人立命之根，真种子也""离为火，属阳，气也，而真阴寄焉。中二爻，即地也。地二生火，在人为心，一点真阴藏于二阳之中……人身之主也"。据此，吴荣祖教授认为心肾为人身立命之本，是人身赖以生存的元阴元阳，彼此互为其根，相互依存转化，体现出分之则二，合之则一的对立统一观点。阴阳的对立统一是阴阳的基本属性之一。然而，"阴阳者，数之可十，推之可百，数之可千，推之可万"，其对立统一的特点可反映于各方各面，覆盖面太广而难以掌握并运用于临床。为把复杂问题简单化，吴荣祖教授认为必须抓住并把握阴阳对立统一在人体中的核心反应关系点，即依据郑钦安先生把阴阳的对立统一集中归纳于坎离之中，着眼于心肾之上，从而指导于临床，在临证中首重少阴一经，功夫全在真阴真阳上打算，以此遣方用药，良多获效。

自人类发明抗生素以来，急性、热性的感染性疾病得到了有效的控制，人类的疾病谱也发生了明显的改变。抗生素发明以前导致人类死亡的第一大因素是急性的感染性疾病，抗生素发明以后影响人类寿命的因素逐渐演变为慢性的心脑系统疾病。正如本书在第一章中论述到的，用中医的视角对抗生素进行审视，其就是一个纯正的清热解毒类药物，所以能用西医抗生素很快解决的疾病，应该都是属于中医急性热病的范畴。而现代人在处理治疗疾病的习惯性流程中，也如本书第一章所述那样，是一个反复多次、逐渐升级的抗生素及清热解毒类中药使用的过程。所以在此背景下，经过反复治疗却无效的疾病，最后来寻求我们中医治疗时，大多数疾病已经不再属于急性的热证，而是以虚寒性、阴性属性的疾病为多。

吴荣祖教授在临床上大多见到的疾病是经过反复的西医药治疗，或是反复地运用清热解毒及滋阴降火类中医药治疗无效或疗效不显的疾病。此类疾病无论西医给予什么诊断，其大多均属于中医所说的阴盛阳虚类型。即使有些是初得的疾病，由于患者长期损阳、耗阳的生活习惯，导致体质属于阳虚阴盛、相火不秘的状态，病邪亦可直中三阴，从而出现初感疾病就呈现三阴阳虚阴盛病证之态。

治疗三阴病证时，吴荣祖教授认为在本着"阳主则寿，阴旺则夭"的基本原则下，三阴之中应首重少阴一经，只要抓住少阴一经阳气的来复，三阴病证皆可随手而效。《素问·阴阳离合论》云："是故三阳之离合也，太阳为开，阳明为阖，少阳为枢……是故三阴之离合也，太阴为开，厥阴为阖，少阴为枢……"枢机就好比一扇门的枢轴，门的基本功能是开与合，而主管开合功能的就是这个枢轴，也就是说枢轴是掌管门开合基本功能的关键。同理，掌管枢轴功能的两条经也就成为六经辨证论治中的关键。在治疗六经病证时，把握了枢机之经，就有抓住重点、提纲挈领的作用。在我国，研究《伤寒论》的学者众多。吴荣祖教授认为《伤寒论》研究学者虽多，但可大致分为两个学派：一是伤寒北方学派，二是伤寒南方学派。北方学派是以刘渡舟老先生为代表，南方学派是以郑钦安先生为代表。刘渡舟老先生是以善用小柴胡类方剂而闻名，郑钦安先生是以善用四逆汤类方剂而闻名。从中不难看出，刘老是在六经辨证中善于把握少阳一经，钦安先生是在六经辨证中善于把握少阴一经。少阳为三阳之枢机，少阴为三阴之枢机。所以，研究伤寒的南北两派，不约而同地把研究重点放在了六经之中掌管枢机的两条经上。由此充分证明，善研伤寒者，必然善于抓住研究重点，而这个研究重点就是枢机之经。

在三阳经的层面，少阳一经是阳枢；在三阴经的层面，少阴一经是阴枢。少阳一经是人体阴阳表里之枢，主管病邪在人体的表里出入。病邪从表而出则病愈，病邪由表入里则病情加重。少阴一经是人体阴阳胜负之枢，由于一旦疾病发展到此层面，往往都是较重病症，所以少阴一经主管的是人体真阳存散，阳回则生，阴胜则死。故吴荣祖教授认为，少阴阳气的存亡是患者生死寿夭之枢机，可以说阴枢是正邪胜负的生死之枢。故历代著名医家在治疗三阴病证时，都善于把握阴枢少阴。如吴佩衡先生云："把好太阳关，重视少阴病。"马莳云："非枢则无所立。"吴崑云："少阴若精气充满，则脾得其禀而能开，肝得其助而能合，故少阴之气主枢。"尤在泾云："夫少阴者，三阴之枢也，阳于是乎入，而阴于是乎出，故虽太阴、厥阴同为阴脏，而其为病，实惟少阴为然。"在上述学术思想的指导下，云南吴氏扶阳学术流派自吴佩衡先生开始，到现在的吴荣祖教授，均认为把握少阴枢机，善于发现隐潜性阳虚证候（关于隐潜性阳虚证候的阐述，笔者将在后文中给予详细说明），提前干预，先安未受邪之地，是运用温阳扶正大法的精髓所在。

阳主则寿，阴旺则夭。阴阳对立统一的关系并非简单的阴阳平等、各半。在阴阳的动态平衡当中，必然有一方占有主导地位，而另一方处于从属地位。在此，吴荣祖教授亦十分认同郑钦安先生"阳统乎阴，阳者，阴之主也，阳气流通，阴气无滞"的阳主阴从的学术观点。从天人合一的层面去思考，这个学术观点理论的具体呈现方式，就如本书第一章中论述到的那样，整个天地的生、长、化、收、藏与我们人体自身生、长、壮、老、已的自然变化规律，同天地间的太阳与人体中的阳气之间的密切关系一样。而在阐释阳主阴从的理论时，吴荣祖教授也经常引用明代著名医家李念莪《内经知要》中的一段话，"二者阴阳也，七损者阳消也，八益者阴长也，生从乎阳，阳惧其消也；杀从乎阴，阴惧其长也。能知七损八益，察其消长之机，用其扶抑之术，则阳长盛而阴不乘，二者可以调和，常体春夏之令，永获少壮康强，是真把握阴阳者矣，不知用此，则未央而衰"。该观点充分体现了扶阳学术思想也符合中国文化阳主阴从的主流观点，同时此种解释可以有效地指导临床实践，为临床医生提供一种行之有效的临床思维方式。另外，《中藏经》云："阳者生之本，阴者死之基……得其阳者生，得其阴者死。"以上这些论述均说明在人体生命过程中阳主阴从的重要性。

西医学模式已完成由原来简单的生物医学模式，向现在"生物－心理－社会"三元复杂医学模式的转换。而对于中医学的医学模式，吴荣祖教授认为应当将其总结为"生物－心理－社会－人与自然"的四元高级医学模式。这是因为中医学在对人体生命阐述的过程中，十分重视人与天地相应的中医学术特点，正如《素问·生气通天论》中"阳气者，若天与日，失其所，则折寿而不彰"的旗帜鲜明的学术观点一样，这就是人与自然相合、天人相应的高等医学模式的证明，亦是中医学模式区别并优势于西医学模式的核心内涵。中医学四元高级医学模式的核心就在于没有孤立地看待人体的生命，而是把人体放在其赖以生存的天地自然中共同研究。而其第四元"人与自然"医学模式的核心即是"人之生命－自然万物之生命－太阳"之间的关系，换言之就是在太阳法则下的一切有关生命的规律与法则。生命的产生离不开太阳，物种的繁衍离不开太阳，人类的生存同样不能没有太阳。太阳在天地间是生命生生不息的象征，同样阳气在人体中亦为生命健康生生不息的保障。吴荣祖教授认为，纵观整个地球生态系统，越靠近赤道附近，由于日照时间长，气温较高，雨量丰沛，故物种繁多，生机盎然；而在越靠近地球两极的地方，由于纬度高，日照时间短，气温低，故物种单一，甚至寸草不生，呈现一片死寂沉沉之象。这正是中医所说的"阳生阴长，阳杀阴藏"的体现。而昼夜变化及四季更替亦是由于地球自转及地球围绕太阳公转的天体运动规律所决定的。一天当中昼夜晨昏的变化，一年当中生、长、化、收、藏的季节变化，归根结底还是日照与阳气起着决定性作用，阳气充足则万物生长繁盛，阳气收藏则万物萧瑟凋零。阳气是生命生生不息最重要的、起决定性的力量。故吴荣祖教授认为，人体为阴阳对立统一的整体，其阴阳对立统一的根本在于元阴元阳的对立统一，即坎离的对立统一。坎离对立统一则心肾相交，水火既济，上清下温，阴平阳秘，康寿并齐。而在元阴元阳对立统一的过程中，又是以阳为主导，阴为顺从的关系维系运行的，正所谓阳主则寿，阴旺则夭。

二、扶阳抑阴，四逆为君

阳主阴从，阳主则寿，阴旺则夭的学术观点适用于人体整个生命的全过程，尤为客观地反映了人体作为整个太阳－地球生态圈中的一部分所客观存在的以太阳（阳气）为核心的自然生态（人体生理）规律。再次强调，吴荣祖教授的扶阳学术观点是站在整个人体生命全过程进行审视的，并非只是在人体疾病阶段论长短。正如前面所述，人类疾病谱的改变，以及现阶段人类生活习惯的现状，共同导致了我们中医面对的疾病大多数都是阳虚阴盛之证。此状况虽然在现代社会最为突出，但实际上从我国清代就开始有类似的现象出现，正如清代著名医家黄元御所述："阳虚阴盛者十之八九，阴虚阳亢者百不二三。"而在治疗疾病过程中，八法中的温法就显得尤为重要。扶阳抑阴之法，在治疗阳虚阴盛证中自然居于不可替代的重要位置。

吴荣祖教授扶阳抑阴的学术观点完全继承于吴佩衡先生。吴佩衡先生所运用的扶阳抑阴治疗大法是具有鲜明特色的。吴佩衡先生在其著作《医药简述》中论述到，"先天心肾为母，后天脾胃为子，君火生脾土，相火生胃土""凡心肾健旺之人，则消化力强，因少火生气，子食母乳，娘壮儿肥；心肾衰弱之人，则消化力弱，脾胃病较多，因少火弱，生气少，娘衰儿瘦，乳哺不足也""世之患脾胃病，消化不良，或上吐下泻，以及痞满肿胀等症，虽属于后天脾胃之疾，而先天心肾之衰弱，实为主要原因。如只重视后天之调理，忘却先天心肾之关系，徒治其末，忽略其本，病轻或有效，病重则无益而有损。但是，如只重视先天心肾，而忘却后天脾胃，亦属片面看法。因中气如轴，四象如轮，可见其关系之密切。若只知后天，犹如有轴无轮，若只知先天，又如有轮无轴，均不可能成其为整个圆运动之作用矣"。

吴荣祖教授把上述扶阳之学术观点总结为"先后天双轨生命线之阳气并扶"，这种学术观点也是云南吴氏扶阳学术流派所具有的学术特色之所在。正如吴佩衡先生在《医药简述》中所论述到的，先天心肾和后天脾胃两条生命线是人身的重要生命线，在扶阳过程中，只要固护住这两条生命线，就能够使人体全身的阳气流通顺畅，可以达到《黄帝内经》中所说的"疏其血气，令其调达，以致和平"的状态。温扶先天心肾之阳气，主要是要着重于温扶足少阴肾中之阳气。足少阴肾中之阳气和全身其他脏腑之阳气有不同之处，肾中之阳为先天乾阳之一爻落于坤宫所化，为一阳密于二阴之中，为真阳藏于至阴之地，为人体命门之火。吴荣祖教授经常强调，温扶命门之火并不是一味地温补使其壮大，而是在温扶的同时注重秘阳，以保证命门火始终秘藏于肾水当中。命门火秘藏于肾水当中，就能够很好地蒸腾化气，肾水随此气化功能可上济于心，心火得此肾水之既济就可顺势下交于肾，至此心肾相交，水火既济，坎离交泰，人体气化功能启动。命门火潜藏于肾水之中，所化生之气就是人体的阳气，所以命门火之功能就是化生人体阳气的根本和原动力，人体先天之阳气就由此而生。先天阳气得以化生就能生化人体后天之阳气，后天之阳气就是脾胃之阳气，就是中宫之阳气，也就是中气。这就是《黄帝内经》中所指的"先天生后天"。与此同时，温扶后天脾胃之阳气，着重温中而散寒，扶阳而燥土，使得中宫脾胃之土不为湿邪所困，则脾阳得升而胃气得降，中宫脾胃枢轴运转正常。脾阳得升而肝木亦随之左旋，胃气得降而肺金亦随之右转，人体气机圆运动使然。故在扶阳过程中先后天并重，较单独重视先天肾阳之温补或仅着重后天脾胃之阳气的温运，更能从人体气机圆运动的全局进行把握。将"先后天双轨生命线之阳气并扶"的学术思想运用于临床实践，其疗效更加确切。

基于"先后天双轨生命线之阳气并扶"的学术思想，吴荣祖教授在确定治疗阳虚阴盛诸证的治法上，提出了"补火生土"的治疗原则。在这个治疗原则中，"补火"特指温补命门之火，其另一层含义也包括秘藏命门火；"生土"顾名思义就是指通过温补命门之火而生化后天脾胃之阳气。在治疗大法确定的情况下，针对方药的选择，吴荣祖教授则继承了钦安、佩衡两位前贤的用药准则，首选以四逆汤为主的四逆辈诸方治之。因为在诸多中医方剂中，只有四逆汤一方才能把"温阳扶正""扶阳抑阴""先后天阳气并补""秘阳""燥土"等学术思想统纳于其中。

四逆汤之所以是临床上治疗一切阳虚阴盛证的首选方剂，是因为该方剂在治疗阳虚阴盛证方面适用范围非常广泛，它不仅适用于阳虚阴盛、孤阳外越的危重证，还广泛适用于阳虚阴盛的一般病证，甚至是亚阳虚证，这完全取决于使用该方的医家对四逆汤圆通运用的层次而定。扶阳学术流派创始人郑钦安先生在其著作《医理真传》中，

111

就对四逆汤一方的圆通运用有十分精辟的论述。吴佩衡老先生担任云南中医学院（现已更名为云南中医药大学）第一任院长时，要求学院的老师和学生都要熟读该论段，并要求背诵。吴荣祖教授同样也对郑钦安先生的该段论述十分认同并推崇，要求凡跟师于他的学生必须熟读并背诵该论段。该论段见于郑钦安先生所著《医理真传》之四逆汤按语，原文为："四逆汤一方，乃回阳之主方也，世多畏惧，由其不知仲景立方之意也。夫此方既列于寒入少阴，病见爪甲青黑，腹痛下利，大汗淋漓，身重畏寒，脉微欲绝，四肢逆冷之候，全是一团阴气为病，此际若不以四逆回阳，一线之阳光即有欲绝之势。仲景于此专主回阳以祛阴，是的确不易之法。细思此方，既能回阳，则凡世之一切阳虚阴盛为病者，皆可服也，何必定要见以上病形而始放胆用之，未免不知几也。夫知几者，一见是阳虚证，而即以此方，在分量轻重上斟酌，预为防之，方不致酿成纯阴无阳之候也。酿成纯阴无阳之候，吾恐立方之意固善，而追之不及……而不知用姜附之不早也。仲景虽未一一指陈，凡属阳虚之人，亦当以此法投入，未为不可。"通过以上论述，吴荣祖教授认为其是将四逆汤的运用范围充分扩展开了。因为大多数中医临床医生从开始进入中医学的学习到最后投入临床工作之中，始终认为四逆汤是回阳救逆的方剂，一定要见到阴盛阳脱的危重病证方能使用此方，而且使用的药物剂量还比较轻浅，这就大大限制了四逆汤的适用范围。郑钦安先生把四逆汤的运用范围扩展至一般阳虚证均可运用，只是在药物剂量上重病用大剂量药物，轻病用小剂量药物以进行调整。这充分体现了中医"治未病"的思想，是中医"既病防变"思维的典型体现。所以吴荣祖教授深谙钦安先生之意，临证阳虚，首选以四逆汤为主的四逆辈诸方治疗。

　　另外，吴荣祖教授在方解四逆汤一方时，对其君药附子的解释也十分具有特色。吴荣祖教授不仅从一般传统的性味、归经等方面认识附子这味药，还独到地从附子引种、种植、生长、采收的整个过程，结合天人合一的象思维对其功效进行深入地阐释，认为附子这味药是集温阳扶正、潜阳秘阳、化气生津等功效于一身的。吴荣祖教授常说，古人识药，不仅从其气味、部位、色泽、形态等方面分析药效，亦有重视从药物之生态环境而言药效的传统，因此附子种植栽培之环境和其药效有不可分割的联系。附子取种于四川龙安寒冷山区,其种子能在此寒冷环境中生成,其性非辛热如一团烈火所不能。火种引入四川成都平原地区,温高湿重,土质油沙黑壤,因此区域雨水本著,故其黑乃水色也。把火种置于水中培育,具有坎卦之象,大有把火种秘藏于水中之象,故此象必然使得附子具有很好的秘阳功效,此其一。其次,从附子种植、生长、采收之节气亦可悟言。附子播种的最佳时间是12月中旬,即农历大雪、冬至时节,且最好在冬至前6~10天,此时可谓冬日闭藏之最甚时节。此时播种,又具火种闭藏之义,有潜龙之象。此时是天阳闭藏孕育之最关键时刻,为冬至一阳生之造化之期也,这使得附子具有生生化育之象,此其二。再看其块根生长成熟期也很特别,从3月份至4月份立夏节令,可谓得天阳之助,6月下旬暑令阳热之时生长最速,块根日增重0.65g,土壤温度也高达27℃左右,可见饱含阳热之灵气也。此季又正值进入长夏之季,丰沛的雨水随之而来,附子在此时生长迅速,实可谓具有阳热气化蒸腾之能,而收坎离交泰生水之功,此其三。另外,附子7月中下旬即采收,也就是在立秋节气,正是秋金收敛之始,吸纳天阳以收敛之,使得附子具有收敛天阳、秘藏于内之坎中潜龙之性,此其四也。基于以上4点,附子从引种到收成的全过程均具备温阳、秘阳、气化生津的特点,从象科学的层面更深入地对附子的功效进行了解释。所以以附子为君药的四逆汤,其温阳化气、秘阳生津的功效也是不容置疑的。还有四逆汤中干姜辛温而散为臣,以为前驱,扫清道路,迎阳归舍;炙甘草和中,具补土伏火之能。干姜、炙甘草两药为温中散寒、补土伏火之要药,其药效作用重点在中宫脾胃,是温运中宫阳气的关键药物组合。至此,四逆汤先后天阳气并扶之功效完全显现出来,可谓集补火生土、真火伏藏、命根永固之功效的第一方。故吴荣祖教授临证阳虚,扶阳抑阴、补火生土首选以四逆汤为主的四逆辈诸方,临床运用下来往往指下生春,效若桴鼓。

阳主阴从继钦安,扶阳抑阴承佩衡;阳主则寿,阴旺则夭;扶阳抑阴,四逆为君。以上就是吴荣祖教授扶阳学术思想具体运用于临床的总原则。下面笔者还将对此总原则下的各个临床思维特色进行阐释,以飨读者。

辨证尤重亚阳虚，不治已病治未病

一、辨证阳虚，隐潜者要

吴荣祖教授认为，在 2000 多年的中医发展历程中，有很多具有鲜明学术特色的学派出现，这些学派的出现取决于其在对疾病的辨证论治过程中每每能抓住一般医家不重视、不敏感的潜在辨证要点，并用之指导临床辨证用药，从而能在疾病发生发展的早期阶段就准确辨证，合理用药，每多获良效，久之自成一派，独步杏林。吴荣祖教授称这些潜在的可以用于指导辨证论治的症状为"隐潜性辨证要点证候群"，也叫作"亚阳虚证候群"。如果一个医生在临证中善于归纳总结这类"隐潜性辨证要点证候群"，那么其必然会具有自己的学术思想特点，并在临证中取得很好的疗效，尽显"上工"本色，成就一方名医何难之有！这充分体现了"上工不治已病治未病"的中医特色思辨模式。

目前，国内很多扶阳学术流派医家在总结扶阳学术流派重量级代表人物吴佩衡先生的学术思想时，多会用到"佩衡先生在临床上善用、广用、重用、巧用附子"的字眼来概括其学术思想的特点。吴荣祖教授认为这样的总结是符合实际的。佩衡先生之所以能做到把附子一药运用到如此精妙的程度，其实就是其对阳虚证"隐潜性辨证要点证候群"的把握如鱼得水使然。在这样的学术思想的指导下，以及长期大量的临床经验的铺垫下，佩衡先生特别善于抓住从患者身上透露出来的隐潜性阳虚证的诸多证候，从而把附子的运用范围明显拓展开来，其适应证亦明显增多。由于其是在阳虚证的萌芽阶段就进行干预治疗，故而疗效较佳，且疾病预后较好，患者的就医满意度也明显提升。吴荣祖教授完全继承了佩衡先生的学术思想及临床经验，在临证过程中始终贯彻"上工不治已病治未病"的宗旨，辨证时极其善于抓住阳虚证患者出现的很多隐潜性阳虚症状，对阳虚阴盛证能早发现、早诊断、早治疗，且多取得满意疗效。下面笔者就对吴荣祖教授在临床上常见的隐潜性阳虚证候做一个初步总结，以供广大读者及同道参考。

吴荣祖教授在辨阳虚证时，把阳虚证的证候大致分为阳虚证的一般证候及隐潜性阳虚证候两大类。阳虚证的一般证候即中医院校教材中所述的畏冷、肢凉、口淡不渴或喜热饮、小便清长或者尿少不利、大便稀薄、面色苍白、舌苔发白、脉沉迟或细数无力，可兼有神疲乏力、气短等气虚表现。临床上如果患者身上出现这些证候，大多数医生都能识别，对于"寒者热之"的治法，大多数医生也可把握。但如此典型的阳虚证候往往在临床中不是经常能够遇到的，我们在临床中经常遇到的阳虚证患者往往表现出的阳虚证候其实并不典型，甚至可以说是模棱两可。这就要求临床中医医生不仅要认识到典型的一般的阳虚证候，还需要锻炼自己对隐潜性阳虚证候的辨识能力，而辨证层次的深浅及上工辨证的能力往往取决于对隐潜性阳虚证候的发现及应对。

隐潜性阳虚证候的存在说明在临证中阳虚证的表现不是人人都很明显，而要从脉象的沉取、中取、浮取的变化，从天人相应的角度，从患者身上出现的证候与季节时差变化之关系，以及从二便等各方面来细心观察，这样就不难找到这些证候了。

首先是舌质和舌苔的望诊，这一点在"隐潜性阳虚证候群"中尤为重要。由于患者个体差异较大，特别是在文化、生活习惯等方面的差异导致其对病情和症状的描述与表达差别较大，再加上医生自身对患者所表达内容的理解程度和理解层次不一样，最终会对辨证的结果产生较大的影响。而患者的舌质和舌苔是客观存在的，只要他一伸舌出来，就能被看到，所以这是最真实的，故把握患者舌质和舌苔的望诊是辨证隐潜性阳虚证的关键所在。我们在进入中医药高等院校学习《中医诊断学》时就知道，舌质反映的是人体正气的盛衰，舌苔反映的是人体病邪的进退。基于此原则，在观察患者舌质的时候一定要注意舌质的"老"和"嫩"。吴荣祖教授在临床带教时经常对学生说，观察舌质的老与嫩就好似去菜市场买肉时观察所要买的肉的质地的老与嫩一样。一般来说，望舌时需要感知舌头的质地是否滋润，如果其津液充足就说明舌质是嫩的，反之如果缺乏津液而出现干枯，就说明舌质是老的。舌头的质地嫩说明气阳不足，舌头的质地老说明阴亏有热。舌质嫩的往往还伴有舌体胖大，边有齿痕，色泽淡红、暗红、嫩红甚至透有青色；舌质老的往往伴有舌体瘦小，色泽干红、老红、绛红。前者属于阳虚阴盛，后者属于阴虚阳亢。这里需要说明一点，就是临床上有一部分患者的舌质会呈现舌面干燥无津液，甚至出现裂纹，同时其也会有口干、口燥、口苦的主诉。临床如果遇到此类患者，一定要注意观察舌质的老嫩指的是对舌头质地整体是否饱含津液而言，而不是仅仅指舌面上是否敷布津液。一部分阳虚阴盛的患者，由于阳气虚弱，气化能力下降，阳气不能蒸腾津液上济于口舌，亦会呈现舌面干燥甚至有裂纹之象。但仔细观察这类干燥舌象，其质地一定是属于嫩的。

在观察舌质的时候，患者伸舌的方式也很重要，伸舌方式不正确会直接影响观察的结果。例如患者伸舌时过于紧张或过于用力，会直接导致舌肌的紧张，从而造成舌体瘦小，舌肌充血，于是就会呈现瘦小而深红的舌质，这样的舌质很容易误导医生将其辨证为阴虚热盛之证型。所以患者在伸舌时，有经验的医生一定要指导患者伸舌自然，不要紧张用力，尽量把舌体摊开，这样才能反映其真实的病情。如果临床遇到患者不能理解医生的伸舌指导时，吴荣祖教授还有一种简便易行的方法可以避免上述误导情况的发生，就是让患者张大口腔，像观察咽喉时一样，这时患者的舌体会自然地平坦放于口腔之中，借此观察舌头的质地也可以很准确地反映其老与嫩的真实情况。

所以，如果在临床上观察到患者的舌质是嫩的，就提示其正气、中气及阳不足，而气和阳的关系就是命门火秘藏于肾水之中蒸腾化气的过程，故舌质嫩也就提示肾中命门火的不足。而此时患者不一定会出现恶寒怕冷、四末欠温、神疲乏力、下利清谷、脉微欲绝等典型的肾阳虚证候。仅仅把握住患者舌质的变化，就可以采集到患者第一手也是最关键的隐潜性阳虚证候，从而提前干预，提升辨证层次，提高临床疗效。

还有就是舌苔的观察。在舌苔的观察中，需要特别指出的是对黄腻苔的辨证观察。舌苔黄腻被中医称为黄腻苔，具体表现为苔色黄而黏腻，颗粒紧密粘连，如黄色粉末调涂于舌面。黄腻苔由邪热与痰涎湿浊交结而形成。苔黄为热，苔腻为湿、为痰、为食滞。黄腻苔之主病为湿热积滞、痰饮化热或食滞化热等证，亦主外感暑热、湿温等证，治宜清热、化湿、祛痰。另外，辨黄腻苔尚应注意与舌质合参。黄腻苔之舌象临床多见于急慢性胃肠炎、胆囊炎、尿毒症等患者。故黄腻苔在《中医诊断学》中对应的是湿热，在临床中多数中医师也认为黄腻苔对应的就是湿热之邪。在这里我们需要再静下心来，仔细思考一下，黄腻苔从中医象思维的层面能透露给我们什么样的诊断信息。

吴荣祖教授在临床中辨识黄腻苔时认为，黄腻苔一词的核心一是"黄"，二是"腻"。"腻"就是黏腻，主湿气，因为湿气具有重浊黏腻的特点，所以对于"腻"的认识应该是统一的。故而对黄腻苔的理解关键在于对"黄"的认识。"黄"属于中医五色之一。五色之青、赤、黄、白、黑分别由五气所主，同时也分别由五季所主。其中，青之五气为风、赤之五气为火、黄之五气为湿、白之五气为燥、黑之五气为寒；青之五季为春、赤之五季为夏、黄之五季为长夏、白之五季为秋、黑之五季为冬。由此可以看出，"黄"本身透露给我们的信息是：在五气层面是湿，在五季层面是长夏，所以"黄"本身也就代表着湿和长夏。进一步理解湿和长夏，湿只是单纯的湿，而湿本身并没有偏寒或者偏热的趋势；长夏在五季当中是中间的季节，在春夏和秋冬之间，而春夏两季用阴阳属性来划分应当属于阳，秋冬两季用阴阳属性来划分应当属于阴。也就是说，长夏处于阴阳的中间，所以其属性应该是最为中性的，既然是中性的属性，那么也就不存在寒热的偏颇了。至此，我们来思考一下，"黄"所透露出来的证候层面的含义应当是阴阳之交、阴阳之中气，并没有寒热属性的偏性代表，结合之前所分析的"腻"也是单纯代表湿，也没有寒热属性的偏颇，故"黄腻苔"从证候层面给我们透露出的信息应该就是单纯的湿，而且这个湿指的是阴阳相交所产生的中气，并没有任何寒热偏性的意义。鉴于此，吴荣祖教授认为临床上患者的舌苔如果出现黄腻苔，仅仅代表其体内有湿邪，而非说明一定就是湿热之邪。

正因为湿处于阴阳的中间，这种看似中立的属性就会自然而然地带来另一个特点，那就是容易依从个体情况寒化或者热化。如果黄腻苔所主的湿邪是产生于一个阴虚阳盛的体质或状态中，那么必然会热化，故而化生为湿热之邪；如果黄腻苔所主的湿邪是产生于一个阳虚阴盛的体质或状态中，那么必然会寒化，故而变生为寒湿之邪。这就完全取决于患病个体的体质和患病时病理生理状态的阴阳属性了。所以我们在观察黄腻苔时，一定要结合患者舌质的观察，如果舌质偏嫩，那么就要注意其在正气层面是属于气阳不足的类型，这个类型的体质或状态是属于阳虚阴盛性质的，所以其黄腻苔所主的应该是寒湿之邪。反之，如果舌质偏老，那么就要注意其在正气层面是属于阴虚阳亢的类型，这个类型的体质或状态是属于阴虚阳盛性质的，所以其黄腻苔所主的应该是湿热之邪。同时，还可以用观察舌质的方法来观察舌苔。如果黄腻苔的黄色属于淡黄、嫩黄的色泽，那么该黄腻苔所主的应该是寒湿之邪；如果黄腻苔的黄色是属于深黄、老黄的色泽，那么该黄腻苔所主的就应该是湿热之邪。吴荣祖教授对黄腻苔的阐释和观察方法可以举一反三，同样适用于其他方面。例如对患者口痰色泽的观察，明白其中道理在临床上就不会发生凡是遇到黄稠痰就只知道痰热蕴肺，一味运用清热化痰的单一治法的情况了。其他方面的圆通运用在这里就不一一说明了，广大读者可在自己的临床工作中自行体悟。

还有一类辨证的误区，就是在临床中患者舌质已经表现为明显的阳虚阴盛舌质了，苔却是黄腻苔。遇到这种情况，很大一部分医者会认为虽然患者是一派阳虚阴盛的证候特征，但是同时还有黄腻苔的存在，就说明其体内的湿邪一定是存留很久，并且蕴结不移，从而郁久化热了。这时就需要在运用温阳药物的同时，还要给予一定的清热除湿药物以应对这郁久所化之湿热，但其实这样的认识是不全面的。吴荣祖教授在临床上遇到这类患者时，一定会仔细辨别其所出现的黄腻苔是嫩黄腻苔还是老黄腻苔，嫩黄腻苔代表着寒湿之邪，老黄腻苔才代表湿热之邪。而临床验证下来，其中大部分患者基本都是属于嫩黄腻苔的寒湿之邪。其实，从天人合一的道理上来理解，也可以说明湿邪的寒热属性是由其所存在的环境决定的，而不是因为时间的长短来定性。我们可以想象一下，如果用一块毛巾浸满水，那么这就是一块充满湿的毛巾了，用同样的方法做出两块这样充满湿的毛巾，把这两块毛巾分别放在赤道附近的热带雨林之中和南极的冰天雪地之中，然后我们来设定一个时间，可以把这个时间设定为你认为足够久的时间，相信处于赤道附近热带雨林中的那块充满湿的毛巾，肯定很快就会发热甚至腐烂分解，最后消失，而放在南极冰天雪地环境中的那块充满湿的毛巾，难道会因为放置时间的延长也逐渐发热腐烂、分解消失吗？答案不言而喻是否定的！那块放在南极冰天雪地环境中充满湿的毛巾，不论放置时间有多长，它永远只会结成冰块而永久封冻在那里，不会改变。这就是湿气也好、湿邪也好，蕴结于久所产生的变化。这种自然的规律，在天人相应的中医思维中也是如此。所以人体内的湿邪不论蕴结多久，都要看其所处的人体环境阴阳偏颇的情况而定。如果湿邪处于一个阳亢阴亏的阳热体质环境中，那么这个湿邪不会蕴结，也不会停留太久，因为它马上就会湿从热化，变生为湿热之邪。同样的道理，这个湿邪如果是存在于一个阳虚阴盛的体质环境之中，那么无论它蕴结多久，都会湿从寒化，变生为寒湿之邪，并且蕴结越久，寒化的程度就越深，有可能最后从寒湿之邪逐渐变成寒实之邪，而一旦变成寒实之邪，就很有可能形成包块等有形物质停留在人体内，这就和肿瘤有着很深很紧密的关系了。所以广大读者应该注意，在有一派明显阳虚阴盛证候的患者身上，如果出现黄腻之苔，不要简单地将其理解为湿邪蕴久化热，而随手在温阳药物的基础上擅自加入清热除湿类药物，自以为辨证准确，实则是在雪上加霜。我们一定要注意，湿邪在阳虚阴盛的人体环境中，无论存留时间有多久，它都不会热化，只会寒化，而且寒化的程度和湿邪蕴结的时间成正相关。

　　以上就是吴荣祖教授在临床实际中观察患者舌质舌苔的方法，该方法极为实用，且易于掌握，各位中医临床医生只要在平时临证之时，运用此临床经验反复观察必然可以掌握，而只要掌握了这种观察舌象的方法就能够在很大程度上把握隐潜性阳虚证候，对提高辨证的准确性可起到关键性的作用。

　　对于隐潜性阳虚证候的观察，吴荣祖教授还注意询问患者的渴饮状态。口干一症在临床上极为常见，但我们不要小看这一常见症状，如果医者仅仅只是草草问过，很可能就将一些隐潜性阳虚证的证候遗漏，最终影响辨证的正确性。如果患者出现口干一症，医生一定要对其进行进一步的问诊。一要问是喜欢喝冷饮，还是喜欢喝热饮。如果喜欢喝热饮，那就是渴喜热饮，往往所主病证就是阳虚阴盛之证；如果渴喜冷饮，此时一定记住这个现象并不一定代表着阴虚阳盛之证，所以要进一步询问。二要问喜饮的量多不多。如果渴喜冷饮的量较多，每每都是大口饮冷，饮后自觉胃中畅快，那就说明的确为中焦胃腑实热；如果虽喜冷饮，但饮水量不多，或仅仅只是口中干燥，想用水润口而不欲下咽，又或者出现饮冷后胃中格拒、痞满不适、胃中疼痛等症状，那么这就代表中焦阳虚寒化，寒湿之邪阻隔中焦，津液不能上承于口，属于"隐潜性阳虚证候群"中的典型症状。三还要问饮水后小便量如何。如果饮水后小便较多且较清长，就多属于阳虚阴盛之证；反之若饮水后小便量少，小便短黄，甚至解小便时有尿道灼热刺痛感觉，那就说明多属于阴虚阳盛之证。

临床上，许多患者并不一定会出现典型的阳虚证候。而像口干、渴饮状态、小便的情况，以及舌质舌苔的变化，这些现象是在每一个患者身上都有体现的。着重仔细观察这些方面，同时静心思考，认真体悟其中透露出来的信息，就可以发现许多对临床辨证论治极为有用且关键的元素，如此不仅可以很好地把握隐潜性阳虚证候，同时对于像隐潜性阴虚证候、隐潜性痰湿证候、隐潜性血瘀证候、隐潜性风动证候等隐潜性证候也都可以临证把握。如果真能如此，君必为一代名医无疑！

吴荣祖教授为扶阳学术流派的大家，亦为目前全国扶阳学术流派的代表性人物及现阶段云南吴氏扶阳学术流派的领衔人，其在临床上尤其善于观察、发现、把握"隐潜性阳虚证候群"。除了上述较为常见的隐潜性阳虚证候外，还有诸如干燥少津类证候、大便干结类证候、干咳痰不易咳出类证候、某些出血证候，以及汗的观察、脉象的舍取、面赤之浮沉老嫩、面红如妆、阳烦与阴躁的鉴别等都属于比较特殊的阳虚证候，其中亦均有隐潜性阳虚证候的显露，只要善于观察总结，就可以把握其中奥妙。由于篇幅有限，故对上述各类证候的具体分析和阐释就不在本书中一一列出了，各位读者若有兴趣可参看中国中医药出版社出版的《扶阳论坛》及《扶阳薪火》，其中从理论至临床实践均有详细的记载及论述。

二、上工治病，防患未然

在了解了吴荣祖教授学术思想中临证辨识隐潜性阳虚证候的特点和具体内容后，我们思考的下一个问题就是在临证中如果已经辨识出来隐潜性阳虚证候，具体该怎么处理。我们知道隐潜性阳虚证候又被称为非典型性阳虚证候，这些阳虚证候较大家所熟知的典型阳虚证候轻浅，所带来的疾病也没有典型阳虚证候代表的疾病危重。我们可以毫不犹豫地运用回阳救逆的首选方剂四逆汤治疗典型阳虚证候疾病，那么对于隐潜性阳虚证候疾病是否也用四逆汤治疗呢？既然病情较为轻浅，如果一开始就用回阳救逆的四逆汤对其进行治疗，是否会有滥用药物之嫌疑呢？是否应该先运用一些补气之品以作前驱呢？

对于上述治疗层面的问题，吴荣祖教授认为，我们中医的先辈已经在他们的著作中给出了明确的答案，这些观点就是我们中医临床治疗的指南，我们只要遵循这些指南进行遣方用药，临床疗效必然很好。其中一位先辈就是在杏林中有"医圣"称号的张仲景。仲景在其著作《伤寒论》中有云："少阴病，脉沉者，急温之，宜四逆汤。"吴荣祖教授特别重视该条条文，认为其中有两个关键字，一个是"急"，一个是"宜"，这就是仲景对隐潜性阳虚证候制定的治疗规范和要求。在这条条文中，我们可以看出少阴病应该运用四逆汤治疗。而在大多数中医医生的思维中一定是出现了较为危重的病证才用四逆汤治疗，应该是在少阴病的同时，还有恶寒怕冷、四末欠温、四肢厥逆、下利清谷、脉微欲绝等典型阳虚证候，此时方是运用四逆汤的适应证。但请广大读者注意，仲景在此条文中仅仅只描述了少阴病的一个证候，那就是脉沉。也就是说，仅凭借一个脉沉的少阴病证候就可以运用四逆汤进行治疗。这就是典型的以隐潜性阳虚证候作为温阳扶正治法运用指征的例子。脉沉这个证候在吴荣祖教授看来，还应该伴有一个无力的脉象，也就是说应该是脉沉而无力的脉象，而且这个脉象应该在患者两尺部脉位处更加明显。因为左尺为肾，右尺为命门，肾与命门的脉位出现沉而无力的脉象，就说明肾中命门火不足，这就是运用四逆汤的指征。而不是一定要等到肾中命门火不足进而逐渐发展至患者出现典型的阳虚证候时才运用四逆汤治疗。真等到那时才反应过来运用四逆汤治疗，必然已经丧失了最佳的治疗时机，所产生的疗效和所带来的预后效果都会受到影响。

鉴于此，仲景在该条条文中还着重强调了一个"急"字，叫作"急温之"，意思就是告诉后学者，这个时候就不能等了，不要再犹豫了，高明的医师在此时一定会抓住时机，运用四逆汤早治疗、早干预，而不是先给患者隔靴搔痒之方药来慢慢治疗。但同时，仲景还给出了另外一个字，就是"宜"字，此字有"适宜""可以"的含义。在这里大家需注意，在仲景撰写的《伤寒论》中，论及具体方剂的运用时会用"主之"的字眼来描述，而"主之"和"宜"是有区别的。"主之"的意思是指在这个时候、在这种病证中，必须或者首选某方剂进行治疗；"宜"的意思是指在这个时候、在这种病证中，最好使用某方剂进行治疗。两者在选择的程度上是有区别的。所以，能够在萌芽阶段就善于发现、及早运用适宜的方法对疾病进行治疗，是一个高明的医生所具备的能力。吴荣祖教授在研读《伤寒论》时体会到，由于仲景在著撰《伤寒论》时是处于东汉时期，那时纸张还没有被发明出来，所以只能在竹简上刻写文字，这就使得写作的用字用词必须十分精炼，容不得半点多余的字词，故而在研读过程中亦必须对每一个字都进行仔细地研究，做到"咬文嚼字"的程度。因为每一个字都可能承载着关键的信息，如果草草读过，必然难以知道其中的精义所在。吴佩衡先生更提出研读《伤寒论》最为关键的地方是要结合自己丰富的临床经验，于无字之处进行探究，方能拨云见日、茅塞顿开。佩衡先生在其所著《伤寒论讲义》中对少阴三急下证的阐释就充分体现了于无字之处探究的高层次学术境界。

无独有偶，扶阳学术流派创始人郑钦安先生对于在临床上如何应对隐潜性阳虚证也有精辟的论述，这就是其著作《医理真传》中四逆汤方后的按语，他认为："四逆汤一方，乃回阳之主方也，世多畏惧，由其不知仲景立方之意也。夫此方既列于寒入少阴，病见爪甲青黑，腹痛下利，大汗淋漓，身重畏寒，脉微欲绝，四肢逆冷之候，全是一团阴气为病，此际若不以四逆回阳，一线之阳光即有欲绝之势。仲景于此专主回阳以祛阴，是的确不易之法。细思此方，既能回阳，则凡世之一切阳虚阴盛为病者，皆可服也，何必定要见以上病形而始放胆用之，未免不知几也。夫知几者，一见是阳虚证，而即以此方，在分量轻重上斟酌，预为防之，方不致酿成纯阴无阳之候也。酿成纯阴无阳之候，吾恐立方之意固善，而追之不及……而不知用姜附之不早也。仲景虽未一一指陈，凡属阳虚之人，亦当以此法投之，未为不可。"这就是临床上发现隐潜性阳虚证候时，我们应该如何面对，应该如何进行干预和处理的指南。

在明白了临床上应对隐潜性阳虚证候的治疗方法和首选方剂后，还有一个问题就是，既然隐潜性阳虚证是不典型的阳虚证，是较为轻浅的阳虚证，是阳虚证的萌芽状态，那么在这一阶段的用药是否可以不必要一开始就以温补命门火的第一要药附子为主，而可以先运用一些类似补气的药进行治疗呢？吴荣祖教授对于这一问题的解释是：补气和温阳是对一个问题在两个不同层面的认识，补气是浅一层的认识，温阳是深一层的认识。要说明这个问题，就必须先把人体"气虚"和"阳虚"的概念和两者的关系弄明白。

气虚是指由于元气不足引起的一系列病理变化及证候表现，泛指身体虚弱、面色苍白、呼吸短促、四肢乏力、头晕、动则汗出、语声低微等。阳虚是指机体阳气虚衰，功能减退或衰弱，代谢活动能力减退，机体反应力低下，阳热不足的病机变化。阳虚主证为畏寒肢冷、面色苍白、大便溏薄、小便清长、脉沉微无力等。从上述气虚与阳虚的定义中我们不难看出，两者所定义的范畴是有重叠的。为什么会出现定义上的重叠呢？其实这就是因为"气"和"阳"本身就是同源同根的，它们共同的源头和根基是"命门火"。

命门火为肾中之相火，是人体阳气之根。扶阳学术流派之开创人，清代名医郑钦安先生在其著作《医理真传》中论述到："天一生水，在人身为肾，一点真阳，含于二阴之中，居于至阴之地，乃人立命之根，真种子也，诸书称为真阳。"钦安先生所述之"真阳"就是指"命门火"。由此可见，命门火秘藏于肾水之中的状态是人体维持正常生理功能的根本。这种秘藏状态使得肾水可得命门火之温煦，温煦的结果就是使得肾水蒸腾化气。这种气化的功能能够提供人体一身的阳气，所以说命门火为人体阳气的根基。从命门火气化出来的阳气，可以供给人体各个脏腑组织以维持其正常的生理功能，从而产生肾气、脾气、胃气、肺气、肝气、营气、卫气、宗气等人体一身之气。由此可见，命门火为人体阳气之根本，阳气为命门火气化作用之结果，人体一身之气及各个脏腑组织之气为阳气运行的生理功能的具体表现。

理解了命门火、阳气和气之间的关系，就不难理解气虚和阳虚之间的关系了。既然阳和气都根源于命门火，那么气虚和阳虚同理，其虚之根本也就是命门火之不足。那么吴荣祖教授提出的隐潜性阳虚证候的概念介于典型的气虚和典型的阳虚之间，所以隐潜性阳虚证候产生的根源同理也就是命门火的不足。看到这里我们就能够明白，既然这些都根源于命门火的不足，那么在临床中不一定非要等到患者出现典型的阳虚证候时才开始使用温补命门火的方法，而是在亚阳虚证候阶段就应尽早进行温扶命门火的治疗，这充分体现了中医"治未病"的学术思想，以及《黄帝内经》中强调的"治病必求于本，本于阴阳"的治疗原则。所以对于在隐潜性阳虚证候的阶段是运用一般的补气药进行治疗，还是运用以附子为主的方剂进行提前干预、防患于未然这个问题的解答，就十分清楚了。

例如治疗气虚自汗，经久不愈一证，吴荣祖教授往往多以桂枝附子汤温固命门，调和营卫，多奏良效，此非玉屏风单纯益气固表可比，方中绝无收敛之品，而敛汗之效明显。又如治疗中气下陷，少腹坠胀，便后脱肛一证，吴荣祖教授主以吴茱萸四逆汤力补命门，温水达木，升阳举陷，效若桴鼓。此非补中益气之属能较之。再如治疗风寒外束，发热恶寒，身痛而喘之外感重证，绝非一味表散发汗，而是从太阳、少阴表里两经着手，运用麻黄细辛附子汤温经解表，往往一汗而愈。由此可知，当疾病处于萌芽状态时，就要给予药物将其控制，并消灭之，这就叫防患于未然。我们当医生的若能做到这一点，方可为上工。

真寒假热细考量，排病反应明于心

一、临证遇火，少壮明分

火分为生理之火与病理之火。《素问·阴阳应象大论》中"壮火之气衰，少火之气壮；壮火食气，气食少火；壮火散气，少火生气"，明确指出"少火"乃生理之火，"壮火"乃病理之火。《内经知要》中"火者，阳气也。天非此火（即日光）不能发育万物，人非此火（君火和相火）不能生养命根，是以物生必本于阳。但阳和之火则生物，亢烈之火则害物，故火太过则气反衰，火和平则气乃壮。壮火散气，故云食气。少火生气，故云食火"，指出了火是生生之本，自然与人体都赖以火才能存在，同时认为"阳和之火"是生理之火，为"少火"，"亢烈之火"是病理之火，为"壮火"。由此可见，对人体火的认识，自《黄帝内经》时代就有明确的概念，但目前临床上一遇到火热之证候，往往不分壮火、少火，一味滋阴、清热、泻火，久而久之造成人体先天命门火受损，肾水失于温煦，肾水不能上济于心，而心火不能下交于肾，如此心肾不交，君火不能明于上，则相火不能安于下，故造成人体各部位、各脏腑之相火（少火）离位而成假热之象。但即使如此，若不严格遵循中医辨证论治之精神，仍不能认清真寒之本，而继续障目于离位相火（少火）之假热标象，继续滋阴、清热、泻火，无疑是犯虚虚实实之戒。吴荣祖教授在临床中十分重视对"少火"和"壮火"的鉴别，下面笔者将从理、法、方、药4个方面将吴荣祖教授对人体"少火"和"壮火"认识的学术思想和临床运用经验进行总结，以供广大读者参究。

吴荣祖教授对少火和壮火的认识完全继承于吴佩衡先生所创立的云南吴氏扶阳学术流派对传统少、壮之火的认识。云南吴氏扶阳学术流派首先提倡的是注重对先后天少火（阳气）的保护。

著名中医学家、教育家、云南省四大名医之首、全国扶阳学术流派重量级人物、云南吴氏扶阳学术流派创始人吴佩衡先生在其著作《医药简述》中论述到，"先天心肾，是人身中最宝贵之主要生命线，而后天脾胃，也是人身中最宝贵之次要生命线，先后天是紧密联系而不可分割的一个整体""先天心肾为母，后天脾胃为子，君火生脾土，相火生胃土，君火为主，相火为辅，相火必须听令于君火，君火炫耀，则相火潜伏而肾脏温，坎水上升而心脏凉""凡心肾健旺之人，则消化力强，因少火生气，子食母乳，娘壮儿肥；心肾衰弱之人，则消化力弱，脾胃病较多，因少火弱，生气少，娘衰儿瘦，乳哺不足也"。以上学术观点说明了，人体先天心肾功能的健旺是其他脏腑生理功能正常的基本前提和保证。先天命门相火功能健旺，就可秘藏于肾水当中，从而蒸腾气化，使得肾水能够上济于心，而不至于心火过亢，心火又能下交于肾，而不至于肾水过寒，如此就可形成水火既济，心肾相交的状态。心肾相交则心中君火能明，君火明则相火自能安。如此，人体各脏腑之相火就能安在其位而履行其正常的生理功能。所以，佩衡先生提出一定要重视先天心肾阳气的道理就在于此。另外，肾阳为先天之阳，脾阳为后天之阳，先天生后天，后天养先天，先天之真阳少火充足，自然能生化后天脾胃之阳气，健旺的脾胃阳气就能使得后天脾土履行其土能伏火的生理功能。先天命门之火得到后天脾土的伏护，更可以安于肾水之中，从而达到阳密乃固的状态。若只重视后天，不重视先天，则后天之土无生化之源，即补亦败；若只重视先天，不重视后天，则火无土伏，亦有飞腾潜越之祸。故云南吴氏扶阳学术流派的学术思想中很重要的一个观点就是扶阳必须先后天并重，只有先后天并重才能达到真正温扶人体阳气的目的，而且只有采取先后天并重的方法进行扶阳，所扶的阳气才能得到很好的保护和维持。这也是云南吴氏扶阳学术流派学术思想中注重对先后天少火（阳气）保护的意义所在。

其次是对"少火"与"壮火"之于"逆子"与"贼子"的认识。云南吴氏扶阳学术思想中，对人体"少火"与"壮火"的认识，自吴佩衡先生以来均以"逆子"与"贼子"进行比喻。吴荣祖教授认为此比喻甚为贴切，故笔者于此对其进行介绍：壮火食气，邪热则耗气，乃壮火食气。壮火者，邪火，非人体内在的生生之火，此火由外而入为六淫之邪火，从内而生为内生五邪之邪火，无论从外而入还是由内而生均为邪火，故可比喻为贼子。既然是贼，则当诛灭之，清热解毒是也。少火者，心脏之君火，肾中命门真火，蕴藏于人体各部位、脏腑之相火，生生之火。此火本应安守其位而履其职，但今离位而乱，此离位之相火由内而生并且应视为己出，故比喻为逆子。既然为逆，故不能诛，而当教之训之。此逆子实为命门火衰，不能蒸腾化气，上济于心，心肾不交，主不明则下不安，相火妄动所致。此不明之君火与妄动之相火均为少火，如用清热解毒等灭壮火之法来清少火，则本末倒置。《四圣心源》中说："少阴以君火主令，手少阴心，火也，足少阴肾，水也，水火异气而以君火统之，缘火位于上而生于下，坎中之阳，火之根也，坎阳升则上交离位而化火，火生于水，是以癸水化气于丁火……至于上热者，此相火之逆也。火中有液，癸水之根，相火上逆，灾及宫城，心液消亡，是以热作……故见心家之热，当顾及肾家之寒。盖水火本交，彼此相交，则为一家，不交则离析分崩，逆为冰炭。"乾坤交媾化生坎水，水中之一阳爻乃命门真阳少火，命门少火应秘藏于肾水之中，蒸腾化气，上济于心，则心脏凉；心火下降，下交于肾，则肾脏暖；心肾相交，则君火以明；主明则下安，相火以位；水火交泰，中土阳气得以升发，轴运轮动，圆运动可正常有序进行，五脏六腑、气血津液才能正常运行。明确"贼子"比喻"壮火"，"逆子"比喻"离位之少火"的概念，就可明确壮火当清当灭，离位之少火断不可轻易灭之，而应引火归原的道理。这就是云南吴氏扶阳学术流派在临证实战中应对诸"火热"证候的基本原则。

在明白云南吴氏扶阳学术流派从学术思想层面对人体"少火"和"壮火"的理解和认识后，下一步就要掌握中医临证时对"少火"与"壮火"的识别要点。吴荣祖教授作为云南吴氏扶阳学术流派第三代传人、第二代学术继承人，其在临床实际辨证中尤为重视对人体少火、壮火的辨识。下面笔者将从中医传统望、闻、问、切四诊方面，对吴老临床辨证少火、壮火的经验进行总结。

首先是壮火炽盛之真热具体表现。云南吴氏扶阳学术流派创始人吴佩衡先生在临床上总结有辨识壮火邪热证的十六字诀，即身轻恶热、张目不眠、声音洪亮、口臭气粗。吴荣祖教授在此基础上结合自己50余年的临床经验，发现如确为壮火邪热之证，必应具有双目有神，精力旺盛或烦躁，身热不近衣，口唇面色红，语音高亢，神昏谵语，狂叫骂詈，口气酸腐臭秽，但热不寒，骨蒸潮热，渴喜冷饮，小便短赤，大便脓血，里急后重，经行灼痛而拒按喜凉，带下色黄臭秽；舌红或绛、老，少津或无津，舌体瘦小，苔少，芒刺满口，苔老黄或黑黄；脉数、促、洪，重按有力等证候。如临证时，四诊发现如上之证候，则当辨证为壮火邪热之证，当以"贼子"之名清之、灭之，白虎、承气、黄连解毒等均可用之。

其次是离位少火之假热具体表现。临证若见咽痛、咽干、口干、鼻衄、齿衄、耳鸣、眼干、头部胀痛、颠顶压痛、面部痤疮、皮肤黏膜干燥、不寐、胃中烧灼、情绪抑郁而易怒、五心烦热、下利而里急后重、尿频急痛、遗精等好似"热证"之象，则一定要注意辨析这些证候是属于壮火之邪热证候，还是属于离位少火之真寒假热证候。若为壮火邪热证候，必兼有前段论述中壮火邪热的证候要点。若为离位少火之真寒假热证候，吴荣祖教授在吴佩衡先生辨析真寒证十六字诀，即身重恶寒、目瞑倦卧、声低息短、少气懒言的基础上，结合自己50余年的临床经验，发现临床上如确为离位少火之真寒假热证，除了离位少火所带来的诸多表热证候外，还必应具有神疲乏力、困倦思睡、恶寒怕冷、四肢厥逆、口淡乏味、少气懒言、口干而不喜饮或即使喜饮定喜热饮、腰膝冷痛酸软、大便稀溏或大便初头硬而后必溏；女子则见经行腹痛喜温喜按、经水色暗夹有暗红血块、带下清稀量多等症；舌淡嫩、淡暗、夹青、夹瘀，尖边红、舌体胖大、边有齿痕，苔薄白或白腻、淡黄、水滑；脉沉细，寸旺尺弱、关脉弦，轻取应指，重按无力等证候。如此这些证候，均是真寒之本质所现。如能在临证中认清此类反映疾病真寒本质的证候，必果断运用温阳扶正大法进行治疗，则应对临证离位之相火（少火）所带来的一切假热证候，均可达到起手回春之效。

分析阐述到这里也许有些读者会问：为什么在扶阳学术流派的视野中，当今患病人群中的绝大多数都是由离位相火（少火）所导致的假热证呢？这其实有一部分原因是因为扶阳学术流派的临床技能中有一项技能是特别突出和熟练的，那就是对阳虚（主要是隐潜性阳虚）证所导致的相火（少火）离位之假热证候的识别十分准确且敏感，往往善于发现其他医生难以察觉的阳虚火浮证候。这就使得扶阳学术流派的医师在临床诊疗时遇到的由阳虚证所导致的相火（少火）离位的疾病较其他医师要多得多。但这不是主要原因，主要原因还是当今人类疾病谱的变化和社会生活习惯对人体"少火"与"壮火"的影响。

　　首先是对急性感染性疾病的控制——壮火的减少。急性感染性疾病多为中医急性热证。而西医学飞速发展，大剂量抗生素的使用（相当于大剂量清热泻火的寒凉之品的运用），加之手术治疗的不断完善，导致急性感染性疾病引起的急证、实证、热证不断减少，真热之壮火在疾病初期就已被抗生素消灭，到需要中医治疗的时候，真热之壮火已少之又少。目前，对于急性感染性疾病的一般治疗流程为：发现感染，首先自行在家服药（抗生素、清热解毒类中药），不效；社区诊所或医院门诊治疗（更强力的抗生素），不效；住院治疗（广谱联合抗生素治疗）。如此流程使得急性邪热壮火之证早已被大大减少。吴荣祖教授认为，急性感染性疾病中属于中医急性热证的，大多数处于疾病初期时就已被西医的各种抗生素、手术所消灭，而寻求中医诊治的感染性疾病往往是通过西医常规抗感染治疗难以取得疗效而束手无策之病，此时邪热之壮火极为少见，而这些患者在临床上大多可见身重恶寒、目瞑倦卧、声低息短、少气懒言等一派寒象之证候。而出现以上症状多因失治、误治（此处多指清热解毒、寒凉类中成药及中药针剂的运用）或滥用抗生素，从而使人体少火阳气损伤。故吴荣祖教授经常在临证中提醒后辈，在运用中药治疗西医控制不了或控制疗效不佳的感染性疾病时，一定要仔细辨证论治，不要被西医的一些生化指标所障目，若发现阳虚之证候，果断使用温阳扶正大法治疗，可效若桴鼓。

　　其次是生活习惯、养生保健的误区——离位少火的增加。早在《黄帝内经》中就有阐述："今时之人不然也，以酒为浆，以妄为常，醉以入房，以欲竭其精，以耗散其真，不知持满，不时御神，务快其心，逆于生乐，起居无节，故半百而衰也。"现今之人因工作压力增加、过度劳累、生活节奏较快、情志不舒，出现了夜不能卧、早不能起、烦劳太过等症状，导致肾中真阳长期处于消耗状态，加之贪图进食生冷之品、空调的过度使用、饮酒吸烟、缺乏运动锻炼等，进一步损伤了命门真阳。当身体出现不适的症状，患者常自行服用滋补寒凉之品。加之一般医生如在临床中不能准确辨识真寒假热之证，把离位之相火按照真热之壮火进行清灭，起手便是清热解毒、养阴生津，就更加重了人体内在阳气的损耗。吴荣祖教授认为，此时往往呈现的是命门真阳长期损耗，离位少火浮越于外不能秘藏于肾水当中，便出现种种"上火"证候。

在临床上能准确识别离位之相火（少火）和壮火后，就需要对吴荣祖教授临床常用的应对离位少火的治则及代表方做一个总结。

因命门真阳不足，不能蒸腾气化，肾水不能上济于心，心火不能下交于肾，则心肾不交，君火不明，相火不安，所以治以温阳散寒，秘敛相火，方以潜阳封髓汤主之。方药组成：川附片100g（另包，开水先煎4小时），炙龟甲15g，细辛6g，砂仁10g，焦柏9g，骨碎补30g，肉桂15g（兑服），生龙骨、生牡蛎各20g（另包，先煎），炒白术15g，炙甘草10g。服用方法：川附片开水先煎4小时，口尝附片后，15分钟不麻舌为度，后放余药，开水煎煮30分钟，即可服用。服药期间忌酸、冷、水果、菌类，注意保暖、避风寒。方药解析：潜阳封髓汤，主治命门火衰、少火离位引起的诸多"上火"疾病。方中附片补坎中真阳；炙龟甲引阳入阴，通阴助阳，交通心肾；骨碎补、肉桂引火归原；炙甘草、炒白术补土伏火；龙骨、牡蛎潜阳，秘敛相火；焦柏味苦入心，禀天冬寒水之气而入肾，色黄而入脾；砂仁纳气归肾；细辛宣散肾中寒邪。全方共奏温补命门，暖水散寒，引火归原，秘敛相火之功，是吴荣祖教授治疗命门真阳不足，坎离不交，离位少火浮越于外的首选方。在临床运用当中如能准确辨证，施以潜阳封髓汤治疗，必能效如桴鼓。

而对于邪热壮火之治则及方药，历代医家皆多有心得，故不赘述。稍后，笔者着重介绍吴佩衡先生联合运用白虎承气二方治疗邪热壮火之经验。

下面笔者将介绍吴荣祖教授临床治疗的少火案一例，供广大读者参看。

王某，女，28岁。因"颜面部痤疮1年"来诊。患者近1年来反复出现颜面部痤疮，进食香辣刺激之品后可诱发加重，曾行中西医治疗，效果不明显，故特来诊治。平素感畏寒肢冷，冬季需穿袜子入睡，神疲乏力，口干喜热饮，喜太息，进食香燥之品易口腔溃疡，纳差，寐差，小便可，大便秘结，舌淡嫩、胖大、边有齿痕，苔薄白，脉沉细弦。诊断：阴火。证属：阳虚寒凝，木郁不达，相火不秘。治以温阳散寒，燥土达木，引火归原。方以潜阳封髓丹加减，组成：川附片100g，炙龟甲15g，细辛6g，砂仁10g，焦柏10g，炒白术15g，骨碎补30g，肉桂15g，川芎10g，佛手15g，薏苡仁30g，蛇床子30g，刺蒺藜15g，杏仁10g，厚朴10g，炒乌梅10g，炙甘草10g。服药5剂后，颜面部脓疱痤疮未见新发，仅存留散在闭合小粉刺。守方继服10剂后，痤疮全部消失，未再有发作。此患者平素为阳虚阴盛之体，肾阳不足。畏寒肢冷，冬季需穿袜子入睡，神疲乏力，此一派肾阳不足、相火离位之象。命门火不足，不能温肾水，则肾水不能上济于心，心火亦不能下交于肾，则肾水更寒。心肾不交，则君火不明，主不明则十二官危，相火不守其位，离位内乱，故出现诸痛痒疮。服上方后，命门火潜，君火明，相火安，清阳上升，上清下温，上虚下实，阴阳平和，故病自能愈。

对于临床壮火治愈的案例，笔者直接选用在《吴佩衡医案》中所记录的一则壮火案以作展示，让广大读者认识到吴佩衡先生作为扶阳学术流派的重量级代表性人物，其在临床中辨证之准确，遇到壮火炽盛之证，运用清热泻火之法大显手笔，独树一帜。

张某，男，川北人，22岁，在四川省会理县北街参将衙署充当军士。1921年3月，值瘟疫流行，被感染者众多，其亦被传染而发病。高热已10日，延余往诊，刚到该处，见另一军士搀扶病者出门外小解，小便清长如水，旋即目珠上视，其势欲脱。速诊其脉，沉数而细，唇焦口燥，苔黄黑而起刺，以手试之，则口气蒸手，仓促之时，药石不济，恐阴液脱绝，急以冷水灌之，连喂两碗，目珠始返回如常，神志转清。询及由来，始知病已10日，壮热烦渴，大便不通，小便短赤，曾服发表退热药数剂，汗后身热不退，反见溺多清长。又述及前有两个军士，同患是病，发表之后，亦见小便清长，旋即死去。此系邪热内盛，复被发表劫汗，重伤阴液，逼阴外脱之险象，幸喜急灌冷水以救之，水源不枯竭，真阴未致立亡，急宜凉下以救真阴，主以承气白虎汤主之。方以生石膏30g（碎，布包），知母14g，枳实13g（炒，捣），生大黄16g（泡水兑入），厚朴13g（炒），芒硝10g，川黄连10g，粳米10g。次日复诊，大便已通，下出酱黑燥屎若干，身热已退六七，小便反见短赤，此邪热已经溃退，阴液尚未恢复，脉仍沉数，喜饮清凉。照原方去黄连，加麦冬26g。第三日继诊，患者已汗出热退，脉静身凉，躁烦止，口津生，唇舌转润，舌苔已退去大半，稍能进食，小便渐转清长，但仍喜冷饮。以生脉散加味，养阴生津而清余热。方药组成：沙参15g，麦冬15g，五味子6g，当归16g，生地黄15g，杭白芍15g，生石膏15g（碎，布包），甘草6g。连服2剂再诊，舌苔已退净，津液满口，渴饮止，食较前增，小便已清利如常。遂照原方去石膏，加黄芪26g，生地黄改为熟地黄15g，连服3剂而愈。阳明病多因阴虚阳燥，壮火炽盛，复感外邪或汗下失宜及过利小便等耗损津液，以致邪传阳明而从燥化，燥则生热。该患者邪热壮火与阳明燥气相合，误投辛散发表，不但邪不得解，反致伤阴劫液。吴佩衡先生认为此为邪热内盛，灼伤真阴，开创性地联合运用承气白虎二方，经腑同治，以扶阴抑阳，壮水之主以制阳光，以救真阴，故能获得良效。

郑钦安先生在其著作《医理真传》中曾告诫广大医者："市医一见虚火上冲等症，并不察其所以然之要，开口滋阴降火，自谓得其把握，独不思本原阴盛阳虚。今不扶其阳，而更滋其阴，实不啻雪地加霜，非医中之庸手乎……历代诸家，俱未将一阳潜于水中底蕴搜出，以致后学茫然无据，滋阴降火，杀人无算，真千古流弊，医门大憾也。"吴荣祖教授常常在其临床带教中教导学生：临证遇火一定要仔细辨治，少火、壮火一定要仔细认定，切不可滥于滋阴、清热、泻火一途。一定要四诊合参，功夫全在阴阳上打算。每遇"少火逆子"，定要温阳扶正、循循诱导、引火归原；但遇"壮火贼子"，也绝不手软，清热泻火以尽快除之，方可保得生机。笔者作为吴荣祖教授之学生，深深记住吴老的教导，临证当中对"火"的认识多加以辨析，从生理之"少火"与病理之"壮火"间细细体会，以求在临床中收获切实的疗效。

二、离照当空，邪去正安

临床上，一部分辨证属于阳虚阴盛证的患者，在服用温阳扶正的药物后，会出现各种服药后的临床症状。这些临床症状可以大致分为以下几类：第一类是原有的主要临床症状加重；第二类是出现与主要临床症状相关的其他伴随症状；第三类是出现新的原来没有出现的临床症状。虽然服用温阳扶正药物后会出现这3类临床症状，但还同时会出现正气恢复的现象。这就是阳虚阴盛证运用温阳扶正治疗大法后出现的正胜邪退的临床现象，在扶阳学术流派的学术思想中将其称为"排病反应"。

排病反应在临床上如果不能够被准确地认识和判断，往往就会干扰医生的治疗方向。如果把服用温阳扶正药物所产生的排病反应，误认为是温阳扶正药物的不良反应，就会迷失治疗的方向，从而影响疗效和预后。而要做到准确地认识和判断排病反应，则需要以丰富的临床经验和正解的学术思想理论作为基础。

对于排病反应的论述，早在扶阳学术流派创始人郑钦安先生所著的《医法圆通》一书中就有明确的记录。《医法圆通·卷三》中的"服药须知"论述到："大凡阳虚阴盛之人，满身纯阴。虽现一切证形，如气喘气短、痰多咳嗽、不食嗜卧、面白唇青、午后夜间发热、咽痛、腹痛泄泻、无故目赤牙疼、腰痛膝冷、足软手弱、声低息微、脉时大时劲、或浮或空、或沉或细，种种不一，皆宜扶阳，驱逐阴邪，阳旺阴消，邪尽正复，方可予扶阳之品。但初服辛温，有胸中烦躁者，有昏死一二时者，有鼻出血者，有满口起泡者，有喉干、喉痛、目赤者，此是阳药运行，阴邪化去，从上窍而出也。以不思冷水吃为准，即吃一二口冷水皆无妨。服辛温四五剂，或七八剂，忽咳嗽痰多，日夜不辍，此是肺胃之阴邪从上出也，切不可清润。服辛温十余剂后，忽然周身面目浮肿，或发现斑点，痛痒异常，或汗出，此时阳药运行，阴邪化去，从毛窍而出也，以饮食渐加为准。服辛温十余剂，或二十余剂，或腹痛泄泻，此是阳药运行，阴邪化去，从下窍而出也。但人必困倦数日，饮食懒餐，三五日自已。其中尚有辛温回阳，而周身反见大痛大热者，阴陷于内，得阳运而外解也，半日即愈。凡服此等热药，总要服至周身、腹中发热难安时，然后与以一剂滋阴。此乃全身阴邪化去，真阳已复，即与以一剂滋阴之品，以敛其所复之阳，阳得阴敛，而阳有所依，自然互根相济，而体健身轻矣。虽然邪之情形万变莫测，以上所论，不过略陈大意耳，学者须知。"

郑钦安先生在《医法圆通》中的这一段论述，就是对阳虚阴盛证患者服用温阳扶正药物所产生的排病反应的论述。从服用"四五剂"至服用"二十余剂"，随着服用温阳扶正药物时间的延长，会出现不同的排病反应。这充分说明了郑钦安先生以其丰富的临床经验和很高的中医学术悟性作为基础，才能写出如此精辟的论述。

阳虚阴盛证就是人体阳气虚衰，阴邪充斥人体内外上下。温阳扶正药物的功用就是温扶人体已经虚弱的阳气，补充体内的少火，使得少火能够生气。少火所产生出来的气就是生生的阳气，生生之阳气运行到人体全身内外上下，就会推逐停留蓄积在人体全身内外上下的阴邪，阴邪被驱逐就必须有退去之路，故从人体上下内外之窍道而出。这就是温阳扶正药物排病反应的产生机制。

其实，临床上不仅阳虚阴盛证患者在服用温阳扶正药物后会出现排病反应，阴虚阳盛患者在服用滋阴清热药物时，也会出现排病反应。典型者如伤寒阳明承气类病证，这类病证以腹中痞、满、燥、实四大症为临床特点，伴有高热、神昏、谵语等精神类症状。仲景辨证其病机为阳明腑实证，立法以釜底抽薪、急下存阴为原则，处方承气辈治疗。阳明腑实证患者在服用承气辈方剂后，以排出燥屎数枚为邪除病退的指征，这就是排病反应。

只是阳虚阴盛证较阴虚阳盛证服药后更容易出现排病反应。这是因为阳虚阴盛证是正气之阳虚弱，邪气之阴强盛的格局，阳主动而阴主静，阴邪内盛，以凝滞停留的阴静形式存在，而虚弱之阳气已经无力推动驱逐强盛的阴邪，此时若服用温阳扶正的药物，虚弱的阳气得到药物的补充，少火生气，生生之阳气的温煦推动能力得以恢复，阳之动的特性开始显现出来，并直接作用于凝滞停留的阴邪上面，以动克静，阴邪受到阳气的推动就会开始溃退，所以比较容易出现各种各样的临床排病反应。阴虚阳盛证是人体正气之阴液虚弱而邪气之阳热亢盛所致，阳热之邪气本就为动之特性，走窜热淫于人体上下内外全身各部。此时得以滋阴清热的药物治疗，以静制动，虽有部分热邪可被正气之阴驱逐除外，但大部分热邪一得阴液之清凉滋润，自然而然便消散于无形之中。这就是阳盛阴虚证患者服药后的排病反应一般会比阳虚阴盛证患者服药后排病反应少的原因。此乃阳主动，阴主静的自然之理所致。

对于郑钦安先生在"服药须知"最后所论述的："凡服此等热药，总要服至周身、腹中发热难安时，然后与以一剂滋阴。此乃全身阴邪化去，真阳已复，即与以一剂滋阴之品，以敛其所复之阳，阳得阴敛，而阳有所依，自然互根相济，而体健身轻矣。"吴荣祖教授认为，从天一生水的观点而论，阳复而身热者，应是少火生气之状态，此时当阳根内敛，潜于水中，可以运用潜阳封髓一类的方法，引已复之阳内敛归位，较纯以滋阴治法进行收敛更符合扶阳学术流派理、法、方、药的统一整体性。并且在临床上遇到此类情况，吴荣祖教授以潜阳封髓汤为主要方剂进行收官治疗，也获得了满意的疗效，在这里供广大读者参究。

下面笔者将对临床上阳虚阴盛证患者服用温阳扶正药物后比较容易出现的十大排病反应进行介绍，以供广大读者和医家在临床上作为参考之用。

（一）咳嗽、咳痰

咳嗽、咳痰是呼吸系统疾病常见的临床症状。临床上经常会有患者以咳嗽、咳痰为主诉前来就诊。而往往辨证已经属于阳虚阴盛证的这一类患者，其病程较长，前期西医治疗时间也较长，临床疗效却不佳。临床上常见的诸如慢性支气管炎、慢性支气管哮喘、咳嗽变异性哮喘、肺气肿、慢性阻塞性肺疾病、慢性肺源性心脏病、肺纤维化等慢性呼吸系统疾病，这类疾病若辨证属于阳虚阴盛证的范畴，服用温阳扶正的药物后就会容易出现咳嗽、咳痰症状加重的临床表现。这一类表现就属于排病反应中的第一类，即原有的主要临床症状加重的类型。

这类患者是因为病程绵长，病情反复，而每一次病情反复都避免不了大剂量、长疗程的抗生素，甚至激素的应用，久而久之就造成了体内阳气虚衰，而阴邪内停凝滞的病理格局长期存在。体内阳气虚衰，久病致虚，穷极必肾，肾阳命门火必然虚衰不足；命门火虚则肾水寒，水寒则侮土，土为寒湿所困，脾为生痰之源，肺为储痰之器；源头寒湿壅盛，储痰之器必然盛满寒湿之痰。患者由于平素阳虚，生生之气不足，无力推动肺中寒湿之痰外出，故会出现干咳少痰，甚至不咳无痰之假象。但此时患者必有恶寒怕冷、神疲乏力、精神倦怠、纳食不香、胸闷不舒、动则气喘之阳气不足、正气衰弱之证候可凭。

此类患者在服用温阳扶正药物后（代表方如：麻黄细辛附子汤、四逆汤、大回阳饮等），命门火得以温煦，少火生气，生生之阳气就会推动长期停留于肺中的寒湿痰饮之邪外出，患者就会出现原本不明显的咳嗽、咳痰症状开始逐渐明显加重的临床现象，有些患者甚至会出现整夜咳嗽、咳大量痰液而不能入睡的情况。患者所咳出的痰液也会由一开始的白色泡沫痰或白色黏痰，逐渐过渡到咳吐黄色黏稠痰液。此时如果医者不仔细审查或经验不足，误以为是扶阳药物化热所致，而一改清热滋阴之剂，则前功尽弃矣。

出现此类咳嗽、咳痰症状加重的情况，无论患者咳出的是何种颜色的痰液，只要注重审查就会发现，其在咳出大量痰液后，会觉得胸闷气短的症状开始缓解，同时饮食开始恢复，纳食开始增香，随后神疲乏力、困倦思睡等症状也会好转，如果之前患者舌苔较厚且腻，则会出现腻苔消退的表现。如此就可以判定此属于阳药运行，阴邪消退的排病反应，当守法继续治疗，并告知患者不必担心，当肺中寒湿痰饮排除干净后，咳嗽、咳痰症状自然就会减少甚至消失。

（二）喷嚏、流黄浊鼻涕

这类排病反应往往见于平素体质阳虚，易复感风寒，以及慢性鼻渊的患者。在临床上，经常会遇到以易反复感冒，以及鼻子长期不通为主诉来就诊的患者。临床上常见的诸如反复上呼吸道感染、过敏性鼻炎、慢性鼻炎、慢性鼻窦炎等疾病，这类患者若辨证为阳虚阴盛证，在服用温阳扶正类药物（如：麻黄细辛附子汤、白通汤等）后，就会出现喷嚏、鼻流清涕症状较前加重。如果是慢性鼻渊患者，就有可能会出现鼻流黄色黏稠腥臭鼻涕的临床症状。这类表现就属于排病反应中的第一类，即原有的主要临床症状加重的类型。

这类患者的排病反应集中表现在鼻。鼻为肺之窍，这类患者辨证为阳虚阴盛证，病情反复，甚至病机缠绵难愈，就是因为其体内阳气、正气的长时间虚弱，导致敷布于人体体表的卫阳之气也比较虚弱，不能够有效地发挥其防御外邪入侵的功用，所以一旦风寒来袭，正气虚弱，必然从表入侵，停留于肺卫气分。这类患者在服用温阳扶正、辛温发散的药物后，少火生气，阳气运行，就会推动停留于肺卫气分的阴寒之邪外出，其外出方式一种是以汗的方式外出，另外一种便是以喷嚏、鼻流清涕的方式外出。对于辨证为阳虚阴盛证的慢性鼻渊患者来说，由于其长期以来肺中的阳气不足，停留于肺中的寒气凝聚凝滞，久而久之就化为寒湿之邪黏滞停留。此类患者服用温阳扶正、辛温发散之药后，陈旧之寒湿病邪得阳药的温化，犹如寒冬日久后，春天来复，冰雪逐渐消融，就以鼻流浊涕的形式外出外散。而湿性黏滞，故鼻涕黏稠；黄色为湿之本色，故鼻涕色黄。此时如果医者不仔细审查或经验不足，把鼻流黄色黏稠浊涕误以为是扶阳药物化热所致，顺手随意改用辛凉通窍之品，则又会使得刚有转机向愈的佳兆转瞬即逝。

出现此类喷嚏、鼻流清涕或鼻流黄色黏稠浊涕的症状，只要注重审查就会发现，患者喷嚏、鼻涕虽然增多，但鼻塞不通气的症状在逐渐缓解，头昏、头闷，甚至头痛的症状也在逐渐缓解。如是反复的外感风寒，在喷嚏、鼻流清涕等症状加重的同时，全身恶寒怕冷、肩背四肢酸痛等表证在好转，甚至消失，这样就可以判定以上症状属于排病反应。还有一种排病反应是外感风寒后，在服用温阳扶正、辛温解表的药物后期，一切表证均改善好转时，患者会突然出现"流鼻血"的症状。这种流鼻血的症状是阳药运行，肺卫阴邪从肺之窍道而出的表现，俗称"出红汗"，并非阳药化热，血热妄行所致，业医者不可不知。

（三）皮疹、皮肤瘙痒、脱皮

皮疹这一症状会出现在以皮疹为主诉前来就诊的患者身上。其中，辨证属于阳虚阴盛证的皮疹患者，在服用温阳扶正类药物后，一开始可以出现原有的皮疹暂时减轻甚至消退，但随着服药时间的延长，就会出现皮疹再发的临床表现。临床上最为常见的就是过敏性荨麻疹，湿疹和其他类型的皮疹也容易出现这样的排病反应。这是排病反应中的第一类，即原有的主要临床症状加重的类型。还有一类患者并不是以皮疹或皮肤瘙痒前来就诊的，其来就诊的主诉可以是各种各样的，但共同特点就是前来就诊时皮肤无皮疹或瘙痒等症状。这类阳虚阴盛证患者在服用温阳扶正类药物一段时间后，就会出现皮肤皮疹，或无皮疹但有皮肤瘙痒的症状。这就属于排病反应中的第三类，即服药后出现新的原来没有出现的临床症状的类型。还有一类患者以慢性的、疑难的皮肤病为主诉前来就诊，如慢性顽固性的湿疹、银屑病、大疱性类天疱疮等。若这一类患者辨证为阳虚阴盛证，那么在服用温阳扶正类药物后，就会逐渐出现皮肤皮疹的瘙痒、灼痛，甚至脱皮，这样的过程可能会在整个治疗过程中反复多次出现，直到皮疹消除。这就属于排病反应中的第二类，即服药后出现与主要临床症状相关的其他伴随症状的类型。

临床上，患者若出现服用温阳扶正药物后，起初皮疹症状得到缓解，甚至已经消退，但继续服用温阳扶正的药物后，出现原来的皮疹再次反复的症状，这是由于阳虚阴盛证的皮疹患者，起初服用温阳扶正类药物后，使本已虚弱的阳气在药物的帮助下得以初步恢复，这时本已虚弱的皮肤卫气和营气也开始得到调和，故皮疹可以暂时缓解甚至消退。但随着服药时间的延长，少火生气，体内的生生阳气逐渐恢复运行，于皮肤腠理之间的营卫之气也恢复到了一个相对较好的状态。这时营卫之气和体内生生阳气的力量强大，就要推邪外出，所以伏藏在皮肤腠理营卫之间的风寒湿邪就会被阳气推出，从而出现皮疹的反复发作。临床上若遇到这种类型的患者，一定要仔细审查其皮疹的情况，如果再次所发之皮疹外观鲜红、饱满、边界清楚、顶端无凹陷，并且患者精神、饮食、二便无明显不适，这就是皮疹出透的佳象。反之若再发皮疹颜色晦暗、外观瘪塌、顶端凹陷、边界不清，而患者还同时出现精神不振、神疲乏力、胃纳欠佳、二便不调等症状，那么这就是皮疹透疹不佳，是皮疹的逆证了。在临床上掌握此种辨析方法，就可以从容应对以皮疹为表现特点的排病反应了。

在临床上，如果遇到患者初诊时并不是以皮疹或皮肤瘙痒为主诉，而是以各种各样的主诉前来就诊，其中多以慢性肺系疾病为主诉，也可能以慢性的其他系统疾病为主诉，但他们的共同特点就是前来就诊时皮肤无皮疹或瘙痒等症状。无论是以什么系统的疾病为主诉前来就诊，只要这类患者辨证属于阳虚阴盛证，在服用温阳扶正的药物一段时间后就会出现皮肤皮疹，或无皮疹但皮肤瘙痒的临床症状，在遇到这类情况时，患者会认为是服用中药导致的过敏反应，而如果这类患者因为服药后出现皮疹或皮肤瘙痒前去就医的话，可以说几乎全部的医生都会认为是服用中药后出现的药疹，从而采取停服中药的措施，并给予抗过敏等治疗。这就属于排病反应中的第三类，即出现新的原来没有出现的临床症状的类型。

当然，不排除服用中药后，很少一部分患者会出现过敏反应，但这毕竟是少数。临床上的这一类阳虚阴盛证患者，在服用温阳扶正类药物后，由于阳药运行于体内，故把全身内外上下的阴邪均从皮肤中祛散而出，并且以皮疹或皮肤瘙痒的形式呈现出来。其关键的辨识要点在于无论患者出现什么样的皮疹或皮肤瘙痒的症状，重点均在于审查患者最初前来就医的那一系列的主诉症状是否得到缓解。如果最初的主诉症状得到缓解，同时患者虽然出现皮疹，但精神、饮食、大小便没有受到影响，并且患者的舌象、脉象没有出现病邪深入、正气溃败之象，则可断定为此是服药后的排病反应。故应当继续守住温阳扶正的治疗大法不变，只是在此基础上根据患者皮疹和皮肤瘙痒的症状，酌情佐以祛风止痒、引火归原之品即可。

还有一种类型就是在临床上如果遇到以慢性的、疑难的皮肤病为主诉前来就诊，如慢性顽固性的湿疹、银屑病、大疱性类天疱疮等，若这类患者辨证为阳虚阴盛证，那么在服用温阳扶正类药物后，就很容易逐渐出现皮肤皮疹的瘙痒、灼痛，随后出现脱皮的临床症状。因为这类患者病程较长，前期治疗的时间也长，所以阴寒之病邪所伏较深也较为顽固。这类患者一开始服用温阳扶正类药物后，其皮疹症状应该不会有明显的变化。这是由于病重药轻，犹如战场上兵不胜敌，所以没有明显的治疗反应。但随着服药时间的延长，温阳扶正药物的药力逐渐显现，人体阳之正气逐渐恢复，到这一阶段就会出现正邪交争的局面。患者顽固性的皮疹会出现瘙痒症状加重，部分患者会在皮肤皮疹瘙痒症状的基础上出现皮肤皮疹的灼痛，更有甚者会出现皮肤皮疹开始大面积的脱屑脱皮。届时，医者仔细审查就会发现皮肤皮疹每脱屑一次，其皮疹就会有所减轻，瘙痒灼痛的症状也会有所减轻，同时患者的精神、饮食、睡眠、二便均会有所改善。这就属于正气来复、阴邪溃退的排病反应。

（四）腹中肠鸣、腹痛、腹泻

以腹中肠鸣、腹痛、腹泻为主要排病反应表现的临床症状，往往出现在消化系统疾病当中。其中一类是急性的腹痛病症，如饱餐后受凉、过食寒凉生冷类食物后突然出现的急性腹痛；另一类是慢性的、顽固性的，甚至疑难性的消化系统疾病（如：慢性萎缩性或非萎缩性胃炎、消化性溃疡、慢性的炎性肠病、慢性的肝病、慢性的功能性胃肠病等）；还有一类存在于长期严重的焦虑抑郁症患者的临床治疗过程当中。其中，前两类属于服药后原有主诉症状加重或出现与主诉症状相关的伴随症状的排病反应，最后一类属于服药后出现就诊时没有表现出来的临床症状的排病反应。

饱餐后不慎受凉或过食性质寒凉、生冷的食物后出现突发的急性腹痛症状，这类患者一般属于因受凉或过食寒凉生冷食物，导致寒邪或食积停滞胃肠，寒性收引、食积阻滞，胃肠气机不通，不通则痛。这类患者在服用温阳散寒的药物后，部分人会出现腹中肠鸣增加，甚至腹中雷鸣及腹痛等症状，有的人在服药后腹痛症状会即刻加重，随后矢气频作，出现腹泻症状。这是温热药物的温通药力作用于胃肠，推动停留在胃肠中的寒邪食积而出的表现。临床上出现这些症状是病邪外出的佳兆。患者在出现腹中肠鸣、腹痛、腹泻症状之后，会自觉胃肠舒畅，食欲恢复，精神转佳，同时原先的白苔会消退，紧实的脉象会转为和缓之脉，这就是邪退正复的指征。

对于一些慢性的、顽固性的、疑难性的消化系统疾病，若辨证属于阳虚阴盛证，患者在服用温阳扶正药物后也可能会出现腹中肠鸣、腹痛、腹泻的排病反应。这类患者由于患病时间长、病程久，肾中命门之火往往都存在明显的虚衰。命门之火为人体阳气之根，其秘藏于肾水之中，蒸腾化气，所化生出来的气就是人体阳气之根。这个阳气之根气化流通至人体内外上下各部，从而产生不同的生理功能，流通至脾胃中宫，就化生为脾阳胃阳，又称为中气。人体后天水谷的腐熟和精微的化生全赖中气的温煦与运化，所以有少阴肾为人体先天之本，太阴脾为人体后天之本之说。慢性、顽固性、疑难性消化系统疾病中属于阳虚阴盛证者，其先后天之本脾肾的阳气均虚衰，肾中命门火虚衰则不能温暖肾水而致水寒，土本能制水，今水寒则可侮土，从而导致土为寒水所困，形成太阴土湿的病理格局。土为湿困，则会出现大量且长久的寒湿水饮凝滞停留于胃肠，这些长久凝滞停留于胃肠的寒湿水饮，由于时间久远而有凝结成冰霜的态势，故这类患者在初服用温阳扶正类药物时没有明显反应。就好似向一大盆冷水冰霜中扔进一根燃烧的火柴，瞬间火柴之火苗就灰飞烟灭了，这被称为"火从水化"。

但随着服用温阳扶正药物的时间的延长，人体脾肾之阳气逐渐得到恢复，人体的阳之正气逐渐得到补充。当阳气补充恢复到一定的程度时，就会产生量变到质变的演变节点，这时候阳之正气就会和阴寒之邪气抗争，产生正邪交争的局面。腹中阳药运行，腹中阴寒之邪开始溃退，就好似冬去春来，天空雷鸣后万物复苏一样，故腹中肠鸣明显增加；正邪交争，腹中寒气被阳药温热之力驱赶，之前阻滞在腹中的寒邪欲通但尚未通时，就会产生腹痛症状，甚至腹痛加剧；当阳药运行，腹中冰霜溃退，就会出现腹泻症状。这就是此类排病反应的产生机制。

临床遇到这类患者前来就诊时，有经验的医者会把服药后可能出现的这类排病反应提前告知患者，让其在面对排病反应症状时不必惊慌，继续坚持服药，提高患者治疗的依从性。医者遇到此种类型的排病反应，也应该做到心中有数，仔细审查，务必以患者出现上述排病反应症状之后，其原有的主要症状开始缓解，精神、饮食状态有所恢复为辨证要点，继续守住温阳扶正的大法不变，酌情佐以理气止痛的药物即可。在慢性消化系统疾病中，有一类患者以慢性腹泻症状为主诉前来就医，其中辨证属于阳虚阴盛证者，在服用温阳扶正药物后，其腹泻症状可能会较就医前加重，此时也应按照上面所述之辨证要点仔细审查，切不可运用止泻收涩之品，否则会酿成闭门留寇的局面。

再有一类患者情况比较特殊，但在临床上也十分常见，这就是存在焦虑抑郁状态的患者。这一类型的患者前来就诊时的主诉可以是各种各样的，全身上下可以说没有一个地方是感觉舒服的。这类疾病属于中医"郁证"的范畴。如果这类郁证患者辨证属于阳虚阴盛证，那么其均有较为严重的肝寒气郁病机存在。在上面的论述中就已经谈到，脾肾阳虚是阳虚阴盛证传化的基本规律。清代名医黄元御在其所著的《四圣心源》一书中明确指出：肝木生于肾水而长于脾土。脾肾阳虚就是水寒土湿，水寒土湿的格局一旦形成，则肝木必然寒而木郁不达。肝寒木郁就是阳虚阴盛证焦虑抑郁状态患者的核心病机。

木郁就会克土，见肝之病，知肝传脾。在阳虚阴盛证基础上，出现肝寒木郁所导致的焦虑抑郁状态的患者，虽然在初诊就医时不一定会以消化系统不适症状作为主诉，但这样的病机和病理格局已然存在于这类患者体内时间较久了，所以这类患者一旦服用温阳扶正、温肝解郁的药物后，肝之相火阳气得到温煦温通，肝之疏泄功能得到恢复，就会出现胃肠气机运动的恢复，从而把长年稽留在胃肠和肝木中的寒邪向外驱逐推送，故出现腹中肠鸣、腹痛、腹泻的临床排病反应。

由于这类患者的特殊性，其在服药前没有腹中肠鸣、腹痛、腹泻等症状，或者是症状不明显，但在服药一段时间后反而出现明显症状，这就会让其产生很多猜疑，对医者的治疗方法产生怀疑，或对自己的病情产生进一步的焦虑抑郁情绪，甚至产生悲观失望的情绪。这就需要医者凭借自己丰富的临床经验和扎实的学术理论基础，做出一个提前的预判，并告知患者在服药后可能会出现的排病反应，使患者安心坚持服药。而在出现上述排病反应时，需要向患者仔细解释，让其理解并放松心情，提高患者治疗的依从性。只要医者仔细按照上面所述的辨证要点进行分析，就不难应对这类排病反应了。

（五）呕吐酸腐、痰涎

呕吐酸腐、痰涎的排病反应，也常见于辨证属于阳虚阴盛证的急慢性胃肠道疾病的治疗过程中。其与上面论述到的腹痛、腹泻的排病反应类似，只是呕吐酸腐、痰涎是阴寒之邪停聚在胃中或停留于膈上所引发的症状表现。

前面已经论述过阳虚阴盛证的病机演变规律就是水寒土湿，水寒是指少阴肾水寒，土湿是指太阴脾土湿。而胃属于阳明，阳明胃土与太阴脾土除了存在互为表里的脏腑关系外，在阳虚阴盛证病机衍化方面还存在着更深层次的气化关系，这就是阳明胃土与太阴湿土之间的燥湿调停的标本中气气化演变关系。

清代名医黄元御在其所著《四圣心源·阳明燥金（燥土）论》

中论述到："燥者，阳明金气之所化也，在天为燥，在地为金，在人为大肠。阳明以燥金主令，胃土从令而化燥，太阴以湿土主令，肺金从令而化湿。胃土之燥，子气而非本气，子气不敌本气之旺，故阴盛之家，胃土恒湿……太阴性湿，阳明性燥，燥湿调停，在乎中气。旺则辛金化气于湿土而肺不伤燥，戊土化气于燥金而胃不伤湿；中气衰则阴阳不交而燥湿偏见……阴易进而阳易退，湿胜者常多，燥胜者常少，辛金化湿者，十之八九，戊土化燥者，百不二三。阳明虽燥，病则太阴每胜而阳明每负，土燥而水亏者，伤寒阳明承气证外，绝无而仅有，是以仲景垂法，以少阴负趺阳者为顺。缘火胜则土燥，水胜则土湿，燥则克水，湿则反为水侮。水负则生，土负则死，故少阴宜负而趺阳宜胜。以土能胜水，则中气不败，未有中气不败而人死者……医家识燥湿之消长，则仲景堂奥可阶而升矣。"其在《四圣心源·中气论》中也论述到："盖足太阴脾以湿土主令，足阳明胃从燥金化气，是以阳明之燥，不敌太阴之湿。及其病也，胃阳衰而脾阴旺，十人之中，湿居八九而不止也。"

以上论述从阳明燥金和太阴湿土标本中气之燥湿调停的学术理论出发，充分说明了在阳虚阴盛证中，由脾肾阳虚病机衍化出阳明胃为寒湿所困的病理格局的机理所在。所以在临床上辨证属于阳虚阴盛证的慢性消化系统疾病的患者，其阳明胃均为寒湿所困。

正因为有如此病机气化衍化规律的存在，所以在这一类阳虚阴盛证的慢性消化系统疾病的患者身上，如果阳明胃中寒湿之邪积聚停留得较为厉害，在服用温阳扶正类药物后，阳明胃中的寒湿之邪被阳药推动，进而就会被驱逐外出，而所出现的排病反应就是呕吐酸腐、痰涎。这种以呕吐为主要临床表现的排病反应，往往在服用温阳扶正药物后数分钟或数小时后出现。如出现得较快，则呕吐物中可能会有大量的才服用进去的药液，而药液必然混有浓烈的酸腐臭味，其中也可以看见未被消化的食物残渣或白色痰涎。如果服药后数小时才出现呕吐，则呕吐物中可能只有酸腐痰涎。临证遇到此类排病反应，医者一定要心中明白，这并不是拒药而吐，因所开处方中并没有一味具有涌吐功效的药物，所以这就是阳药运行，把停聚在阳明胃中、膈之上的寒湿痰饮之阴邪驱逐除外的排病反应。

患者出现这类呕吐的排病反应后，往往会觉得胃中舒畅，口中津液恢复，食欲有所增加，精神有所改善，厚腻之舌苔开始消退，弦滑紧实之脉象开始出现缓和之象，这就是正气阳气恢复、阴邪溃退的辨证要点。医家此时只需继续以温阳扶正、温中和胃之方法为患者治疗即可，切记不可运用止吐之药，以免导致闭门留寇的错误出现。另外，还有一部分患者阳明胃中寒湿较甚，服药后呕吐一次并不能完全将阴寒之邪除尽，而会出现每每服药均呕吐，或服药一次呕吐多次的临床排病反应。医者如遇到此类情况，应告知患者不必惊慌，医者亦不能自乱阵脚，可在温阳扶正方剂的基础上，加以生姜汁温中降逆、和缓胃气，切不可运用人参之类的补益之品，以防邪恋不出之患。此处尤为重要，读者切记。

（六）尿灼热、尿浑浊

尿灼热是指排尿时患者感到尿道及尿道口有灼热的症状，甚至会出现灼热疼痛的症状。尿浑浊是指排出的尿液外观浑浊，部分尿液里面会出现絮状物，同时伴有尿液味道腥臭的症状。尿灼热、尿浑浊往往见于一些慢性肾病（如：慢性肾小球肾炎、慢性肾盂肾炎、肾结石、肾积水、肾癌、慢性肾衰竭等）的患者。这类慢性肾病的患者，如果辨证为阳虚阴盛证，则服用温阳扶正的药物后，部分患者会出现尿灼热、尿浑浊的排病反应。由于这类患者在服用温阳扶正的药物前并没有上述症状，故此类属于服药后出现就诊时没有发生的临床症状的排病反应类型。

慢性肾病起病比较隐匿，病程较长，病位直接对应人体的肾脏。久病致虚，穷极必肾，人体其他部位的脏腑经络起病，若未被察觉发现，或长期得不到有效的治疗，久而久之都会影响作为人体先天之本的肾，何况是起病病位就在肾的疾病，且病程又长，所以其对先天之本肾的损伤是较为明显的。慢性肾病辨证属于阳虚阴盛证者，其先天之本肾中的命门火必是受到了严重的打击和损伤。肾中命门火受到严重损伤，长期处于较为衰弱的状态，就不能温暖肾水，肾水就会逐渐寒化。在慢性肾病的病程当中，随着肾中命门火进一步衰弱，肾水则越来越寒，水过寒就会凝结，最终变成寒凝冰霜凝滞在肾中，故而演变成陈寒痼疾之邪伏藏于肾中不出。

慢性肾病属于阳虚阴盛证的患者，由于肾主水，肾中命门火衰弱，肾中气化衰弱，还会导致气不行水，气不摄水，从而出现水湿之邪外犯，引起人体全身各部位的水肿。停留于人体各部位的水湿之邪与停留于肾中陈寒痼疾的水湿之邪有所不同。停留在人体各个部位的水湿之邪，是由于肾中气化衰弱，阳气运行能力下降才导致的，所以这种类型的水湿之邪可以通过运用利水、利尿的药物进行消除。但停留在肾中的陈寒痼疾的水湿之邪，其伏藏的位置较为深入，伏藏的时间也比较久远，何况这类水湿之邪是由失去命门火温煦的肾水直接变异而来，不论是从位置还是从变异源头来看，都属于最贴近人体先天根本的病邪。正因如此，一般的利水、利尿药物对这类陈寒痼疾的水湿之邪是没有作用的。

温阳扶正一类的药物，多是以附子为君药，以四逆辈为核心方剂构架而形成的。附子是直接入足少阴肾经的药物，其功效为专补命门真火；四逆辈方剂也是直接作用于少阴经，为温补命门火、回阳救逆的专用方剂。所以温阳扶正一类方剂和药物的扶阳温阳的药力可以直接到达肾中命门火。命门火得温得补，则寒化凝结的肾水开始温暖，就好似寒冬过后，春天来临，结冰的河流冰雪融化，河道解冻一样，寒化凝结的肾水也开始得到温化，陈寒痼疾的水湿之邪受到阳药运行的推动，就会从小便而出。由于阳药运行，药力和水湿寒邪一并从小便而出，所以患者会出现尿道灼热，甚至尿道灼痛的症状；肾中陈寒痼疾的水湿寒邪从小便排出，就会形成絮状物混杂在尿液之中，从而使得尿液外观浑浊；尿液腥臭亦是阳药运行，阴邪寒浊溃退外出之象。

临证遇到这类患者，医生一定不要被患者表述的排尿时尿道灼热、疼痛，尿液浑浊所迷惑，误认为是服用温阳扶正药物后导致变生热证，引发尿路感染。这个时候如果停止服药，转而改投清热利尿通淋的药物治疗，那么刚刚出现的邪有出路的病退佳兆就会转瞬即逝，所有前期的治疗也会前功尽弃。

辨证属于阳虚阴盛证的慢性肾病患者，在服用温阳扶正药物后出现尿灼热、尿浑浊的症状时，临床中医师一定要注意观察患者的全身状态，如果出现精神好转、纳食增香、睡眠转好、舌中根部的腻苔有所消退、双尺脉由原来的细弱无力逐渐表现出有力之象，那么尿灼热、尿浑浊就属于阳药运行、阴邪溃退的排病反应。这时就应该继续守住温阳扶正的治疗大法，甚至还可以在原来的基础上根据患者的实际情况，加大温阳扶正药物的药力，同时酌情佐以利水、利湿、泄浊的药物。

（七）全身疼痛症状加重

很多疾病都伴随身体某部位或多部位疼痛的症状。在临床上最容易遇到的以全身多部位疼痛为主诉就诊的疾病，就是风湿类疾病，如风湿性关节炎、类风湿关节炎等，或者属于骨关节退行性改变的一系列疾病，如颈椎或腰椎的退行性骨关节病、颈椎或腰椎的椎间盘病变，以及膝关节或其他关节的退行性骨关节等。这类疾病辨证属于阳虚阴盛证者，在服用温阳扶正、散寒通络类药物后，往往会出现原有的疼痛症状突然加重，疼痛部位红肿加重，甚至还会诱发原来没有疼痛感觉的部位也出现疼痛的症状。故此类排病反应就属于服药后在原有的主诉症状基础上，症状进一步加重的排病反应类型。

这类风湿类疾病或骨关节退行性疾病，均属于中医"痹证"范畴。《素问·痹论》开篇就有论述："风寒湿三气杂至，合而为痹也。其风气胜者为行痹，寒气胜者为痛痹，湿气胜者为着痹也。"《素问·痹论》开篇对痹证的定义，告诉大家痹证的病因是风寒湿三气的杂至，只是在三气之间各有偏重，故临床上出现疼痛的特点会有不同。但这只告诉了我们产生痹证的外因，而痹证的产生还有一个十分重要的内因，在这一段文字中并没有被体现出来。中医理论体系中，对疾病的发病观一向认为是以内因为主，外因为辅。内因就是指人体正气的强弱，外因就是指病邪的侵入或产生，故有"正气存内，邪不可干"的经典论述。

"正气存内，邪不可干"从字面的意思来理解，就是指体内正气强盛，则病邪就不会对人体造成伤害。但这只是片面的理解，这里的邪不可干是相对的，并不是指只要体内正气强盛，病邪就不会作用于人体。在现实的客观世界中，如果病邪的力量和数量，在正、邪两个相对因素中占到绝对的优势时，即使人体内正气再强盛，也同样会生病。就像一个体内正气强盛的人，面对非典病毒、新型冠状病毒等烈性传染性的致病因素时，只要不进行科学的防护，无一例外都要生病，就是这样一个道理。但是一个体内正气强盛的人和一个体内正气不强盛的人，在生病以后所产生的预后就截然不同了。体内正气强盛的人生病后较容易治疗，康复起来也较快，且不容易留下后遗症；体内正气虚弱的人生病后，病情容易加重，病程容易延长，治疗起来也不太容易，康复也较慢，并且可能留下很多后遗症。所以"正气存内，邪不可干"中的"邪不可干"并不是指人体不会生病，而是指较正气虚弱之人不容易生病，或即使生病也更容易被治愈，预后也会较好。这才是"正气存内，邪不可干"的本意。

明白这个道理以后，我们再回过头来看看"风寒湿三气杂至，合而为痹也"这句话蕴含的深一层次的意义。风、寒、湿是3个不同的致病因素，其中风为阳邪、寒和湿都属于阴邪，风、寒、湿三邪混杂侵袭人体，由于这个混合因素中，有两个因素为阴，一个因素为阳，所以混合起来应该是以阴寒湿气为主要属性趋势的。这样一个有明显阴寒湿属性的混合病邪侵袭人体，最容易损伤的就是人体的阳气。而人体若此时处于一个"正气存内"的状态，那么这个混合邪气就会"不可干"了，要么就是不会患上痹证类疾病，要么就是出现短暂的痹证疼痛症状，但正气会鼓邪外出，祛邪外散，症状很快就会缓解。但如果风寒湿混合的阴寒湿属性病邪侵袭到一个正气虚弱的人体中，人体正气无力祛邪外出，病邪就会停留不走，久而久之就形成了各种各样的痹证。这个混合的阴寒湿病邪最易损伤人体的阳气，而人体正是由于阳气的虚弱，才会导致阴寒湿之邪留恋不去，最终酿成痹证。

所以，对于痹证的成因，其外因是风寒湿三气杂至，内因是人体阳气的虚弱。临床上来找中医诊治的痹证患者，往往都是经过长时间西医激素、免疫抑制剂等药物治疗控制不佳的患者。这类患者来就诊时就已经是正气虚弱的状态了，而且是以阳气虚弱为主导，再加上我们通过辨证论治判断其属于阳虚阴盛证，这就确定这类患者正处在以"体内阳气正气虚弱为本，风寒湿阴邪停留为标"为特点的一个体质疾病模式中。温阳扶正、散寒通络的治疗方法，就是专门为这样一个体质疾病模式而设立的。其中，温阳扶正是针对体内阳气正气虚弱之本进行治疗的方法，散寒通络是针对风寒湿阴邪停留之标进行治疗的方法。

患者在服用温阳扶正、散寒通络的药物后，出现原有的全身多部位、多关节疼痛症状明显加重的情况。这是因为通过服用阳药，使得全身虚弱的阳气得到补充，全身阳气开始恢复运行，同时借助散寒通络药物的辛温走窜之性，直达病所，与风寒湿阴邪进行交争，故在原有的病位上疼痛症状加重，或出现原有病位上红肿症状加重的表现。而这样疼痛加重的排病反应往往较为剧烈，患者有时会出现疼痛难忍的情况，但每于剧烈疼痛过后，其原有疼痛的症状会较前减轻。这就是正邪交争后，正胜邪负的结果了。

临床上遇到这类排病反应，医生一定要在患者服药前，提前告知服药后可能会出现的排病反应，让患者在心理上有一个准备。这样有助于加强患者的治疗服药依从性。在这类痹证患者的治疗过程中，这样的排病反应不会只出现一次，而是会多次出现。排病反应的出现与否，取决于治疗层次。第一次排病反应往往出现在患者第一次接受治疗服药以后，后面的排病反应往往出现在医生加大用药剂量，增强药物温阳散寒功效的时候。笔者在治疗这一类痹证患者时，第一诊往往会运用麻黄细辛附子汤加味治疗，患者服药后会出现第一次的排病反应；第二次排病反应往往出现在改用川乌麻辛汤加味治疗后；第三次排病反应往往出现在调整为三乌（川乌、草乌、附片）麻辛汤加味治疗的时候。经过3个阶段的排病反应，大多数痹证患者均可获得较为满意的疗效。

在遇到这类痹证的排病反应时，医生除了要和患者建立良好的医患沟通关系外，还要注重患者出现排病反应时的对症处理。如果产生的排病反应实在是让患者难以忍受，那么可以运用西医的止痛药临时对症治疗，并告知患者，只要疼痛能忍受，就不要轻易服用止痛药物。而且，疼痛症状本身也会耗伤人体的正气，故在产生疼痛排病反应症状的患者的治疗过程中，一定要注意顾护其脾胃的正气，同时仔细观察患者会不会出现因为疼痛而导致的纳食不香、神疲乏力、腹胀胃痞等症状。如果出现这些症状，就要警惕脾胃正气的耗散损伤。此时可酌情在处方中佐以健脾、益气、和胃之品。

（八）大哭、大笑

大哭、大笑这一类的精神症状，在服用温阳扶正药物后也会出现，只是这一类精神症状出现的频率较低，但也属于排病反应中较为少见和较为特殊的一类。这类精神症状的排病反应，往往出现在重度焦虑抑郁患者的治疗过程中，属于患者在首次就医主诉中没有出现，甚至在整个患病过程中也没有出现，而在服用温阳扶正药物后新出现症状的一类排病反应。

重度焦虑抑郁的患者，在精神层面都存在较为严重的临床症状。这些精神类的临床症状，往往都是以不同的负面情绪表现出来的，例如悲观、失望、愤怒、烦躁、忧愁、纠结、惊恐等。重度焦虑抑郁且临床辨证为阳虚阴盛证的患者，均是由于人体阳气虚弱，气化无力运行，全身脏腑气机阻滞，从而导致五脏主神的功能紊乱，最终出现上述类型的负面情绪。

阳虚阴盛证的本源在于肾中命门火的衰弱。肾中命门火不足，则肾中阳气生化无力，肾阳生化无力，则不能使肾水上济于心；心火不能得到肾水的上济，就不能下交于肾，从而心肾不交。五志配属五脏，心在志为喜，心肾不交则心不生喜之志，临床上患者就会出现郁闷、不高兴的负面情绪；肾在志为恐，心肾不交，肾不能主恐之志，故在临床上患者就会出现莫名的恐惧情绪，甚至在梦中会梦见十分恐怖的梦境，在现实生活中也会因为外界的轻微响动而生惊恐的情绪。肾中命门火衰弱，则人体先天阳气虚弱；先天生后天，后天养先天，先天肾阳命门火衰弱，则后天脾阳亦衰；脾在志为思，脾阳不足，脾不主思，思绪纷乱无所主，故临床上患者会出现遇到一小点事情就胡乱猜想、思绪不宁、纠结的负面情绪。人体气机左升右降，脾胃中土为轴，水、木、火、金四象如轮，今脾阳虚弱，中气不能左升，而肝木生于肾水而长于脾土，水寒土湿，肝木则寒郁而不达。肝在志为怒，肝木寒郁不达，则肝不能主其志，故临床上患者会出现愤怒、烦躁的负面情绪。肝木不能左升，则肺金不能右降，肺在志为悲，肺中阳气不足，不能履行其肃金敛阳的功效，故而也不能主其悲之志，所以临床上患者会出现悲观、失望等负面情绪。总之，重度焦虑抑郁且辨证属于阳虚阴盛证类型的患者，其出现的一系列负面情绪都与五脏

149

因阳气不足导致不能主五志有密切关系。

明白这个道理后，就能够理解这类阳虚阴盛证的重度焦虑抑郁患者，在服用温阳扶正类药物后，全身虚弱的阳气得到补充，机体阳气开始向全身流通，而蓄积在五脏中的负面情绪就会被释放出来。中医病因学认为，致病因素可分为外因、内因，以及不内外因。外因一般指的是六淫外邪对人体的侵袭，内因一般指的是人体七情致病。所以，服用温阳扶正类药物从而导致的负面情绪的释放，也是一种把人体内因排出体外的表现，同样属于排病反应中的一种。

这类重度焦虑抑郁的患者，在服药后突然出现自己无法控制的大哭、大笑等情绪的释放，在释放后往往会觉得胸中舒畅、胃纳渐佳、精神睡眠均有所改善，这就是排病反应出现后，病邪外出、正气恢复的表现。

（九）女性月经量增多或出现多次月经

月经量增多是指较平素每月月经的量有明显增多，而并不是指月经经期延长，滴沥不净。出现多次月经是指在一个月经周期内出现不止一次的月经来潮。这类排病反应往往出现在阳虚阴盛证月经不调患者的治疗过程中，可以归属于在原来就诊主诉症状的基础上出现的加重症状和伴随症状的排病反应类型。

女性的月经是人体生长发育到一定阶段出现的生理现象，中医认为其是"天癸至"的结果。《黄帝内经》中明确指出："二七而天癸至，任脉通，太冲脉盛，月事以时下，故有子。""天癸至"是女性生殖能力成熟的标志。"天癸"到底是什么东西？在西医的解剖学中找不到实质的脏器与之对应，而中医认为"天癸"就是人体的肾阳，就是人体的肾气。"天"指的是乾卦中的中一阳爻，"癸"是十天干中最后一个天干，配属五行中的水，配属五脏中的肾，而水又配属坎卦。"天癸"指的就是"天水"，"天一生水"就是指乾卦中的中一阳爻，落于坤宫，化为坎卦。所以，"天癸"指的就是人身体中秘藏于肾水中命门火的气化功能，这个气化功能所化之气就是肾气，也是人体阳气之根本。女性的月经就是要依靠这个天癸肾气的温煦作用，在每月固定的时间，使得女性任脉通畅，太冲脉盛满，子宫温暖，则月经按时来潮。

阳虚阴盛证的女性患者，肾中命门火本就衰弱，命门火衰弱则气化无力，肾中肾气不足，故任脉不通，太冲脉不满，子宫寒冷，所以每到月经来潮，就会出现月经量少、色紫暗有血块，痛经，甚至闭经。子宫寒冷则气血凝滞，所以该类患者服用温阳扶正之药物后，肾中命门火得到温补，肾中气化作用开始恢复，肾气开始逐渐强盛。肾气的恢复使得任脉逐渐通畅，太冲脉亦可逐渐盛满，子宫渐渐温暖，之前凝结在子宫及任脉、太冲脉中的寒凝瘀血受到阳药的温煦，从而被推出体外，故患者出现月经量的增多。

这类排病反应有个特点，即月经量的增多，往往还会出现大量的暗红色血块。这些暗红色的血块就是被推送出体外的阴寒瘀血，伴随着阴寒瘀血出现的还会有明显的痛经症状。这就是任脉恢复通畅的标志。如果患者在一个月经周期内，出现大于一次的月经，这也是阴寒瘀血被排出体外的标志，是子宫复暖的一个现象。经过这样的排病反应后，患者的阳虚阴盛证和月经不调的症状就会得到好转。医生在临床上如遇到这样的排病反应，切不可误认为是服用温阳扶正药物后化热，导致血热妄行的结果。若真是服用药物后化热导致的血热妄行，为何仅仅子宫之血出现血热妄行的症状，而全身其他部分之血则可安然无恙？何况患者并无恶热烦躁、口干喜冷饮、口臭气粗、大便干结等化热之症可凭。故临床上仔细审查，就不难把握此类排病反应了。

（十）其他

这里的其他类型就是指除了上述九大常见典型的排病反应外，临床上还可以见到的其他排病反应。因为服用温阳扶正药物后出现的排病反应，就如离照当空、阴霾四散一样，阳药运行到人体何处，阴邪就可以从何处而出。所以排病反应在临床上可谓千变万化，不可能一一指出，更何况有些排病反应是连医生都无法预料得到的。

除了上述9种常见的排病反应外，临床上还有诸如汗出（包括自汗和盗汗）、咽痛、口腔溃疡、嗳气、矢气、脱发、头痛、头昏、流泪、耳中流黄臭液体、足心手心奇痒等多种表现。但无论排病反应以什么样的症状出现在医者面前，我们只要把握住一条原则：患者在服用温阳扶正药物后人体正气在逐渐恢复，患者精、气、神状态在逐渐好转，饮食、睡眠在逐渐恢复，舌象、脉象均有邪气消退之象，如此就可断定为排病反应。

阳密水温元真畅，潜阳封髓命根固

一、阴阳之要，阳密乃固

吴荣祖教授的学术思想体系，除了很好地传承了吴佩衡先生创立的云南吴氏扶阳学术流派温阳扶正的学术特点外，还具有一个鲜明的思维特色，即在温阳扶正过程中最为重视真阳的秘藏状态，认为只有命门火秘藏于肾水之中，才能够达到真正意义上的温阳扶正效果，才能够达到真正意义上的健康，也才能够追求康寿并齐的圣度状态。

《素问·生气通天论》云，"凡阴阳之要，阳密乃固，两者不和，若春无秋，若冬无夏，因而和之，是谓圣度。故阳强不能密，阴气乃绝；阴平阳秘，精神乃治；阴阳离决，精气乃绝""苍天之气，清净则志意治，顺之则阳气固，虽有贼邪，弗能害也，此因时之序。故圣人传精神，服天气，而通神明""是以圣人陈阴阳……内外调和，邪不能害，耳目聪明，气立以固"。《素问·上古天真论》，"夫上古圣人之教下也，皆谓之虚邪贼风，避之有时，恬惔虚无，真气从之，精神内守，病安从来"。以上《黄帝内经》中节选之经文提到了两个基本的概念："圣人"和"圣度"。这两个概念是存在逻辑上的关系的。我们首先来看一看"圣人"。要想明白"圣人"的意义在吴荣祖教授扶阳学术理论体系中的重要性，就必须把和"圣人"相关的其他几个层面对人类健康和寿命的概念弄清楚。

吴荣祖教授认为，《黄帝内经》中把人类健康和寿命的层次大概分为4个层面。第一个层面是"真人"。《素问·上古天真论》："上古有真人者，提挈天地，把握阴阳，呼吸精气，独立守神，肌肉若一，故能寿敝天地，无有终时，此其道生。""提挈天地，把握阴阳"这两个在《黄帝内经》中形容真人的词，起初理解起来只是一种感性的认识，就觉得十分了不起了，了不起到只能是"身不能止，心向往之"的层面。但实际上，"提挈天地，把握阴阳"是一种具有实际意义的表述。"提挈天地"就是指已经把天地间所有自然规律中最为关键的机关全部拿捏住；"把握阴阳"就是指把天地间所有的自然规律和人体生命全过程，通过"天人合一"和"天人相应"的方法融为一体。所以，"提挈天地，把握阴阳"的"真人"实际上是指中华文化启蒙到诞生、完善的过程。在本书第一章"扶阳与生命"中我们已经论述到圣人之前再无圣人，经典之前再无经典的意义。我们中华文化启蒙到诞生、完善的过程，不可能找到任何一本经典来参考，也不可能找到任何一个圣人来向他求道，只能是中华大地上无数智慧的先贤通过观察天文、地理、物候、人事之间的各种现象，并对其进行梳理、总结、归纳、推演，最终把天地间所有的自然规律以天文规律作为纲领，总结出太阳的法则、月亮的法则、北斗的法则、二十八星宿的法则等，然后以太阳法则为总纲，创造出了阴阳的哲学概念。当阴阳的哲学概念被创造出来以后，中华文化中最为基础的构成元素就已经具备了，由此再发展完成整个中华文化的构建。我们中医文化是来源于中华文化的，所以中医文化的构建也是如此。《易经·系辞》中言："古者包牺氏之王天下也，仰则观象于天，俯则观法于地，观鸟兽之文，与地之宜，近取诸身，远取诸物，于是始作八卦，以通神明之德，以类万物之情。"这段描述，就切实生动地反映出了中华文化创造的整个过程。这个"真人"指的应该不是具体的某一个人或者某几个人，而是指由无数中华先贤的智慧创造出来的"中华文化"。中华文化是一个可以"提携天地，把握阴阳"的人类文化，是一个比存在于这个星球上的几乎全部的人类文化都先进得多的文化，是一个早熟的人类文化。中华文化创造的唯一参考就是宇宙天文星体之间的永恒法则，所以能"寿敝天地，无有终时"。

第二个层面是"至人"。《素问·上古天真论》："中古之时，有至人者，淳德全道，和于阴阳，调于四时，去世离俗，积精全神，游行天地之间，视听八达之外，此盖益其寿命而强者也。"这段条文在对"至人"的描述时，用到了"去世离俗"这个词，既然已经"去世离俗"，那就不可能指的是一个以生命个体为单位的人。故"至人"所代表的也不应该是具体的某一个人或某几个人，其所代表的应该是指能够继承"真人"层面所传承下来的，对天地间自然规律与法则进行运用的人类智慧，所以"至人"也就不属于严格意义上的人。以上两类"人"，实际上在现实中是不可能以"人"这种生命个体而存在的，它们所代表的是一种中华文化诞生、发展、传承的过程，是中华大地上人类智慧的合体和结晶。"真人"和"至人"也是中华民族繁衍生息所依赖的文化根本。

第三个层面是"圣人"。《素问·上古天真论》："其次有圣人者，处天地之和，从八风之理，适嗜欲于世俗之间，无恚嗔之心，行不欲离于世，被服章，举不欲观于俗，外不劳形于事，内无思想之患，以恬愉为务，以自得为功，形体不敝，精神不散，亦可以百数。"到了第三个层面的"圣人"才有了"适嗜欲于世俗之间"的形容。既然已经在世俗之间了，所以只有到了第三个层面的"圣人"才能真正作为"人"的生命个体存在于现实之中。请大家注意：到第三个层面时，真正的生命之人才出现！作为圣人的定义，大多被理解为品德最高尚、智慧最高超的人，如孔子被称为"孔圣人"。《黄帝内经》中所指的圣人却不完全是这个意思。其圣人应该是指通过自身的修炼，最终达到处天地之和，从八风之理——形体不敝，精神不散，亦可以百数之人。这一类人是可以尽终其天年，度百岁乃去的。在这里需要注意的是，圣人的寿命是有上限的，这个上限是多少岁呢？就是百岁或者百岁多一点，所以称为"可以百数"或者"度百岁乃去"。而现代科学研究通过对人类性成熟年龄进行计算，得出人类的理论寿命也是在 100～150 岁之间。这就是说，圣人的确是人，是人类健康和寿命可以达到的极限；圣人不仅是一种理想和愿望，还是一种可以实现的极端存在。但同时要达到这种人类健康和寿命的极限状态是十分不容易的。

最后就是第四个层面"贤人"。《素问·上古天真论》："贤人者，法则天地，象似日月，辨列星辰，逆从阴阳，分别四时，将从上古合同于道，亦可使益寿而有极时。"贤人就是指通过自身修炼，达到了法则天地，象似日月，益寿而有极时的状态，这种状态就是健康长寿的状态。但其长寿的上限是不及上一个层面圣人的，所以虽然可"益寿"，但会有"极时"，不像圣人直接可以"百数"。这就把贤人定义为一般的健康和长寿的人，这类人的长寿不一定都可以达到百岁或者百多岁，因为会出现"极时"，这个"极时"因人而异，可能是在百岁以内的任何年龄。但有一点很重要，在"极时"到来之前，这一类人很健康，也就是说他们的生活质量很高。

明白了《黄帝内经》中对人类健康和寿命的 4 个层面的定义后，我们不难看出，前两个层面，也就是"真人"和"至人"的层面是对中华文化的诞生、发展和传承过程的表达，并不是指以生命体为单位的人。中医学是朴素的唯物主义哲学，其所研究的实质是客观存在的。所以自然而然我们研究的最佳层面，就是以生命体为单位存在的"圣人"层面。而要达到"圣人"的层面，就必须寻找其方法从而建立法度，通过法度最终达到所要追求的状态。圣人的法度是什么呢？那就是"圣度"。

所以吴荣祖教授认为，所谓"圣度"应指人们养生长寿、治疗康复、防病健身的最高境界，也是人体阴阳动态平衡的最佳状态。在这里需要把《素问·生气通天论》中对"圣度"的定义再复习一下："凡阴阳之要，阳密乃固，两者不和，若春无秋，若冬无夏，因而和之，是谓圣度。"这个定义明确指出，"圣度"就是"阴平阳秘"的状态。这种阴平阳秘的圣度状态应为我们医者所追求的终极目标，而要达到这种圣度状态，阳密乃固实为最关键的必要条件。

为什么古人会认为阳密乃固是产生和维持人体圣度状态的关键呢？对于"阳密"的理解，吴荣祖教授认为可以从以下几个方面进行阐释。首先是"天人相应"方面。《素问·气交变大论》云："善言天者，必应于人；善言古者，必验于今；善言气者，必彰于物；善言应者，同天地之化；善言化言变者，通神明之理。"《灵枢·岁露论》云："人与天地相参也，与日月相应也。"《素问·宝命全形论》云："人以天地之气生，四时之法成。"自然是一个大宇宙，人体是一个小宇宙，故在理解阳密的时候，必须运用天人相应的思维模式才能把其中的真谛彻底悟透。古人将"自然"理解为"天地"，用现代科学的语言解释"天地"就是我们赖以生存的这个星球——地球，而地球的正常生态环境就是一个阴平阳秘的状态。我们可以看一下地球上根据温度的高低变化所划分的气候带规律。其纬度越高的地方，气温越低，对应的气候带越寒冷；其纬度越低的地方，气温越高，对应的气候带越温暖。还有就是海拔高低对应的气温变化，海拔越高的地方气温越低，海拔越低的地方气温越高。由此可见，无论从纬度还是从海拔的角度来审视，其都存在一个统一的规律，那就是高的地方冷，低的地方热，所以自古我们就有"高处不胜寒"的形容。冷就代表阴，热就代表阳，说明高处是属于阴的，而这个阴是正常的阴，是属于阴之气，并非阴邪。所以，地球上无论纬度多高、海拔多高、气温多低（即使是南北极和珠穆朗玛峰），都是属于正常的气候，这种状态就是"阴平"。因为"平"者，"常"也。这种在高处的"阴平"状态又可以被称为"阴平于上"。

既然有"阴平于上"的状态，就必然对应有"阳密于下"的状态。在地球上，在天地间，什么地方最能体现出阳密于下的状态？那就是地球的中心——地心内部。地心是一个什么样的存在，或者说地心处于一个什么样的状态？为什么说地心就能够反映"阳密于下"的象呢？为了弄清楚这些疑问，笔者查阅了一些资料，这些资料可以从象科学的层面对地心属于地球层面的"阳密于下"的状态予以说明。地心，是地核的俗称，是指地球的中心部分，半径约 3480km，主要由铁、镍等元素组成。地球内部越接近地心的位置温度越高，地心点的温度据科学家推测约为 6000℃。地核内部的压力非常大，其压力已达到 136 万个大气压，到核心部分便增加至 360 万个大气压了。这样大的压力，人们在地球表面是很难想象的。科学家做过一次试验，在每平方厘米承受 1770 吨压力的情况下，最坚硬的金刚石也会变得像黄油那样柔软。地核内部不仅压力大，而且温度也很高，估计可高达 2000～6000℃，同时物质的密度非常高。在这种高温、高压和高密度的情况下，人们平常所说的"固态"或"液态"概念，已经不适用了。因为地核内的物质既具有像钢铁那样的"钢性"，又具有像白蜡、沥青那样的"柔性"（可塑性），这种物质不仅比钢铁坚硬十几倍，而且还能慢慢变形而不会断裂。

从以上内容中，我们可以发现几个重要的信息点。第一个信息点是地心内部的温度十分高，最高可达到 6000℃。我们知道我们生活在地表之上，每年夏天如果气温达到 30℃ 以上就会觉得很热了，那么 6000℃是什么概念，一定是非常非常非常（$\times 10^n$）的热。总而言之，其就好似一团烈火，是纯阳的存在。第二个信息点是地心的压力非常之大，大到能使最坚硬的物质都可以变得柔软的程度。那么大的压力会带来什么结果呢？应该就是压力使得地心内部的那一团非常热的纯阳之物不能向外部漏出吧。这种不能向外部漏出的特点，以象科学的角度对其进行审视，应该具有什么象呢？那就是封藏之象。第三个信息点是地心内部物质的密度非常大，这样大的密度代表了每一个单位体积内所含有的质量非常大。这样的高含有率和高质量度给我们的直接印象归纳为一个词，就是密集。好了，我们把所有信息点和关键词同时列出来看一下：高温、高热、纯阳、封藏、密集，结论自然而然也就出来了。地心这样的状态就是我们中医学所称的"阳密"状态。这个"阳密"状态所处的位置在地心，是远低于海平面之下数千千米的地方，所以是"阳密于下"。

综上所述，我们赖以生存的地球，我们所生活的天地自然界，就是处于一个"阴平于上，阳密于下"的"阴平阳秘"之状态。而这样的状态造就了我们的生存空间，孕育了无数的生命。在这样的状态中，维持状态稳定的核心力量大家都知道，那就是地心物质和能量的稳定。纵观地球的历史，但凡是地心活动不稳定，就会发生大规模的地壳运动，从而引发一系列的地质灾难。所以这就意味着，要维持地球生态的平稳，所必需的前提是地心物质和能量的稳定。而地心物质和能量稳定的基础就是地心内部持续存在稳定的温度、稳定的压力、稳定的密度，也就是"阳密乃固"。这就是从自然、天地层面阐释"凡阴阳之要，阳密乃固"的"圣度"状态。

自然界、天地，我们赖以生存的地球大宇宙的常态就是一个"阴平阳秘"的状态。我们人类自身是一个小宇宙，所以也应该处于"阴平阳秘"的状态。人体的阳密指的就是命门火秘藏于肾水当中，肾就能履行其"封藏之本"的生理功能。肾能封藏，则命门火就能蒸腾肾水上济于心，而心火亦能下交于肾，如此心肾相交，水火既济，坎离交泰，则心之君火能明，随之十二官之相火亦能各守其位，气血流通，畅而无滞，上清下温，阴平阳秘。故吴荣祖教授认为，人体健康的最佳状态谓之"圣度"，产生和维持圣度的关键在于"阴平阳秘"，维持阴平阳秘状态的关键又在于"秘"，故曰：密者，秘而不宣也，潜而不张也。

其次是从"气机升降出入"方面进行阐释。《素问·六微旨大论》，"升已而降，降者谓天；降已而升，升者谓地。天气下降，气流于地；地气上升，气腾于天。故高下相召，升降相因，而变作矣""出入废则神机化灭，升降息则气立孤危。故非出入，则无以生长壮老已；非升降，则无以生长化收藏。是以升降出入，无器不有"。《素问·阴阳应象大论》："故清阳为天，浊阴为地。地气上为云，天气下为雨；雨出地气，云出天气。"人体气机运动是中医学认识人体生理功能的重要核心部分，人体的健康从某一层面来讲就是气机运动的畅通和协调。所以，《黄帝内经》中把中医从病机层面对人体进行治疗、养生、保健的总原则概括为"疏其血气，令其调达，以致和平"。其中的关键就在于使得人体气机运行顺畅有序。

那么，人体的气机是如何运行的呢？吴荣祖教授认为，人体气机的运行方式就是《黄帝内经》中所描述的升、降、出、入。这4种状态是人体气机运行的4种基本状态，而这4种状态所构成的气机运行轨迹并不是简单地从字面上表现出来的直来直去的状态，而是一个圆的轨迹，即气机圆运动状态。而这种气机圆运动状态的关键在于阳气的秘藏。要弄清楚上述气机圆运动的机理，我们就必须先要明白圆运动是如何产生的。人体气机的运动轨迹为什么是一个圆形，或者说是一个类圆形呢？人体气机是无法用肉眼观察到的，气机运行的轨迹也是无法通过现代科学手段检测到的。所以要说明人体气机的运行轨迹是圆形，我们仍然必须运用中医学的特色思维模式——"象思维模式"进行思考，才能得出结论。虽然人体气机运行轨迹无法被观察，也无法被检测出来，但本着"人与天地相参，与日月相应""天地是一个大宇宙，人身是一个小宇宙"的思维原则，我们可以先把天地的运行轨迹检测出来，然后以此来推演人体气机的运行轨迹。天地的运行轨迹是什么样的呢？那就是地球的自转和地球围绕太阳公转的星体运行轨迹。这两个运行轨迹产生了白昼和黑夜的轮回变化，以及一年中春、夏、秋、冬的四季更替，这就是天地间阴阳变化的基础规律。在此规律的基础上，才出现五行运动变化，以及世间万物的诞生。众所周知，这两个星体运行的轨迹就是类圆形。取类比象，自然界大宇宙运行的轨迹是大小不同的两个类圆形，那么人体小宇宙气机运行的轨迹也就不可能是除了圆形以外的其他任何图形，这就是人体气机圆运动轨迹的来源。关于人体气机圆运动轨迹的论述，请参考本书第一章"扶阳与生命"中的相关文段。

自然界大宇宙中存在两个类圆形的星体运行轨迹，由这两个轨迹产生的星体运行规律使得昼夜晨昏和四季现象的出现，从而产生了生、长、化、收、藏的万物出现、生存和变化的规律。而生、长、化、收、藏归根结底是什么东西的变化状态呢？那就是气机运动的变化状态。让我们来进一步分析，自然界大宇宙的两个圆运动轨迹是以什么为核心的呢？首先，我们来看产生四季变化的那个地球围绕太阳公转的大圆轨迹。在这个轨迹里，太阳是圆运动轨迹的核心，并且是在这个大圆运动轨迹的最里端，具有阳秘藏于内的象。其次，我们再来看产生昼夜晨昏的那个地球自转的小圆轨迹。在这个轨迹里，地球的核心是小圆运动的中心，也就是说地心是小圆运动的核心，是小圆运动轨迹的最里端，这同样凸显了阳秘藏于内的象。所以在自然界、天地间，圆运动的核心都是秘藏在圆运动轨迹最里端的阳。

天地作为一个大宇宙，人体作为一个小宇宙，天人必须相应，故人体气机圆运动的关键和核心也应该是秘藏在内的阳根。综上所述，吴荣祖教授认为人体的命门火秘藏于肾水当中的这种"阳密乃固"的状态，是人体气机圆运动产生的动力和关键。命门火秘藏于肾水当中，则能够产生气化作用。火藏于水中，就能够蒸水化气，所产生的这个气就是人体赖以生存的阳气。肾中命门火是先天火种，其产生的阳气亦为先天之阳气。先天阳气的产生就可以生养人体后天之阳气，人体脾阳随之孕育而生；脾阳产生就能够左升，随之肝木就能够左旋，木气就能够温升；木气温升，温而化火，心火就能够宣明而下交于肾水；脾阳左升，胃阳就可右降，胃阳右降，随之肺金就能够右转，金气就可以凉降；金气凉降，降而化水，肾水就能够封藏而蒸腾上济于心火。如此，以命门火的秘藏为动力源泉，以脾胃为中轴，以四象为轮的人体气机圆运动就此产生。所以，人体气机升、降、出、入的运行规律与人体命门火秘藏于肾水中的"阳密乃固"的状态密切相关。"阳密乃固"是人体气机升、降、出、入圆运动的起始点和动力源泉，是人体气机运行变化的关键和核心。

第三是从"水火一气"方面进行阐释。扶阳学术流派的创始人郑钦安先生在其著作《医理真传》开篇之序言中云："医学一途，不难于用药，而难于识症。亦不难于识症，而难于识阴阳。阴阳化生五行，其中消长盈虚，发为疾病，万变万化，岂易窥测……余沉潜于斯二十余载，始知人身阴阳合一之道，仲景立方垂法之美。"钦安先生所谓的"阴阳合一之道"，指的就是命门火秘藏于肾水之中的"阳密乃固"之道。因为秘藏于肾水之中的命门火就是《黄帝内经》中所称的少火，而少火的生理功能在《素问·阴阳应象大论》中被描述为"少火之气壮""气食少火""少火生气"。这就是说命门火秘藏于肾水之中所蒸腾化气的过程就叫作"少火生气"；这样的"气"能够支持人体的生长发育和整个生命的全过程，有这样的"气"的存在和运行，就可以使得人体保持健康而身体强壮，所以称为"少火之气壮"；而且少火要保持其源源不断、生生不息的状态，就需要生生不息的阳气的补充和温养，这就是"气食少火"。在这里需要重点说明一下，我们在阅读中医经典古籍的时候，一定要有基本的古汉语知识作为支撑。"气食少火"中的"食"字是一个通假字，通"饲"，也就是"饲养、喂养"的意思。"气食少火"就是"气饲少火"，意思是少火（秘藏于肾水之中的命门火）所蒸腾气化产生的阳气可以源源不断地补充和温养少火。所以，钦安先生所谓之阴阳合一之道，就是命门火秘藏于肾水之中的阳密乃固之道，就是人体少火生生不息之道，也是人体生命源泉的产生和维系之道。

《素问·阴阳应象大论》云："天地者，万物之上下也；阴阳者，血气之男女也；左右者，阴阳之道路也；水火者，阴阳之征兆也；阴阳者，万物之能始也。"由于阴阳的应用范围十分广泛，可以用来解释自然界万物及其现象的变化规律，所以从这一层面的意义上讲，阴阳是万物的"能始"。"能"字在古汉语中也是一个通假字，通"胎"，胎亦为始，故"能始"即"本原"的意思。而阴阳本身不可见，要把握不可见的东西实在是不太容易了，也不知道从何下手，所以聪明的古人就总结出，既然阴阳看不见，那么就从可以看得见的阴阳具体表现形式入手把握即可。那么阴阳的具体表现形式是什么呢？那就是阴阳之征兆，即水与火。所以张介宾在其著作《类经·阴阳类》中有云："阴阳不可见，水火即其证而可见也。"

如何把握水火？吴荣祖教授认为，落实到临床实际，落实到云南吴氏扶阳学术流派，就是把握心肾。清代名医黄元御在其著作《四圣心源》中论述到："少阴以君火主令，手少阴心，火也，足少阴肾，水也，水火异气，而以君火统之，缘火位于上而生于下。坎中之阳，火之根也，坎阳升则上交离位而化火，火升于水，是以癸水化气于丁火……至于上热者，此相火之逆也。火中有液，癸水之根，相火上逆，灾及宫城，心液消亡，是以热作……见心家之热，当顾及肾家之寒。盖水火本交，彼此相交，则为一气，不交则离析分崩，逆为冰炭。"由此可见，黄元御认为无论在人之生理状态还是病理状态，心肾水火之交媾都是十分关键和重要的，把握水火就是把握阴阳。著名中医学家、教育家、云南省四大名医之首、全国扶阳学术流派重量级人物、云南吴氏扶阳学术流派创始人吴佩衡先生，在其著作《医药简述》中论述到："先天心肾，是人身中最宝贵之主要生命线。"这个观点在本书前面章节中已经提到，但现在还要强调一下。所谓心肾之重要性指的是人体心肾功能的正常运行是人体其他一切脏腑组织正常运行的前提和保障。因为先天命门火功能健旺，就可秘藏于肾水当中，从而蒸腾气化，使得肾水能够上济于心，而不至于心火过亢，心火又能下交于肾而不至于肾水过寒，如此就可形成水火既济、心肾相交的状态。心肾相交则心中君火能明，君火明则相火自能安，如此人体各脏腑之相火就能安在其位而发挥其正常的生理功能了。所以佩衡先生提出一定要重视先天心肾的阳气的道理就在于此。而重视先天心肾，把握人体水火功能的关键就在于对命门火秘藏于肾水之中状态的把握，即对"阳密乃固"状态的把握。如能把握住人体"阳密乃固"的状态，就能把握住人体水火的生理状态，也就把握住了人体气血的运行状态，最终就可以把握住人体阴阳变化的状态。正如钦安先生在其著作《医理真传》中言："尝谓水火相依而行（水即血也，阴也；火即气也，阳也），虽是两物，都是一团，有分之不可分，合之不胜合者也。即以一杯沸水为喻（沸，热气也，即水中无形之真火），气何常离乎水，水何尝离乎气？水离乎气，便是纯阴；人离乎气，即是死鬼。二物合而为一，无一脏不行，无一腑不到，附和相依，周流不已。"这就是吴荣祖教授结合历代前贤的学术思想，结合自己的临床经验，从水火一气层面对"阳密乃固"的认识和阐释。

第四是从中国传统文化的根源"易卦"方面进行阐释。从卦爻方面来看，吴荣祖教授认为其可分为天地卦、先后天卦、水火卦3个层面。首先是天地卦。医易同源，上古圣人在用《易经》阐述天地之造化时，以一"泰"卦来代表天地正常有序的运行状态。针对"泰"卦的理解，吴荣祖教授认为组成"泰"卦的六爻，其中上三爻是由3个阴爻组成的"坤"卦，有纯阴之意，下三爻是由3个阳爻组成的"乾"卦，有纯阳之意。阳于阴之下，即意阳必须要秘藏于阴之中，方能成"泰"。只有形成阳密于下，阴平于上的这种"泰"势，天地的气机万物才能正常有序地运行变化。正如《素问·六微旨大论》云，"升已而降，降者谓天；降已而升，升者谓地。天气下降，气流于地；地气上升，气腾于天。故高下相召，升降相因，而变作矣""出入废则神机化灭，升降息则气立孤危。故非出入，则无以生长壮老已；非升降，则无以生长化收藏。是以升降出入，无器不有"。《素问·阴阳应象大论》云："故清阳为天，浊阴为地。地气上为云，天气下为雨；雨出地气，云出天气。"和"泰"卦相对应的是"否"卦。对"否"卦的理解，吴荣祖教授认为组成"否"卦的六爻，其中上三爻是由3个阳爻组成的"乾"卦，有纯阳之意，下三爻是由3个阴爻组成的"坤"卦，有纯阴之意。阳于阴之上，就意味着阳在上而阳性趋于上，阴在下而阴性趋于下，在上者越上，在下者越下，最终上下分离，永不相交，这就是天地不交的状态，是最为凶险的状态，亦是天地灭亡的状态，所以称为"否"。

第五是先后天卦。先天卦指的是"乾"卦和"坤"卦，后天卦指的是"坎"卦和"离"卦。乾为天，是纯阳之卦，由3个阳爻组成；坤为地，是纯阴之卦，由3个阴爻组成。乾坤交媾，化生六子。吴荣祖教授认为其中最为重要的就是"坎""离"二卦。因为坎为水，属于阴的范畴，也属于血。但其图像为上下两个阴爻，中间一个阳爻，此阳爻就是中一爻，是由"乾"卦所化生，即天也，有天一生水的意思。以天人相应的观点进行思考，其对应于人身的肾。用郑钦安在《医理真传》中所言进行阐述就是："一点真阳，含于二阴之中，居于至阴之地，乃人立命之根，真种子也。"此真种子为"初生之龙，不能飞腾而兴云布雨，惟潜于渊中，以水为家，以水为性，遂安其在下之位，而俯首于下也"。这个初生之龙虽无飞腾布雨之能，却有生生不息的化育之功。其所化育的就是人体阳气之根。这就是《黄帝内经》中所论述的"少阴之上，热气治之"的含义。足少阴肾中的命门火（真种子）秘藏于肾水之中，蒸腾化气所产生的热气就是少阴一经的本气，就是人体阳气之根本。这样的阳气会运行到人体的各个部位，其到达某一部位，就会化生出某一部位的阳气，从而人体五脏六腑、四肢百骸、肌肉皮肤、表里经络之阳气皆能随之产生。这就是从先后天乾、坤、坎、离卦象来阐释阳密乃固状态的意义。

最后就是水火卦。水火卦应该表示的是坎离卦，但吴荣祖教授提出可以从"既济"和"未济"二卦入手分析。"既济"卦的卦象是"坎"卦在上，"离"卦在下。坎为水，离为火；水在上，火在下。这就是寓于火伏藏于水下，即阳秘于阴中，是顺卦，代表的是天地运行的正常状态。"未济"卦的卦象是"离"卦在上，"坎"卦在下。离为火，坎为水；火在上，水在下。这就是寓于水火分崩，逆为冰炭，是逆卦，代表的是天地运行的灾难状态。

故从易卦方面入手分析，由于无论是从天地卦、水火卦，还是从先后天卦的层面来看，大自然天地间的"泰"势，即天地的"圣度"状态，皆是以阳密乃固的形式表现出来的，所以人秉天地之气生、四时之法成，人必与天地相参，天人合一，故人体要达到"圣度"状态，阳密乃固亦为必要条件。吴荣祖教授认为人体的阳密状态即是命门相火潜于肾水之中，状如坎，故曰坎中之阳为阳根，为少火，为生气之源。少阴之"热气"，出、入、升、降之根基，无不与一阳潜于二阴之密固状态息息相关，亦乃"阴平阳秘，精神乃治"之关键所在。命门相火秘藏于肾水之中，蒸腾化气，上济于心则心脏凉；心火下降，下交于肾则肾脏暖。心肾相交，则君火以明，主明则下安。君火以明，相火以位，各司其职，五脏六腑、气血津液可正常运行矣。故祝味菊先生之言"阴不可盛，以平为度；阳不患多，其要在秘"，亦不难理解了。欲求"圣度",调整阴阳,阳密乃固的重要意义也就不言而明了。

二、引火归原,潜阳封髓

"阳密乃固"是自然界及人身最佳的状态。阴阳的这种状态直接与自然界的正常有序运行和人体的健康长寿密切相关,所以一旦出现阳密乃固的状态被打破,就必须尽快寻找原因并使用适当的方法使之得到纠正。这就涉及针对打破"阳密乃固"状态所应对的治疗方法的确立。吴荣祖教授作为目前全国扶阳学术流派代表性人物及当今云南吴氏扶阳学术流派领军人物,其在治疗因阳虚水寒导致的虚阳外越病证方面颇有心得,所运用的引火归原、潜阳收纳等治疗方法在临床实际中疗效较佳,是值得我们后辈学习和总结的。下面笔者就将吴荣祖教授对潜阳法的运用总结于下,供广大读者参究。

吴荣祖教授总是告诫后学者,在理解潜阳法的时候一定要分清虚实盛衰。因为在阳浮不能收纳的诸多病证中,不是仅仅只有水寒阳浮一个类型存在,还存在水亏阳浮的证型。如临证不仔细鉴别,就容易犯虚虚实实之戒,贻害患者。正如《素问·五常政大论》中云:"无盛盛,无虚虚,而遗人夭殃;无致邪,无失正,绝人长命。"在辨别虚实的过程中,尤为重要的是辨清阴阳的虚实,正所谓"善诊者,察色按脉,先别阴阳"。

对实证来说,吴荣祖教授将其总结为:临床上邪火炽盛所产生的火热炎上证,其临床特点突出,和我们需要重点讨论的由阴盛导致的虚阳外越证有明显的不同,两者之间的鉴别比较容易,中医师一般都能掌握,故不在本书讨论范畴。这里所论述的实证指的是阴盛之证,也就是人体内阴邪过盛所导致的阳气外越之证,这类病证亦被称为阴盛格阳证。阴盛格阳证大致可以分为阴盛格阳于外和阴盛格阳于上两类病证。阴盛格阳于上见于仲景《伤寒论》之少阴病篇,"少阴病,下利,白通汤主之""少阴病,下利脉微者,与白通汤。利不止,厥逆无脉,干呕烦者,白通加猪胆汁汤主之。服汤脉暴出者死,微续者生"。白通汤功效为破阴回阳、宣通上下、交通心肾,主治少阴病阴盛格阳于上之戴阳证。阴盛格阳于外见于《伤寒论》之少阴病篇:

"少阴病，下利清谷，里寒外热，手足厥逆，脉微欲绝，身反不恶寒，其人面色赤，或腹痛，或干呕，或咽痛，或利止脉不出者，通脉四逆汤主之。"通脉四逆汤功效为破阴回阳、通达内外，主治少阴病阴盛格阳于外之证。其两者都是因为病至少阴，下利日久，真阳已因下利而极度衰微，同时少阴阴寒之邪过盛，格拒残余之一点真阳，有微弱之阳光转瞬即逝之危象。此时虽然本之真阳已虚极，但阴寒至盛之病机矛盾突出，所以吴荣祖教授将其归类于阴寒实证之范畴进行论述。仲景在白通汤和通脉四逆汤中专用"生附子"主之，其意就是要取生附子破阴散寒之功效，力求达到少阴阴寒之邪得散，下焦阴寒盘踞之势得破，方能使欲脱之阳气得以回纳。这类少阴阴寒过盛格拒阳气的证型，往往见于较为危重之病证。这类病证在目前的医疗环境下，中医的治疗手段多被西医的各种抢救措施所替代，在中医临证之中不能算是常见，但作为业医者不可不知。

关于白通汤、白通加猪胆汁汤，以及通脉四逆汤的条文及方解，还有这3个经典处方的临床运用体会，吴荣祖教授十分推崇云南吴氏扶阳学术流派创始人吴佩衡先生所著《伤寒论讲义》中的观点。笔者有幸阅读该书，在此将佩衡先生所著《伤寒论讲义》中的对这3个方的精彩论述摘录于下，以飨读者。

"少阴病，下利，白通汤主之。"是《伤寒论》之少阴病篇关于白通汤的条文。佩衡先生在对该条文进行解释时注释到："少阴病下利，是生死之关键，其水负土胜者生，水胜土负者死。盖少阴脉微细，但欲寐之病，仅见下利，未兼他证，或舌苔白滑，不渴饮，人无神等情，在病理上是为水寒土湿，心肾阳虚，寒湿盛于下，以致君火不得交于肾，阳被阴格，上下不交，故成少阴虚寒下利之证。应以白通汤交通心肾之阳而祛寒湿之阴。在本方中，附子温肾水之寒，启坎中之阳上承于心；葱白引君主之火下交于肾；干姜温中土以通上下，使上下交通，水火既济，中土转运，而本证自愈矣。"佩衡先生对该条条文的解释，重点突出在水与土之间胜负关系的论述，认为水土之胜负是少阴病阴盛格阳于上病证预后和转归的关键。水胜土负者中的"水"应该指的是命门火虚衰后肾水不能得到命门火的温煦，从而变生为之寒水。土本可以制水，但现在本应温暖的肾水，由于命门火的虚衰而失于温煦，从而变生为寒水，脾土无法制约此寒水，反而被其所侮，形成寒水侮土的格局，这就是佩衡先生所述之水胜土负。水胜土负则土为寒水所困而土湿，土湿则脾土不升而胃土不降，脾土不升则肝木不能左旋，胃土不降则肺金不能右转，本已水火不交，上下不通，现复加中轴不运，金木不转，人体整个圆运动停滞，气血无法流通调达，故曰死。但毕竟该段所述之症状仅为少阴病加下利一症，并无其他兼症，故服用白通汤交通心肾之阳即可愈。但若在此基础上出现其他兼症，又恐白通汤不足以胜任，故仲景随此之后又另立白通加猪胆汁汤以应对。

"少阴病，下利脉微者，与白通汤。利不止，厥逆无脉，干呕烦者，白通加猪胆汁汤主之。服汤脉暴出者死，微续者生。"此条条文为白通加猪胆汁汤之条文，佩衡先生在解释此条条文时注释到："本段根据症状，实较白通汤证尤重。服汤以后而利不止，反见厥逆无脉，是由邪阴过甚，真阳过虚，邪阴上逆而见干呕，虚阳飞越而心中烦，此非白通汤之误也。盖阴寒盛极格阳于上，故骤投热药，有格拒之势。必以热因寒用之法，从阴引阳，取其反佐作用，故于通阳之白通汤中，佐以咸寒苦降之人尿、猪胆汁以引阳药入阴分。降心之君火而交于肾，肾得君火之助，则肾脏温而生阳之气升，又得附子温肾水之寒，补命门之火，启坎水上升以交于心，而心脏凉。使心肾相交，水火既济，尚可转危为安。而服白通加猪胆汁汤后，有两种不同之转机。脉暴出者，是阳根已绝而外脱，犹灯光之回焰，故主死；脉微续者，乃阳根未断而徐回，故主生也。"此段论述充分说明，若在白通汤病证基础上病情进一步恶化，虚阳被阴寒格拒于上的证候明显，出现诸如呕、烦、无脉等兼症时，业医者此时一定不要认为是误用白通汤所致的不良反应，从而停止服用该方，甚至转而另投养阴清热之剂，若如此必将导致已飞跃于上之残阳转瞬即逝。正确的做法是在此时，在白通汤中加入猪胆汁和人尿，以苦咸寒凉反佐之法引阳药入下焦肾水，而肾水得温，被损之命门火回潜于肾水，而归根复命，最终以达交通心肾，水火既济的目的。

在对白通加猪胆汁汤的方剂进行解读时，佩衡先生引用了清代医家陈元犀所著："白通汤主少阴水火不交，中虚不运者也。用生附启水脏之阳，以上承于心；葱白引君主之火，以下交于肾；干姜温中焦之土，以通上下。上下交，水火济，中土和，利自止矣。"其又引用医家张令韶所云："脉始于足少阴肾，主于手少阴心，生于足阳明胃。诚见道之言。少阴下利脉微者，肾脏之生阳不升也。与白通汤以启下陷之阳。若利不止，厥逆无脉，干呕烦者，心无所主，胃无所生，肾无所始也。白通汤三面俱到，加胆汁、人尿调和后入，生气俱在，为效倍速，苦咸合为一家。入咽之顷，苦先入心，即随咸味而直交于肾，肾得心君之助，则生阳之气升，又有附子在下以启之，干姜从中而接之，葱白自上以通之，利止厥回，不烦不呕，脉可微续，危证必仗此大力也。若服此汤后，脉不微续而暴出，灯光之回焰，吾亦无如之何矣！"佩衡先生认为此两位医家对白通加猪胆汁汤方解的论述十分精妙，并在《伤寒论讲义》中要求各位读者认真阅读品味，必可有验于临床。

佩衡先生在该方解之后还有按语，并结合自己多年临床经验对白通汤及白通加猪胆汁汤的临床圆通运用进行了介绍："白通汤除少阴病下利外，风寒伏少阴，阴盛格阳于上，证见头脑昏痛、面赤无神、午后夜间发热而不渴饮；又有寒邪内伏，清阳不升，浊阴不降，证见涕清不止、喷嚏时作、恶寒头昏、精神缺乏；又有鼻阻已久，涕清或涕稠，不闻香臭；又有久患夜虐，寒多热少，屡治不愈，精神疲惫；又有失眠已久或眠少梦多，头昏无神；又如久患目疾，目光昏瞀，或迎风流泪，或阴翳雾障等，皆能治之。此方应用颇多，兹待略举数证，以作临床之一助，如能按证施治，无不特效。"上述圆通运用是对于一般临床所见的阴盛格阳于上之病证而言的，这类病证第一较为常见，第二病情并非危及生命，故于临床之中悟性较好的医者是可以学会运用的。但对于临床上一些病情危重，危及生命的急危重证来说，其阴盛格阳的局面较为严重，所表现出来的证候较为极端，此时能够准确辨证，分清阴阳寒热之真假虚实，果断用药，方可显大医之气度。故佩衡先生在按语之后，又作再按以说明："白通加猪胆汁汤之作用，凡寒入少阴，屡治无效，致阴盛格阳，上热下寒，证见发热不退、晨轻暮重，唇焦舌燥，或舌黑生刺，食物不进而不渴饮，或喜冷饮一二口，多则心内不受，沉迷倦卧，身重无神。此证如服寒凉之药，下咽立毙，若服温热之剂，亦不免于死，唯有此方互用，调变阴阳，始能有济。缘心肾之阳虚极，服后则阴阳调和，心肾相交，水火既济，汗出热退，津液满口，犹枯木逢春，实有起死回生之效。余已屡治屡愈，特提供参考。"如此重证，在吴元坤、吴生元先生所著之《吴佩衡医案》中有具体病案的详细记录，各位读者可互相参看。

实证之阴盛格阳，除了有用白通汤和白通加猪胆汁汤治疗的格阳于上诸证外，还有治疗阴盛格阳于外的通脉四逆汤证。"少阴病，下利清谷，里寒外热，手足厥逆，脉微欲绝，身反不恶寒，其人面色赤，或腹痛，或干呕，或咽痛，或利止脉不出者，通脉四逆汤主之。"该条条文就是通脉四逆汤的条文。佩衡先生在《伤寒论讲义》中对该条条文的注释为："本条是阴寒内盛，格阳于外，而成内真寒外假热之证。由于水寒土湿，脾肾之阳太虚，无力腐熟水谷，分清别浊，致下利清水，完谷不化。心肾阳虚，不足以达于四末，致手足厥逆而脉微欲绝。虚阳外越而见戴阳，故其人面色赤。身反不恶寒者，阳虽外越，但尚未虚脱，设再见恶寒，则阳败而无生理矣。以上病情，即为里寒外热之主证。除此以外，还可能出现如下或然之证。因寒湿内滞则腹痛；浊气上逆于胃则干呕；阴寒冲击循经挟咽则咽痛；下利太多，谷气内虚，已无物可下，生阳将脱，心脏将停，故利止而脉不出。此际若用四逆汤，姜附之温，未尝不可以回阳，但以柔缓之甘草为君，有缓姜附之功，恐力小不能胜任，故以通脉四逆汤主之，意在倍用干姜之勇，效力较速，方足以追返元阳而挽颓绝，实有起死回生之效。"在该条条文之后，仲景还列出了通脉四逆汤的临床运用之加减法。佩衡先生在通脉四逆汤的方解中连同其加减法一并进行了阐释："凡阴盛阳衰，手足厥逆者宜四逆汤；正虚阳弱者宜附子汤；阴盛于下，格阳于上，心肾之阳不交者宜白通汤；阴盛于内，阳格于外，身热面赤，四肢厥逆，或手足反温，宜通脉四逆汤。盖以真阳外越，亡在旦夕，若君以柔缓之甘草，岂能急追欲散之阳而使其速回耶？故重用干姜而仍不减甘草者，恐将涣散之虚阳，不能挡姜附之猛，故借甘草补土以和中，使火土相生，伏火获根，则烟焰不息，以奏全功也。因虚阳上浮而面色赤者，加葱白引阳气下行而交于肾；若脾络不和，腹中痛者，去葱加芍药以通脾络；浊气逆胃而呕者，加生姜以温胃降逆而止呕;若寒气冲击凝聚咽中作痛者,去芍药之苦平涌泄,加桔梗以开提而利咽喉;下利过多,胃肠空虚,心气衰弱,致利止而脉不出者,去桔梗加人参补中益元气以生脉也。"

以上就是对于阴寒过盛之实证所导致的虚阳外浮的临床应对方法。除此之外,吴荣祖教授认为还有一类虚阳外浮之证是以虚证为基础,或者说以虚证为主要矛盾而产生的。其中一种是阴亏相火不潜,这种类型的病证是由于真水不足,阴液亏少,阴不配阳,相火妄动所致,也就是大家所熟知的阴虚火旺之证。正如清代著名温病学家叶天士所云:"阳为火,阴为水,水衰阳无所附而浮于上,故谓之孤阳,宜补填真阴,则孤阳下附。"这一类病证的治疗方法就是滋阴潜阳、引火归原之法,方以大补阴丸、六味地黄丸等为代表。这一类型不在本书讨论范围之内,故略之。

下面就是吴荣祖教授在临床中经常遇到的以阳虚为主要矛盾而引起的虚阳外浮之证及其应对方法的总结和介绍。扶阳学术流派创始人郑钦安先生在其著作《医理真传》中对阳虚虚阳外越证的病机有详细的论述:"一阳本先天乾金所化,故有龙之名。一阳落于二阴之中,化而为水,立水之极(是阳为阴根也),水性下流,此后天坎卦定位,不易之理也。须知此际之龙,乃初生之龙,不能飞腾而兴云布雨,惟潜于渊中,以水为家,以水为性,遂安其在下之位,而俯首于下。若虚火上冲等症,明系水盛,水盛一分,龙亦盛一分,水高一尺,龙亦高一尺,是龙之因水盛而游,非龙之不潜而反其常。故经云'阴盛者,阳必衰',即此可悟用药之必扶阳抑阴也。乃市医一见虚火上冲等症,并不察其所以然之要,开口滋阴降火,自谓得其把握,独不思本原阴盛阳虚,今不扶其阳,而更滋其阴,实不啻雪地加霜,非医中之庸手乎?"吴荣祖教授认为这是郑钦安先生对阳虚水寒、虚阳上浮证的独到论述。但在论述虚阳上浮的在上之假热证候时,钦安先生认为非龙火之离位飞腾所致,而是由于阳根衰微,阳虚则阴盛,阴盛则寒水亦盛,此时龙火仍然潜藏于寒水之中,只是由于寒水过盛,水位升高,潜藏于其中的龙火随升高之水位一起升高,故出现上热之证候。

但对其还有一种认识:龙火即人体命门火,是人体阳之根本,而且龙属于纯阳之体，故生性最惧寒冷，所以龙火要潜藏于肾水之中，肾水必须是温暖的才能使龙火安潜于内而不妄动。如若命门火衰，阳虚则寒，肾水不温，反生寒性，变为寒水，此时龙火遇寒水必然不能安潜其内，于是乎只有迅速离开寒冷地界。龙为纯阳，其性趋上趋外，故龙火便飞腾于上于外，而出现上热下寒，外热内寒之证候。如清代名医周学海先生所云："龙雷之火，潜于水中，得温暖则藏。水冷则火升，咽痛、唇裂、口渴、面赤，投以桂附，温其窟宅而招之，火自归乎原位。"又如清代名医徐大椿云："肾脏阳衰，火反发越于上，遂成上热下寒之证，故宜引火归原法，而虚阳无不敛藏于肾命，安有阳衰火发之患哉？此补肾回阳之剂，为阳虚火发之专方。"再如明代医家张景岳所论："火之标在上，而火之本则在下。且火知就燥，性极畏寒，若使命门阴盛，则元阳畏避，而龙火无藏身之地，故致游散不归，而为烦热格阳等病。凡善治此者，惟从其性，但使阳和之气，直入坎中，据其窟宅，而招之、诱之，则相求同气，而虚阳无不归原矣。"此皆水寒而龙火飞腾之谓也。

但无论是郑钦安先生的"水盛一分，龙亦盛一分"的观点，还是其他医家"水寒龙不能安潜其宅"的论断，其病机归根结底均为阳虚为本，龙火浮越为标，其治法也均为温水潜阳、引火归原一途而已。吴荣祖教授认为后学者不必在这两种观点中过于深究，只要知道其病机，在临证中仔细体察患者证候，四诊合参，准确辨别其真寒假热，运用温水潜阳、引火归原之治疗方法，必能取得较好的疗效。

吴荣祖教授在临证治疗阳虚阴盛证时，极为重视因肾水过寒而至真阳上浮格局的出现，对阳虚火浮之象的观察十分细心。吴荣祖教授将阳虚火浮的临床症状归纳总结为上热症、下寒症、舌脉之象3个方面。其中上热症以虚火扰窍为主要表现，虚火扰在上之窍多为五官清窍，具体表现为目赤耳鸣、头痛眼胀、头晕失眠、口舌溃疡、烘热面赤、面红如妆、血压波动、咽干口燥、饮水不多，或思热饮，或饮而溲多等。虚火扰在下之窍多为前后阴窍，具体表现为小便频急、尿道不适、灼热坠痛、肛门坠胀等。以上上热之症均为标之象，故临证必须深入探求下寒之实据。吴荣祖教授将临证下寒之象归纳总结为腰酸腿软、四肢厥逆、胃脘冷痛、关节酸楚、便溏或秘、痛经、经水色暗、小腹冷痛、喜温喜按、夜尿频频或溲溺不畅等。再结合舌脉之象。其中舌质多为嫩、淡、红（尖红），或暗、青、夹瘀；舌体多胖大、有齿印、多津或少津；舌苔多为薄白或腻，或淡黄，苔质嫩而多津，或滑或苍。脉象多见尺脉不足、寸脉有余，或关脉兼弦，或轻取应指、重按乏力。如此就可将阳虚阴盛，真阳上浮之底蕴搜出。依此病机，确立治法，故温水潜阳、引火归原、上清下温、气守丹田为首选治法。至此，离"圣度"之人体阴阳动态平衡的最佳状态亦不远矣。

在这里，笔者要对吴荣祖教授扶阳学术思想体系中的一个比较有特色的观念进行介绍，这就是吴荣祖教授提出的"三角效应"观念。《素问·生气通天论》："夫自古通天者，生之本，本于阴阳。"《素问·阴阳应象大论》："寒气生浊，热气生清。清气在下，则生飧泄；浊气在上，则生䐜胀，此阴阳反作，病之逆从也。"这种阴阳清浊、上下幽分的特性就构成了人体的"三角状态"，由此所产生的生理病理效应就称为"三角效应"（图 2-1）。

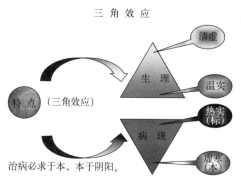

图 2-1　三角效应（彩图见文前）

正常人体应以气守丹田，清升浊降，下实上虚，命火下潜，蒸水化气，上清下温，是谓最佳稳态内环境，即所谓"阴平阳秘，精神乃治"。反之，则清浊倒置，上热下寒，水火失济，为否为灾也。吴荣祖教授平日常教导后学者：正三角（金三角）状态，温实在下，清虚在上，阳密于下，气化生清，下实而上虚，所构成的三角形底边在下，尖端朝上，所显图形，基深底固，稳若泰山，风雨寒热何足以伤人乎！反之三角倒置，虚寒在下，热实在上，虚寒为本，寒水为渊，龙宫阴冷，龙火不能安潜其内，浮越于上，所构成的三角形尖端朝下，底边在上，所显图形，头重脚轻，重心不稳，稍有风雨，倾之必倒，根底浅之故也。

吴荣祖教授常说：余于临床阳虚火浮之证，常用"秘阳"一法，古医家论证颇多且深，而时下众多医者，视标而忽本，图上而忘下，虚实不分，寒热不明，大施寒凉，还曰"汝火甚矣，当清之泻之；汝乃阴虚火燥，又当滋之清之；汝为火体，燥热之食尚不可沾，何以用温阳燥火之桂附乎"。自以为得意，虽取效于一时，实为累伐其本，促其命期矣。欲要火敛下潜，非温水不可，水温则龙安，下温则上清，气守丹田，纳气归肾，下实上虚，复三角之正态，方为不失法度矣。当今临床，寤者少，寐者众，不明造化之理故也。

吴荣祖教授在临证中运用温水潜阳、引火归原之秘阳法首选潜阳封髓汤。其组成：附子、炙龟甲、砂仁、肉桂、细辛、炒黄柏、炙甘草。其中，附子辛温性热直补坎中一阳，真阳为阳根，火种，补真火即是壮君火也。肉桂色赤入心，性热而助血中温气，强心温肾暖肝，引火归原。桂附两药相须为用，正如《医贯》中云："惟八味丸，桂、附与相火同气，直入肾中，据其窟宅而招之，同气相求，相火安得不引之而归原耶？"再佐砂仁，纳气归肾，宣中宫一切阴邪；细辛散寒以扫清道路；龟甲，其质坚硬，得水之精气而生，有通阴助阳之功；黄柏味苦入心，禀天冬寒水之气而入肾，苦能降亦能坚，色黄如脾，脾也者，调和水火之枢机也，独此一味，三才之意俱矣；炙甘草调和上下而伏火，真火伏藏，则人生之根蒂永固。

"治病必求于本"是中医辨证论治的特色体现。而在辨证论治中力求阴平阳秘，追求"圣度"之人体阴阳动态平衡的最佳状态，实为求本的具体操作方法。现阶段随着西医学的不断发展完善，人类疾病谱正在发生变化。在临床实际工作中，寻求中医治疗的疾病往往存在病程绵长、波及多个系统或多个脏器，并每每有前期中西医药干预治疗而疗效不显的疾病特点，其中包括器质性，或功能性，或两者兼有的病种。临证中多以误治失治、标本虚实夹杂、寒热错杂、邪正进退、阴阳转化、久病不愈、穷极必肾的复杂格局同时呈现，故治病必求于本，本于阴阳。而且，同病异治、异病同治辨证论治特色显得尤为重要。而集温水潜阳、引火归原功效于一体的潜阳封髓汤就显得十分给力，故成为治疗众多疑难杂症的突破口。其运用范围广泛，覆盖病种较多，吴荣祖教授在临证中运用潜阳封髓汤治疗的病种，经初步统计主要有：血管神经性头痛、发热、自主神经功能紊乱出现的汗证、失眠、慢性咽炎、喉炎、口腔溃疡、系统性红斑狼疮、硬皮病、银屑病、干燥综合征、糖尿病、高血压、肾病综合征、糖尿病酮症酸中毒、甲状腺功能亢进、便秘、前列腺增生、尿路感染、神经性耳鸣、痤疮、荨麻疹、末梢神经炎、三叉神经痛、面神经炎、偏头痛、脑萎缩、老年性痴呆、帕金森病、梅尼埃病、抑郁症、心脏神经症、结核病、心律失常等，共计40余种疾病。所以，"圣度"是中医追求健康的终极目标；"秘阳法"是为达到终极目标而设立的治疗手段；"引火归原、潜阳封髓"为具体的治疗方法；"阴平阳秘，精神乃治"则是健康终极目标的具体体现。

温升乙木气机畅，升举三阴疗效彰

一、天人相应，春暖木达

《素问·阴阳应象大论》曰："阴阳者，天地之道也，万物之纲纪，变化之父母，生杀之本始，神明之府也。"阴阳是天地运行的规律，是一切事物的纲领，是万物发生、发展、变化的内动力，是万物的基本属性。《素问·阴阳应象大论》曰："阴胜则阳病，阳胜则阴病；阳胜则热，阴胜则寒。重寒则热，重热则寒。"此是人体之病机变化规律。因此，五脏之病有气血阴阳之分，而肝脏亦不例外。历代医家针对肝气郁滞、肝血不足、肝阴亏损、肝阳上亢的研究论述较多，而系统论及肝阳亏虚之证的却十分罕见，对肝阳虚证的论述往往散见于众多医籍当中，使得后学者难以对其进行归纳及总结，以至于中医院校教材中亦不见其身影。究其原因，主要基于"肝为相火，有泻无补""肝虚无补法""肝为刚脏，主升主动，内寄相火""肝气易逆，肝阳易亢""体阴而用阳""阳常有余，阴常不足"之说为依据，而甚少论及肝阳亏虚，但这显然不符合阴阳辨证的基础理论。治肝之法，历代医家所著颇多，其中疏肝、平肝、镇肝、凉肝、养肝、滋肝、补肝、抑肝、敛肝、缓肝诸法多有提及，然独"温肝"一法却少有人言。吴荣祖教授在临证中，常用温肝法治疗因肝阳虚损、肝郁气结所致的各种病证，多应手奏效，累起沉疴。下面笔者将对吴荣祖教授扶阳学术理论体系中温肝理论进行总结，以供广大读者参究。

首先，我们大致回顾一下历代医家对肝阳虚的认识，这也是确立肝阳虚证的理论基础。肝阳虚理论的提出，最早可追溯至《素问·上古天真论》："七八，肝气衰，筋不能动；八八，天癸竭，精少，肾脏衰，形体皆极。"这说明肝气亦有盛衰之时，且伴随人体生命活动的始终。《备急千金要方》中"左手关上脉阴虚者，足厥阴经也……名曰肝虚寒也"，提出了肝虚寒的概念。此寒绝非外感六淫之寒，而为内生五邪之寒，依据阴盛则阳病的病机变化规律，不难得出肝阳虚存在的可靠依据。今人秦伯未于《谦斋医学讲稿·论肝病》中说，"（肝脏）以血为体，以气为用，血属阴，气属阳，称为体阴而用阳。故肝虚证有属于血亏而体不充的，也有属于气衰而用不强的，应包括气血阴阳在内，即肝血虚、肝气虚、肝阴虚、肝阳虚四种"，明确提出了肝阳虚一词。《重订严氏济生方·五脏门》云："夫肝者，足厥阴之经……诊其脉沉细而滑者，皆虚寒之候也。"《中藏经》云："肝虚冷，则胁下坚痛，目盲，臂痛，发寒热如疟状，不欲食，妇人则月水不来而气急，其脉左关上沉而弱者，是也。"以上两段相对详细地描述了肝阳亏虚、肝虚寒证的证候特点。《伤寒论》曰，"手足厥寒，脉细欲绝者，当归四逆汤主之""若其人内有久寒者，宜当归四逆加吴茱萸生姜汤""干呕，吐涎沫，头痛者，吴茱萸汤主之"，则具体地提出了肝阳虚证临证论治时的遣方用药。清代名医黄元御《四圣心源·厥阴风木》曰，"冬水闭藏，一得春风鼓动，阳从地起，生意乃萌。然土气不升，固赖木气以升之，而木气不达，实赖土气以达焉。盖厥阴肝木，生于肾水而长于脾土，水土温和，则肝木发荣，木静而风恬，水寒土湿，不能生长木气，则木郁而风生……凡病之起，无不因于木气之郁，以肝木主生，而人之生气不足者，十常八九，木气抑郁而不生，是以病也"，即是对肝脏的生理病理进行了系统阐述。其实肝阳虚证古已有之，不能因文献记载有限，或因一家之言，而忽视了其存在，从而影响肝病的辨证论治。

其次，我们来看一下肝阳是怎样生成的？肝阳属于阳，而人体阳气的源头为肾阳，肾阳的产生又源于命门火的秘藏。如本书前面章节中所述，命门火秘藏于肾水之中，在中医学中有一个专有的名词形容这样的秘藏状态，即"阳密乃固"。因为阳密乃固，故秘藏于肾水之中的命门火就可以蒸腾化气，由命门火所化生出来的气，称为"阳气"。此时的"阳气"是人体阳气的"根"，即称为"阳根"，又称为"元气"。而这个"元气"是要在人体全身进行流动运行的，其流动到人体五脏六腑、四肢百骸等任何一个地方，就会变化成为该地方的阳气，从而使得这一部分的组织机构能够履行其正常的生理功能。人体五脏之阳气均是由此机理所化生的，肝阳也不例外。

"天人相应""观自然以究人身""取类比象"，是前人运用朴素的同构思维对人体生理病理进行研究的一种方法。《易经·系辞》曰："古者包牺氏之王天下也，仰则观象于天，俯则观法于地，观鸟兽之文与地之宜，近取诸身，远取诸物，于是始作八卦，以通神明之德，以类万物之情。"这就是代表着中国文化起源的《易经》的成书过程，不难看出整个过程就是运用同构思维来完成的。由于这种思维方式能较为客观地把握人体疾病的变化规律，故一直有效指导着中医临证。在这种朴素的同构理论的支持下，中医经典著作《黄帝内经》云，"天覆地载，万物悉备，莫贵于人。人以天地之气生，四时之法成……人生于地，悬命于天，天地合气，命之曰人"，即已经明确地提出把天人相应的同构理论也深入运用到对人体的研究过程中。包括对人体阳气的认识，最初也是基于天人相应的同构理论进行的，《素问·生气通天论》："阳气者，若天与日，失其所，则折寿而不彰，故天运当以日光明。是故阳因而上，卫外者也。"故历代医家均一脉相承地继承了天人相应的同构理论思想。清代著名医家黄元御云，

"昔在黄帝，谘于岐伯，作《内经》以究天人之奥。其言曰：善言天者，必有验于人。然则善言人者，必有验于天矣。天人一也，未知天道，焉知人理"。所以在研究肝之治法的时候，吴荣祖教授认为也应紧扣人与天地相参、与日月相应的天人同构思维模式，如此理解温肝法亦不难矣。

吴荣祖教授在阐释温肝法的过程中强调，要想理解温肝法在目前临床中的意义，就必须首先理解人体"肝"的生理特性，也就是要从天人相应的角度对人体肝脏的藏象阴阳特性进行思考。那么在天人相应的构架中，之于人体的存在称为"肝脏"，之于天地间的相应存在又是什么呢？《黄帝内经》中以四时之春、六气之风、五行之木、五方之东、五色之青、五味之酸、五态之生……与人体之肝作系列对应。《素问·阴阳应象大论》云："东方生风，风生木，木生酸，酸生肝，肝生筋，筋生心，肝主目。其在天为玄，在人为道，在地为化。化生五味，道生智，玄生神。神在天为风，在地为木，在体为筋，在脏为肝，在色为苍，在音为角，在声为呼，在变动为握，在窍为目，在味为酸，在志为怒。怒伤肝，悲胜怒；风伤筋，燥胜风；酸伤筋，辛胜酸。"这就是在天人相应的构架中，肝脏藏象的对应。在这些众多繁杂的对应关系中，吴荣祖教授认为最重要的就是肝脏的藏象与春季的对应，以及与木的对应。

我们首先来看肝与天之春季的对应。春季是一年开始的第一个季节，这个季节最重要和最突出的特点就是，大自然的气候从寒冷逐渐转变为温暖。这个从寒冷转变为温暖的过程，中医把它称为"由藏到生"。这里的"藏"指的是"冬藏"，这里的"生"指的是"春生"。而冬季藏的核心是指"阳气的收藏"，春季生的核心是指"阳气的生发"。以现代科学的方式进行思考也可以得出同样的结论。冬季气候的寒冷是由于冬季地球在围绕太阳公转运行轨道上所处的位置恰好是太阳对北回归线照射时间最短和照射角度最偏的位置（由于中国处于地球的北半球），所以接受天之阳气的时间和量都是最少的，故在地表就呈现出一派阳气收藏的状态，就如《素问·四气调神大论》中所描述的"冬三月，此谓闭藏，水冰地坼，无扰乎阳……"的阳气收藏、气候寒冷的状态。随着地球围绕太阳公转的运行，到了春季，太阳对地球表面的照射中心位置逐渐由南半球的南回归线向北半球的北回归线移动，我们中国所处的北半球被太阳照射的时间延长，被太阳照射的角度逐渐由斜射向直射过渡，气温也就随之逐渐升高，故在地表呈现出一派阳气生发的状态，同样如《素问·四气调神大论》中所描述的"春三月，此谓发陈，天地俱生，万物以荣……"的阳气生发、气候温暖的状态。所以，春季的象是一个生发的、温暖的象。人体的肝对应天之春，所以肝的藏象也应该是一个生发的、温暖的象。

其次，我们来看看肝与地之木象的对应。人体的肝对应地之木，木有什么特性呢？这里的木指的是广义的木，一般泛指一切花草树木之植物。无论什么植物，代表其生长旺盛、生机勃勃的外在表现都是疏达而繁荣。而这一生机勃勃的现象自每年春季开始出现，到夏季达到顶峰状态，而后入秋至冬逐渐收敛凋零。所以，木要生长繁荣必须有一个温暖的环境作为支撑，这也就是为什么在地球赤道周围，植被的种类是最为丰富的，而越接近地球的两极，植被的种类越是稀少和单一的原因所在。所以吴荣祖教授认为，木要疏达繁荣，要生机勃勃，就必须要具备一个条件，那就是"温暖"。所以，清代著名医家黄元御在其著作《四圣心源·天人解·阴阳变化》中云："枢轴运动，清气左旋，升而化火，浊气右转，降而化水。化火则热，化水则寒。方其半升，未成火也，名之曰木。木之气温，升而不已，积温成热，而化火矣。"故木为水火之中气，其性温；肝为乙木，其性亦温。

从天人相应的同构理论思想出发，春令由于日照的增加，阳气的升发，自然界由冬日的严寒肃杀，过渡到春日的温暖升发，草木萌荣，蛰出蒙动，生机盎然。故其时令表现为温、升、生的特点，前人将其称为"天气之常"。人之肝气应春，意指在正常生理情况下，肝气通于春，其功能表现为气机的温升疏达，生发调畅，藏血孕魂，濡筋荣爪。故吴荣祖教授认为，肝温血暖，气机生升调达是肝生理内环境稳定平衡的标志，是一种最佳的生理状态。而要保持人体肝的这种正常生理状态，就必须要在人体建立一个与天地间春季一样的温暖内环境，只有这样温暖的内环境稳定存在，人体肝的生理功能才能保持正常运转。

要如何才能建立起来人体温暖的内环境状态，并保持稳定呢？吴荣祖教授认为必须达到两个必要条件。第一个条件是"温水生木"；第二个条件是"燥土达木"。

我们先来对第一个条件"温水生木"进行阐释。从中医五行的角度来看，水为木之母，木为水之子，母能生子，故水可生木。在大自然天地间也是如此，但凡植被生长茂盛、生机勃勃的地方，必然有充沛的降雨和地表大面积的水的存在为先决条件。其次是这些大量的水必须是温暖的水，冰冷的水是断然不行的，地球赤道周围热带、亚热带地区就是如此。地球上的这些地方存在大量温暖的水，所以此处不仅地面上有大面积的原始森林存在，连海底的植物种类也十分丰富繁多。而地球的南北极虽然储藏着整个星球最大体量的水资源，但由于过于寒冷，这些水资源均可归类于寒水范畴，故在这里生长的植被是极为稀少且种类单一的。这就是自然界天地间"温水生木"具体现象的表现。

那么在我们人体内，又是如何呈现"温水生木"的生理状态的呢？吴荣祖教授认为，人体之水指的就是肾水。肾水又称为"坎水"，"坎"的特性就是阳气秘藏和温暖的特性。乾之一爻落于坤宫谓之坎，从坎的生成过程中就可以看出，其是因为纯阳之乾卦中的中一阳爻替换了纯阴之坤卦中的中一阴爻而形成的，坎的卦象图形就是上下两个阴爻中间夹藏着一个阳爻。这就显现出一阳密于二阴之中，居于至阴之地的象。而坎本身代表水，其中间的一个阳爻为纯阳乾卦所化，所以这一阳爻代表先天之阳，又称为"真火"。真火秘藏于水之中，水中有火，这个坎水必然会得到先天真火的火热之性相助，从而呈现出一派温暖的现象，最终以一个"温水"的生理状态呈现出来。所以人体坎水（肾水）的生理特点就是其中有先天真火（命门火）的秘藏，从而人体的肾水本身就可以保持一种温暖的生理状态。这就是人体中温水形成和存在的过程和显现形式。既然人体温水已经形成，并稳定存在，那么必然就可以呈现"温水生木"的生理状态。此为温暖的人体内环境状态存在和维持的第一个关键条件。

现在我们来思考第二个条件"燥土达木"。在中医构建的人体五行构架当中，除了相生关系外，还有一个重要的相克关系。相生相克的互相制约，才能使得五行构架动态正常运行。水可生木，但如果水无限制的过盛，不但不能生木，反而会抑制木的生长。这时就需要一个可以制约水的状态的另外一种状态的出现，这种状态在中医五行构架中指的就是"土"，即"土能制水"。吴荣祖教授认为，这个土的状态十分重要，因为木必然是生长于土之上的，即使是处于深海之中的木，最终也要生长在海床之上，其根都要埋藏于土之中。但这个土必须要具备一个特性，那就是"燥性"。这里的"燥性"，大家不要简单地理解为没有水分、干燥的意思。"燥"在《易经·文言》中的解释为"火就燥"，也就是说我们可以将燥性理解为具有"火之性"，即具有"阳热流通"之性。燥土指的就是土之中必须蕴藏着"阳热流通"的"阳热"之性，只有具有阳热之性的土才能被称为"燥土"，而阳热流通的性质就是中医所说的"阳气"的生理性质。也就是说，土中必须蕴藏着阳气，蕴藏着阳气的土称为燥土，这样的燥土就可以使得木气疏达，从而充分发挥木的生理功能。

综上所述，人体要构建一个稳定的、温暖的、春天的内环境，就必须要有"温水"和"燥土"的基础存在，有了这两个基础的存在，就可以构建出"温水生木、燥土达木"的健康的、温暖的、对应春季的、生机勃勃的生理状态。

人体肝脏的藏象对应天地自然界春天温暖生发之象，人体要构建这种温暖生发之象，必须具备"温水"和"燥土"的先决条件。具体落实到人体当中，吴荣祖教授认为"温水"对应的就是人体"少阴肾水"的生理功能，"燥土"对应的就是人体"太阴脾土"的生理功能。而温水、燥土造就的温暖生发的内环境就能使得人体肝木疏达调畅，这就对应人体"厥阴肝木"的生理功能。也就是说，人体少阴肾水温暖、太阴脾土燥运（这里的燥运指的是太阴脾土中蕴藏的脾阳能够正常温运），就能使人体厥阴肝木疏达调畅，从而气血流通，百病不生。正如清代著名医家黄元御在其著作《四圣心源》中指出："盖厥阴肝木，生于肾水而长于脾土，水土温和，则肝木发荣，木静而风恬。"

人体是一个统一的整体，就厥阴肝木、太阴脾土、少阴肾水三阴脏而言，其生理功能上的相互联系是十分紧密的。三阴之脏，得阳为贵，阴得阳助，生化不息。肾为水脏，肾要履行其正常的生理功能，就必须要有命门真火秘藏于肾水当中。阳密于水中，就能够温暖肾水，使人体之少阴肾水呈现并维持稳定的温水状态。这样的温水状态就能够产生蒸腾化气的功能，而蒸腾化气所化生出来的这个气，就是阳气之根。这样的先天之阳气，就能够生化成人体后天之阳气，所谓先天生后天，就是这样形成的。人体后天之阳气就是太阴脾阳。脾阳的生成和运化靠的就是蕴藏于太阴脾土之中的阳气之能量。这种后天阳气的能量，使得太阴脾土能够呈现燥土的最佳生理状态。少阴肾水之温暖和太阴脾土之燥运，就构成了厥阴肝木升发所必需的温水燥土的温暖如春的最佳状态。故厥阴肝木生于肾水，而长于脾土，此时温水燥土就可以使得厥阴肝木条达。至此，水温、土燥、木达的人体健康稳定的生理状态就能够形成了。

吴荣祖教授认为，水温、土燥、木达是人体三阴稳定的最佳状态，也是人体健康的标志。《伤寒论》中所说的六经和人体的十二经脉是不同的。人体的十二经指的是在人体上循行的十二条经脉；《伤寒论》中的六经指的是人体 6 个不同层次的生理病理状态。而《伤寒论》六经中的三阴经（太阴、少阴、厥阴）是主里的，三阳经（太阳、阳明、少阳）是主表的。从生理层面来理解，三阴经是人体的本，三阳经是人体的标。所以，三阴状态的稳定就是人体之本状态的稳定，而水温、土燥、木达就是三阴状态稳定的具体表现形式。人体命门火的秘藏、脾阳的健运、肝阳的温升调畅，就是三阴状态稳定的内在机理。基于此，吴荣祖教授认为人体要达到健康的状态，必须构建和保持三阴状态的正常运转和稳定。而要保持三阴状态的正常运转和稳定，就必须构建少阴肾水温暖、太阴脾土燥运，以及厥阴肝木的温升疏达。所以"水温、土燥、木达"是人体从三阴状态层面对健康的表达形式。而其中阳气的秘藏、阳气的温运和阳气的升发疏达，是构建和维持这种健康状态表达形式的核心和关键因素。

二、温肝为法，气运得畅

从上面的讲述中我们可以知道，水温、土燥、木达是人体从三阴层面对健康状态的表达形式。首先，水温是指足少阴肾水的温暖状态。这种温暖状态的出现和维系是靠命门火秘藏于肾水之中实现的。命门火秘藏于肾水中使得肾水温暖，同时就可以蒸腾化气，把肾水上济于心，而心火不至于过亢，这时心火才能下交于肾水，而肾水不至于过寒，如此就构成了心肾相交的最佳状态。这样的状态可以给人体带来一个最为重要的好处，那就是心火能正常履行其生理功能，也就是君火可明。君火明即是主明，主明则下安，十二官之相火各司其职，所以水温是人体健康之根本。

其次是土燥。土燥就是土中有火，土中蕴藏着阳热流动的能量，就是脾阳的健运，脾阳健运则中气斡旋，清阳得升，浊阴自降，人体圆运动之中轴得以正常运转，中土为轴，四象如轮，轴运则轮随之而动，整个人体的圆运动可以正常运转，所以说土燥是人体健康实现的条件。

最后再来看木达。肝木生于肾水而长于脾土，肝木得肾之温水可生，得脾之燥土可达。水温土燥好似春暖花开，肝木自然能疏泄畅达，肝气疏泄则气行血行，全身气血流通顺畅，人体内至骨骼脏腑，外达经络皮毛，无不依赖气血之温运荣养，气血畅达，则人体功能呈现春暖花开的生机勃勃之象，所以说木达是人体健康的表现。

既然水温、土燥、木达是人体健康生理状态的表现，那么打破这个生理状态就会变成病理状态。吴荣祖教授是云南吴氏扶阳学术流派第三代传人、第二代学术继承人，同其他扶阳学术流派的医家一样，其临床对阳虚阴盛诸证的研究极为深入。吴荣祖教授认为，水温、土燥、木达是人体阳气旺盛，阴平阳秘的健康状态形式，那么在阳虚阴盛的病理状态下，必然最终会呈现出水寒、土湿、木郁的病机变化。同时，他还提出水寒、土湿、木郁是一切阳虚阴盛证病机之总纲的学术观点。

随着当今人类疾病谱的改变，来寻求中医治疗的大多数患者所患的疾病均是经过西医反复治疗无效，或经过许多中医及中西医结合治疗疗效不显的慢性疾病。这类慢性疾病在前期的治疗中，大多数都会导致人体阳气的损伤，再加上目前人们对社会生活方式及养生防病方式存在的误区太多，导致阳虚阴盛体质的人群越来越多。如果这类阳虚阴盛的人群再患上一种或多种上面所述的慢性病，那么其阳虚阴盛证形成的概率是十分高的。

吴荣祖教授经常于临床对后学者进行教导：当今慢性病阳虚阴盛证的病机均具有久病致虚、穷极必肾的特点。既然阳虚阴盛证已到肾之层面，必然是肾中命门火虚损了，命门火虚损就不能温煦肾水，肾水则寒。土本能制水，而今肾水过寒，使土不能制水，而反为寒水所侮，土为水侮，则变生湿邪，土为湿困，故土湿。肝木生于肾水而长于脾土，今水寒土湿，不能为肝木的生长提供好似春天般温暖的环境，故肝木郁而不达。最终形成水寒、土湿、木郁的病机状态。这样的病机推演是对阳虚阴盛证病机普遍规律的总结，这样的病机推演方式是极具有中医思维特色的，用这样的病机推演方式去指导临床辨证论治可以把临床辨证论治的层次提高到病机辨证层次。所以，中医之先贤们均十分推崇这种病机推演的辨证方法，如《素问·至真要大论》中所云："谨守病机，各司其属，有者求之，无者求之，盛者责之，虚者责之，必先五胜，疏其血气，令其调达，而致和平。"只要抓住病机变化的规律进行临床辨证，就必然可以令人体达到和平的健康状态。所以，吴荣祖教授提出的水寒、土湿、木郁是阳虚阴盛证病机之总纲的学术观点，是高度总结和提炼出人体阳虚阴盛证病机核心和这一类证候病机的普遍规律。临床上只要善于抓住这个核心病机，就能够把握阳虚阴盛证病机变化的普遍规律，从而就能覆盖临床大多数阳虚阴盛证的治疗原则，临床疗效必然彰显。

水寒、土湿、木郁是阳虚阴盛证病机之总纲。水寒指的是足少阴肾水寒，土湿指的是足太阴脾土湿，木郁指的是足厥阴肝木郁。足少阴、足太阴、足厥阴三经为三阴经，三阴经之病均是由于三阴经之阳气虚损而生阴寒所致，故吴荣祖教授又将水寒、土湿、木郁的病机称为"三阴脏寒证"。既然三阴脏寒证是阳虚阴盛证病机之总纲，是对阳虚阴盛证病机变化普遍规律的总结，那么在治疗上只要把这个三阴脏寒的格局扭转过来，就可以使得阳虚阴盛证所带来的诸多疾病被治愈，人体就可以康复。三阴脏寒证的治疗应该怎样把握呢？吴荣祖教授认为，由于人体是一个有机的整体，故在治疗上不能片面地只顾及一个病理方面，而应该多方面都要照顾到，但又切忌因为要全面照顾，而失去治疗中的主次先后。所以，三阴脏寒证的治疗必须是少阴、太阴、厥阴同时治疗，但又有主次的区别，具体为：温达厥阴肝木使木达为治疗之切入点；扶少阴真火而使水温为治疗全过程中始终坚守的原则；温运太阴湿土而使土燥为调节厥阴肝木和少阴肾水功能的关键。

从上面的论述中我们可以知道，在吴荣祖教授的扶阳学术思想体系中，水寒、土湿、木郁是所有阳虚阴盛病证病机的总纲，也就是病机的核心。水寒、土湿、木郁是一种状态，或者说是一种格局，这样的状态和格局是普遍存在于阳虚阴盛病证之中的。作为医者，我们的任务就是要通过有效的治疗手段将这样的病理格局打破，并重新建立或者恢复人体健康的状态。那么，怎样打破水寒、土湿、木郁的阳虚阴盛病理格局呢？打破这个病理格局我们应该从什么地方入手呢？

吴荣祖教授认为，在运用温阳扶正大法治疗的过程中有不同层次的体现，即"点、线、面"的不同。所谓"点"指的就是找到病机中的某一个问题，并针对这个问题进行治疗。这种治疗是针对单一病证靶点的治疗，其用药也较为单一，甚至是只运用单味药物进行治疗。如在扶阳过程中，发现人体肾阳不足，就运用附子进行温阳，如独附汤；若发现人体元气不足，就只运用人参补益元气，如独参汤；或者简单地把这些单味药物进行组合，如参附汤。这样的只着眼于某一个单一病证靶点进行的治疗，虽然功效专一，但往往运用范围不广，通常仅适用于对一些突发急证的针对性处理，而对大多数病证是不能够适用的，特别对于慢性疑难阳虚阴盛病证，则更加把握不住。

较"点"的治疗层面更进一步的就是"线"的治疗层面。在"线"的治疗层面中，就不仅仅只是针对一个主要问题进行治疗了，而是将对于和主要问题关联性最大的次要问题也一并囊括在治疗过程中。举例说明就是扶阳学术流派最为常用的四逆辈方剂。四逆辈方剂的治疗靶点不是单靶点而是多靶点，这一类方剂为《伤寒论》中治疗少阴阳虚阴盛寒化证的主要方剂，也是扶阳学术流派最具有特色及代表性的方剂。四逆辈方剂不仅仅只用附子温扶肾中命门真火，同时还顾及由于命门真火的虚衰而产生的两个关联性最强的问题。第一个就是"寒"。由于命门火是人体先天真火，是人体阳气的根本，所以命门火的虚衰就会使得人体阳气虚衰，阳虚则可以生寒，故除了运用附子温扶命门真火外，四逆汤还运用干姜散寒而逐阴邪。第二个就是"脾"。由于肾为人体先天之本，和其具有密切关系的就是人体后天之本"脾"，先天肾中阳气不足，就会导致后天脾阳亦衰，故四逆汤还运用炙甘草补益脾土而使先后天并重。从四逆汤的配伍中我们就可以看出，至此扶阳已经不是简单地对单一病证靶点进行温扶，而是把阳虚与阴寒、先天与后天串联成线，形成温阳散寒、先后天并重的温阳扶正治疗主线。所以，四逆汤及四逆辈在临床中的运用范围就已经远远超过了单一病证治疗靶点的"点"层面的药物治疗。历代扶阳学术流派的大家也就是在临证面对阳虚阴盛证时，很好地把握住了这样一条治疗的主线，再加上对这一治疗方法的圆通运用，才能够以一类四逆辈方剂应对诸多阳虚阴盛病证，从而在学术界及患者群中树立起了扶阳学术流派的大旗。

  云南吴氏扶阳学术流派的创始人吴佩衡先生就是在临证中极为善于把握阳虚阴盛证温阳散寒、先后天并重的治疗主线，灵活圆通运用四逆辈诸方，从容应对诸多阳虚阴寒重证。佩衡先生在其著作《医药简述》中论述到："承气，攻阳之方也；四逆，回阳之方也。以干姜温气，则上焦之阴寒散而外阳回矣。以附子温水，则下焦之阴寒散而内阳回矣。得甘草之和中，则姜附之力合，上下连成一气，而旭日当空，表里之阴霾自散。而误用汗、吐、下等法，或未经误治而病至阳亡，已现四肢厥逆者，即以此方主之，故名四逆汤也。加重干姜名通脉四逆汤，治阴盛格阳无脉之重证。加参则兼救真阴。加参苓名茯苓四逆汤，并可以救阴制水而交心肾。去甘草则名干姜附子汤，其热力愈强。去附子名甘草干姜汤，专回上中焦气分之阳。去甘草加葱白名白通汤，专交心肾之阳，以收水火既济之效……自后汉以来，配有附子之方剂，实不可胜数，兹不过介绍其重要者而已。但是只要切实掌握此十方，且能圆通运用，即可治疗百数十种比较疑难之病，其功用亦不小矣。"这就是佩衡先生把握了阳虚阴盛证的治疗主线，从"线"的层面对其进行治疗，把四逆辈诸方的运用范围进一步扩大，把对附子一味药物的运用纳入到了四逆辈诸方的温阳扶正治疗主线中，不仅扩大了四逆辈诸方的运用范围，同时也使得对附子一味药的运用范围明显增宽。对此佩衡先生也深有体会，同样在其著作《医药简述》中论述到："附子辛、甘，大热，药性干燥，性属纯阳，走而不守，通行十二经，主归心、肾、脾三经。上能助心阳以通脉；下能补命火暖肾阳，暖肾水以益火消阴；中能温脾阳以济运……是一味温里扶阳之要药。"同时，他还指出："用药如用兵，药不胜病，犹兵不胜敌。能否胜敌，应视善不善用兵而定。"佩衡先生还告诫后学者："切勿终身行医，而终身视附子为蛇蝎。若医而遇附子之证，从何治之？于临证时，应分清虚实寒热，当用则用，有是病用是药，定能指下生春，活人无量，切勿以人命为儿戏也。"

在佩衡先生温阳散寒、先后天并重的治疗主线的基础上，吴荣祖教授认为还可以将治疗主线从"线"层面进一步发展为"面"的治疗层次。两点为一线，而三点就可以形成面。"面"层次的治疗不仅可以进一步拓宽温阳扶正大法的运用范围，还可以进一步提升治疗的效果。这就是吴荣祖教授在其学术思想体系里面提出的温阳扶正治疗中"金三角平台"的概念。

"金三角平台"是指由温阳扶正大法治疗的 3 个关键点共同构成 1 个三角平面，以这个三角平面作为温阳扶正治疗的平台，从而可以囊括目前云南吴氏扶阳学术流派几乎所有的温阳扶正治疗方法，并应对临床绝大多数阳虚阴盛病证。

"金三角平台"治疗理论的提出是基于吴荣祖教授阳虚阴盛证"水寒、土湿、木郁"之总纲建立的。所以，前面所提出的怎样打破水寒、土湿、木郁的阳虚阴盛证病理格局的问题，在这里就得到了很全面的回答。作为医者，要想打破阳虚阴盛证核心病机"水寒、土湿、木郁"的病理格局，不能简单地从一个温阳的单一病证靶点进行突破，也不能片面地从温阳散寒、先后天并重的治疗主线中得到完美的应对方法，而应该把温水、燥土、达木 3 个温阳扶正治疗大法中的关键点同时把握，搭建成 1 个三点成面的稳固的金三角治疗平台，这样才能全面覆盖整个阳虚阴盛证的核心病机，最终达到最为理想的治疗效果和最为持久的疗效维持。（图 2-2）

吴荣祖教授认为在这个金三角治疗平台上，温水是治疗体系中的根基，燥土是治疗体系中的枢轴，达木是治疗体系中的抓手。因为阳

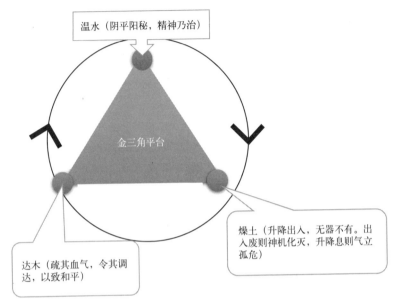

图 2-2　金三角平台

虚阴盛证的核心病机为"水寒、土湿、木郁"，其逐渐形成这一格局的根本一定是肾水中的命门火虚衰，故温水就是改变这一格局的根本治疗方法，也是整个治疗体系中的根基。温水这个治疗方法，不仅是单纯温补温运肾中命门火，更包含了云南吴氏扶阳学术流派在扶阳治疗过程中极为重视的"秘阳法"。所以，我们提及的"温水"治法是温扶命门火的扶阳治法和秘阳治法的结合运用，只有同时运用扶阳和秘阳，才能达到"阳密乃固"的最终目的。也只有如此，"温水"治法才能称为温阳扶正治疗大法中的培根固本之法。由于关于温扶命门火及秘阳法的具体论述已经在本书前面章节中有详细的阐释，故笔者在此就不再赘述了，下面我们来看看"燥土"治法。

　　"燥土"治法是吴荣祖教授提出的金三角治疗平台中的第二个治疗关键点。关于"燥土"的概念，在本书前面章节中也有论述，其核心的理念就是通过适当的温阳扶正的治疗方法，使得本已被寒水之湿邪所侵侮的中土内部的阳气，也就是中阳，得以恢复健旺、恢复运行。

　　中阳的恢复就会使得中焦脾胃功能正常，从而人体气机升降的中轴枢纽也就可以正常运转，人体气机升降出入就可以正常进行了。中宫阳气在人体气机升降出入过程中的枢轴作用为历代医家所认同和重视，扶阳学术流派同样十分认同此学术观点。吴佩衡先生对于此学术观点的认识就十分推崇清代名医黄元御先生在其著作《四圣心源》中的精辟阐述："脾为己土，以太阴而主升，胃为戊土，以阳明而主降，升降之权，则在阴阳之交，是谓中气。胃主受盛，脾主消磨，中气旺则胃降而善纳，脾升而善磨，水谷腐熟，精气滋生，所以无病。脾升则肾肝亦升，故水木不郁，胃降则心肺亦降，故金火不滞。火降则水不下寒，水升则火不上热。平人下温而上清者，以中气之善运也。中气衰则升降窒，肾水下寒则精病，心火上炎则神病，肝木左郁而血病，肺金右滞而气病。神病则惊怯而不宁，精病则遗泄而不秘，血病则凝瘀而不流，气病则痞塞而不宣。四维之病，悉因于中气。中气者，和济水火之机，升降金木之轴……医书不解，滋阴泻火，伐削中气，故病不皆死，而药不一生。盖足太阴脾以湿土主令，足阳明胃从燥金化气，是以阳明之燥，不敌太阴之湿。及其病也，胃阳衰而脾阴旺，十人之中，湿居八九而不止也。胃主降浊，脾主升清，湿则中气不运，升降反作，清阳下陷，浊阴上逆，人之衰老病死，莫不由此。以故医家之药，首在中气。中气在二土之交，土生于火，火死于水，火盛则土燥，水盛则土湿，泄水补火，扶阳抑阴，使中气轮转，清浊复位，祛病延年之法，莫妙于此矣。"

　　由此可知，"燥土"之治疗方法能改变阳虚阴盛证中土湿的格局，可以使湿土之中的中阳恢复健旺运行，从而人体中气健运，气机升降有序。故吴佩衡先生把"温水"和"燥土"两个治疗关键点有机地串联结合在一起，创立了温阳散寒、先后天并重的温阳扶正大法治疗主线，并把这条治疗主线运用于大量的阳虚阴盛证病例中，获得了十分可观的良好疗效，受到了医界同道及广大患者的肯定，从而收获人送之雅号——"吴附子"。正如佩衡先生在其著作《医药简述》中论述到："凡心肾健旺之人，则消化力强，因少火生气，子食母乳，娘壮儿肥；心肾衰弱之人，则消化力弱，脾胃病较多，因少火弱，生气少，娘衰儿瘦，乳哺不足也。因此，有实则泻其子，虚则补其母之义。世之患脾胃病，消化不良，或上吐下泻，以及痞满肿胀等症，虽属于后天脾胃之疾，而先天心肾之衰弱，实为主要原因。如只重视后天之调理，忘却先天心肾之关系，徒治其末，忽略其本，病轻或有效，病重则无益而有损。但是，如只重视先天心肾，而忘却后天脾胃，亦属片面看法。因中气如轴，四象如轮，可见其关系之密切。若只知后天，犹如有轴无轮，若只知先天，又如有轮无轴，均不可能成其为整个圆运动之作用矣。在先后天之统一体中，若无水火之升降，焉有四象如轮之旋转。因此，君火旺，则相火从令而潜藏，蒸水化气而生津；君火弱，则相火违令而僭露，寒水泛滥而成灾。水底寒，则龙雷升，阴霾弥漫；水底温，则龙雷潜，天朗气清。《易经》曰，'阳生阴长，阴长阳消''天一生水，地二生火'，即天地交泰，坎离相交，水火既济，万物皆春矣。"

所以"燥土"的治疗方法，在吴荣祖教授提出的金三角治疗平台中属于整个治疗体系的枢轴。土之能燥，就可以保证人体中气的旋运如常，就可以保证人体阳气气机的升降出入正常，这对人体因"温水"治法而扶起来的阳气提供了流通运行的保障，故而在金三角治疗平台体系中具有"护阳"的重要作用。

"温水"可以"扶阳"，"燥土"可以"护阳"。扶阳和护阳是云南吴氏扶阳学术流派中，自创始人吴佩衡先生开始就构建的扶阳学术思想体系中的一条主线。作为云南吴氏扶阳学术流派的第三代传人、第二代学术继承人，吴荣祖教授在这条思想主线的推动下，在全面继承佩衡先生扶阳学术思想的基础上，经过自己不断对中医经典的研究，对扶阳学术流派学术思想的深入发掘及整理，并结合自己50余年的临床经验，在温水燥土、扶阳护阳的思想主线上，进一步提炼创新，提出了温阳扶正治疗大法中的第三个关键点——"达木法"。这个关键点的提出，使得云南吴氏扶阳学术流派的学术思想由"温水-燥土"的主线式线性学术思想体系，进一步发展完善成为"温水-燥土-达木"的三点成面的金三角平台体系。

吴荣祖教授所提出的"达木法"并不是指一般的疏肝达木的方法，也不是指其他通过诸如平肝、镇肝、凉肝、养肝、滋肝、补肝、抑肝、敛肝、缓肝等方法，使得肝之木气畅达的方法。这里的"达木法"就是特指针对阳虚阴盛证的核心病机"水寒、土湿、木郁"中的"木郁"所设立的"温肝法"。总而言之，"达木法"也就是"温肝法"。

"温肝法"被吴荣祖教授认为是整个阳虚阴盛证核心病机"水寒、土湿、木郁"治疗过程中的抓手。也就是说，只要善于抓住"木郁"的病机关键点，临床上善于运用"达木法"（温肝法）作为阳虚阴盛证治疗的突破点和切入点，就能够较为容易地把握住整个金三角治疗平台体系，特别是在对于西医学难以治疗的疑难病症上有突出的应验。

为什么从"达木法"（温肝法）入手，会较容易把握住三阴脏寒的阳虚阴盛证诸病的治疗呢？吴荣祖教授认为可以从以下3个方面进行理解。

第一个方面，从生理上而言，肝之气是六气之首。在中医学理论体系中有一个较为深奥、难于理解的五运六气理论。五运六气理论虽难于理解，却极为重要，这是中医历代先贤之共识。清代著名医家黄元御在其著作《四圣心源·六气解》中说："内外感伤，百变不穷，溯委穷源，不过六气，六气了彻，百病莫逃，义至简而法至精也。仲景既没，此义遂晦，寒热错讹，燥湿乖谬，零素雪于寒泉，飘温风于阳谷，以水益水而愈深，以火益火而弥热。生灵夭札，念之疚心，作六气解。"可见六气气化理论之重要性。

在这套理论体系中，阐释了一年当中由六种气所主，所主之气称为"主气"。主气的概念就是指主时之六气，用其可以说明一年中气候变化的正常规律。因六气主时固定不变，年年如此，所以叫作主气。主气分为风木、君火、相火、湿土、燥金、寒水六气。具体来说就是初之气厥阴风木，二之气少阴君火，三之气少阳相火，四之气太阴湿土，五之气阳明燥金，六之气太阳寒水。也就是说，把一年二十四节气（即立春、雨水、惊蛰、春分、清明、谷雨、立夏、小满、芒种、夏至、小暑、大暑、立秋、处暑、白露、秋分、寒露、霜降、立冬、小雪、大雪、冬至、小寒、大寒）分属于六气六步之中。从每年大寒日开始计算，十五天多一点为一个节气，四个节气为一步，每一步为六十日又八十七刻半，始于厥阴风木，终于太阳寒水，六步为一年。从上面的介绍中我们就可以看出，厥阴风木为一年六气之首，故名之曰初之气，主由大寒后至春分前，相当于农历十二月中到二月中。由于厥阴风木所主之气在一年时令节气中的位置特殊性的关系，导致了厥阴风木之气所具有的就是冬日已尽、春日萌发的阳气初生、生升不已的特质。而一年中春、夏、秋、冬的季节特质，就是阳气生、长、化、收、藏的特质，所以这个初之气就显得尤为重要。厥阴风木的初之气是一年之中整个阳气运行的开始，初之气厥阴风木升得好、生升得顺畅，则随之而来的少阴君火之气才能够顺利地承接厥阴风木，使得天地间的阳气逐渐由生升向生长转化；当一年之主气顺利地从生的态势逐渐转化成长的态势后，阳气就逐渐隆盛起来，自然界中天气气候也逐渐由春天的温暖转化成夏天的炎热，这就是少阳相火之主气；随着时间的推移（实际上是地球围绕太阳公转的星体运行的结果），天地间阳气逐渐隆盛后，阳主阴从，阳生阴长，天地间的阳气就要和天地间的阴气进行交合，阳加于阴则生湿，所以天地间的湿气就逐渐形成，长夏大量的雷电降雨气候就如期而至了，这就是太阴湿土之主气；阳极必阴，物极必反，天地间阳气由初萌之生发状态逐渐发展形成隆盛之状态，此时必然开始向反方向衍化，故出现了阳气由隆盛状态转向收敛状态的变化，此时天地间的气候开始逐渐变凉，降雨减少，树木凋零，落叶纷飞，气候干燥，阳明燥金之主气就此形成；之后天地间的阳气就要从收敛状态逐渐向秘藏状态转化，此时气候由秋季的凉爽逐渐过渡到冬季的严寒，阳气完全秘藏于地下，大地之表则呈现出一派天寒地冻、水冰地坼的寒冷状态，此时太阳寒水的主气就最终形成。这就是一年六气主气的运行规律，年年如此，周而复始。从中不难看出，初之气厥阴风木的生升之气正常与否，可以直接决定随后而至的五步主气功能的正常与否，所以厥阴风木的初之气是六气运行的关键，具有关键的起始作用和带头作用，正所谓上梁正而下梁无歪斜也。

天之六气代表了天地一年的生、长、化、收、藏的六部变化。人与天地相参，故人之六气也可以代表人一生的生、长、壮、老、已的自然生命周期的变化。天之气中初之气厥阴风木为一年中六气之首，具有关键的带头作用。那么人之六气中的厥阴风木同理也为人六气之首，也能左右其他五气的运行，对人一生的生命周期也具有关键性的作用。故如能把握住厥阴风木之气，则在人之生理的生命全过程中就具有了提纲挈领的抓手作用。

第二个方面，从病理上来说，由于厥阴风木为六气之首、为初之气，这个初之气就是人体阳气运行的初生之气，而初生之阳气就像一个初生的婴儿一般，具有娇嫩易损的特点。初之气厥阴风木为初生之阳气，生命力极为旺盛，所以具有生升不已的特质，但这个特质同时十分娇嫩，极为容易受到其他因素的干扰而导致其损伤。一旦受到损伤，这个生升之气就无法继续生升不已，从而出现抑郁之态。无生就无长，无长就无以收藏，人体整个气机的运动就受到阻碍，气血流通不畅，内生之五邪随之而来，正气为之涣散，外感之六淫乘虚而入，内外交困，百病由生。所以说，厥阴风木初之气功能的异常应为百病产生之肇始，亦为百病之长。清代著名医家黄元御在其著作《四圣心源·厥阴风木》中云："风者，厥阴木气之所化也，在天为风，在地为木，在人为肝。足厥阴以风木主令，手厥阴心主以相火而化气于风木，缘木实生火，风木方盛，子气初胎，而火令未旺也。冬水闭藏，一得春风鼓动，阳从地起，生意乃萌。然土气不升，固赖木气以升之，而木气不达，实赖土气以达焉。盖厥阴肝木，生于肾水而长于脾土，水土温和，则肝木发荣，木静而风恬，水寒土湿，不能生长木气，则木郁而风生。木以发达为性，己土湿陷，抑遏乙木发达之气，生意不遂，故郁怒而克脾土，风动而生疏泄。凡腹痛下利，亡汗失血之证，皆风木之疏泄也。肝藏血而华色，主筋而荣爪，风动则血耗而色枯，爪脆而筋急。凡眦黑唇青，爪断筋缩之证，皆风木之枯燥也。及其传化乘除，千变不穷。故风木者，五脏之贼，百病之长。凡病之起，无不因于木气之郁，以肝木主生，而人之生气不足者，十常八九，木气抑郁而不生，是以病也。"既然厥阴风木是五脏之贼，是百病之长，那么作为医者就应该善于发现这种病机特点。虽然人体患病所产生的病机是多个矛盾的复杂结合体，但对于复杂的多个矛盾，善于处理者必然会抓住主要矛盾，主要矛盾得到解决，其他次要矛盾也会迎刃而解。故在阳虚阴盛证中，在三阴脏寒"水寒、土湿、木郁"的复杂病机中，"木郁"就是复杂病机的关键点，"温肝达木法"就是解决这个关键问题的最佳方法。所以，吴荣祖教授把温肝达木法称为治疗水寒、土湿、木郁证的抓手。

第三个方面，从气机圆运动的视角进行阐释。彭子益先生在其著作《圆运动的古中医学》一书中曾十分精辟地总结到："运动圆为生理，运动不圆为病理，运动不圆用药以恢复其圆是医理。"这句话将整个人体的生理、病理，以及医生对疾病的辨证论治体系进行了高度地总结，大有执简驭繁、万众归一之气度，吴荣祖教授对此十分赞同。圆运动的思维方式是把人体气机的运动规律高度概括总结成一个圆轨迹的运行图形。这个图形为什么是圆形，而不是除圆形以外的其他任何图形呢？这是因为气机的运动是从阴阳变化之中衍生出来的，而阴阳的变化又是从我们所生存的地球的自转和地球围绕太阳公转的星体运行轨道之中总结出来的。众所周知，地球自转和地球围绕太阳公转的星体运行轨道就是一个圆形（类圆形），所以气机的运行只会是以圆运动的形式呈现出来。这个气机圆运动的圆形大概由圆周本身的圆弧轨道和圆形中间的圆心两部分组成。圆心对应人体之中土，圆周对应人体水火金木四象，这些关键因素构成了形似车轮的圆之图形，正所谓中土如轴，四象如轮。

要把这个车轮运转起来，就必须要有一个动力进行推动。吴荣祖教授认为，目前这个动力的着力点大概可以有3个不同的位置。

首先是中轴。中轴就是中土，中土就是脾胃，脾升胃降，就将整个车轮带动起来。这种以中土为轴的圆运动运行方式为代表的学术思想就是清代名医黄元御的学术思想。其著作《四圣心源》中论述到："阴阳未判，一气混茫。气含阴阳，则有清浊，清则浮升，浊则沉降，自然之性也。升则为阳，降则为阴，阴阳异位，两仪分焉。清浊之间，是谓中气，中气者，阴阳升降之枢轴，所谓土也。"这就是中土枢轴的形成。之后黄元御先生继续论述到："枢轴运动，清气左旋，升而化火，浊气右转，降而化水。化火则热，化水则寒。方其半升，未成火也，名之曰木。木之气温，升而不已，积温成热，而化火矣。方其半降，未成水也，名之曰金。金之气凉，降而不已，积凉成寒，而化水矣。水、火、金、木，是名四象。四象即阴阳之升降，阴阳即中气之浮沉。分而名之，则曰四象，合而言之，不过阴阳，分而言之，则曰阴阳，合而言之，不过中气所变化耳。"这就是通过枢轴脾胃中土的升降运转，带动了金木水火四象的运转，共同形成的人体气机之圆运动。故其后总结为："四象轮旋，一年而周。"

　　其次是秋金之敛降。以秋金之敛降作为一年气机运动的起始动力，作为推动整个圆运动运转的着力点，认为秋金之敛降是把一年中地面之上的阳热能量很好地敛降到地面之下，并通过随之而来的冬季收藏，把敛降到地面之下的阳热能量储藏起来，为来年春季的升发做好准备，如此整个圆运动就正常运转起来了。以这种把秋金敛降作为圆运动的起始着力点的学术观点，曾出现在彭子益先生的学术思想之中。在其著作《圆运动的古中医学》一书中有详细论述："降者，夏时太阳射到地面的热，降入土中也。沉者，降入土中的热沉入土下之水中也。升者，沉入水中的热升出土上也。浮者，升出土上的热又与夏时太阳射到地面的热，同浮于地面之上也。中者，降沉升浮之中位也。立秋为降之起点，立冬为沉之起点，立春为升之起点，立夏为浮之起点。秋分前，土上热多，土下热少。秋分则土上与土下的热平分也。春分前，土下热多，土上热少。春分则土上、土下的热平分也。冬至者，由立秋降入土下的热，多至极也。夏至者，由立春升出地上的热，多至极也。降极则升，升极则降，升降不已，则生中力。亦大气圆运动自然之事也。植物经秋而叶落，植物个体的热下降也。经冬而添根，植物个体的热下沉也。经春而生发，植物个体的热上升也。经夏而茂长，植物个体的热上浮也。热的降沉升浮于植物个体求之最易明了。说植物个体的热的降、沉、升、浮，即是说宇宙大气的热的降、沉、升、浮，即是说人身的热的降、沉、升、浮……热性本来升浮，不能降沉，热之沉降，秋气收敛之力降沉之也。热降，为生物有生之始；热不降，为生物致死之因。"彭子益先生又云："人之雪兆丰年。不知冬令雪大，次年丰收，乃因雪能封藏地面下的阳气。冬令雪大，地下阳足，岂止次年禾稼结实特多，人身亦如康健也。人知冬令雷鸣……乃地下封藏的阳气，往外消失。次年由地下生出地上的大气，成了无根的病气，岂知五谷缺收，民病犹不易治。因去年是今年的先天，今年是明年的先天也。"再云："以人事言，春季为一年之始。以造化言，秋冬为一年之始。秋季如不将地面所受太阳的热，收而降于地面之下，春季草木，便无发生绿色之资也。"再云："秋后地面上的阳气，降入地面之下。人身上部的阳气，降入中气之下。春后地面下的阳气，升出地面之上。人身下部的阳气，升出中气以上。造化个体，秋后中下阳实，春后中下阳虚。阳气入土则实，阳气出土则虚。人身个体亦复如是。"以上所言均充分阐述了秋金之敛降为一年气机运动起始动力的彭氏圆运动学术思想。

最后就是以先天命门火气化作用作为圆运动起始动力的学术观点。先天命门火是秘藏于肾水之中的，这样的秘藏状态在前面的内容中已经有详细的论述，其带来的结果就是使肾水蒸腾气化，气化所产生的气就是人体的阳气，而且是人体阳气之根本。先天阳气由此而生，先天生后天，先天肾阳生成就可以生化后天之脾阳。脾阳者，中阳也；中阳者，中气也。中气生成，则中央之土可以运转，随之轴动则轮运，四象之轮亦随之运转。这种以先天命门火为原动力，带动后天中土枢轴运转，从而推动整个圆运动运行的学术思想，见于吴佩衡先生的学术思想之中。吴佩衡先生在其著作《医药简述》中论述到："宇宙自然界是一个整体，先有天地，然后方有水火与金木，此为土生四象之论据。中土如轴，四象如轮，轴轮旋转不息，即成为宇宙间之圆运动。天是一个大宇宙，人是一个小宇宙，所以有天人相应之说。"这是佩衡先生在其著作开篇便开宗明义地提出的圆运动之概念。其后他接着论述到："学习祖国医学，如果不将先后天之关系彻底了解，则在辨证诊治上，不但疗效不高，还容易误治而变证百出。因为先天心肾，是人身中最宝贵之主要生命线，而后天脾肾，也是人身中最宝贵之次要生命线，先后天是紧密联系而不可分割的一个整体，决不可只强调任何一方面，而忽略另一方面。"这是佩衡先生提出的先天心肾和后天脾胃应共同重视的学术观点。这样的学术观点为后面扶阳散寒、先后天并重的温阳扶正治疗主线的建立打下了理论基础。在这样的理论构建下，佩衡先生提出了圆运动运转的观点，其论述到："如只重视后天之调理，忘却先天心肾之关系，徒治其末，忽略其本，病轻或有效，病重则无益而有损。但是，如只重视先天心肾，而忘却后天脾胃，亦属片面看法。因中气如轴，四象如轮，可见其关系之密切。若只知后天，犹如有轴无轮，若只知先天，又如有轮无轴，均不可能成其为整个圆运动之作用矣。在先后天之统一体中，若无水火之升降，焉有四象如轮之旋转。"这就是佩衡先生以先天命门火为圆运动起始原动力，由此带动后天脾胃中土枢轴的运转，最终促成人体整个气机圆运动运行的学术观点。

吴荣祖教授为云南吴氏扶阳学术流派第三代传人、第二代学术继承人，其学术思想在完全继承于吴佩衡先生扶阳学术思想的基础上又多有发挥。吴荣祖教授认为：作为人体气机的圆运动，吴佩衡先生强调以肾中先天命门火的蒸腾气化为初始原动力，同时注重后天脾胃气机升降的枢轴作用，仅仅如此尚不能完全阐明吴氏扶阳学术流派气机圆运动的机理，因为在这个圆运动体系中还有一个关键的因素没有被突出出来，那就是肝木的升发作用。如果把人体气机圆运动比作一台汽车的动力系统的话，先天肾水中秘藏的命门火就好比汽车的发动机，这台发动机是提供整台汽车运行的动力源泉。后天脾胃的气机升降枢轴就好比汽车的动力传动系统，发动机产生的动力需要通过这个传动系统传至车轮，这样整台汽车才能够正常运行。有了动力系统和传动系统，似乎汽车就能够运行了，但其实这里还差了一个关键的部分，这个部分的缺失将导致整个动力系统无法启动、传动系统无法运转，这个关键的部分就是整台车的启动钥匙。中医药学是打开中华文明宝库的钥匙，吴荣祖教授受到此观点的启示，从而提出"厥阴肝木是启动人体气机圆运动系统的钥匙"的观点。

《易经·系辞》："古者包牺氏之王天下也，仰则观象于天，俯则观法于地，观鸟兽之文，与地之宜，近取诸身，远取诸物，于是始作八卦，以通神明之德，以类万物之情。"我们可以从这句话看出，中华文明创立的方式就是采用了天人相应、取类比象的思维模式。中医学是从中华文明之中衍生出来的，故其思维模式也同出一源。《素问·宝命全形论》："天覆地载，万物悉备，莫贵于人。人以天地之气生，四时之法成……人生于地，悬命于天，天地合气，命之曰人。"《素问·气交变大论》："善言天者，必应于人；善言古者，必验于今；善言气者，必彰于物；善言应者，同天地之化，善言化言变者，通神明之理……"从天人相应的思维模式出发，在天地间自然界的六气运行次序中，启动初始之气就是厥阴风木。人与天地相参，人体气机圆运动的起始之气也应该是厥阴风木。据此，吴荣祖教授认为在阳虚阴盛的诸多病证之中，水寒、土湿、木郁是该证的核心病机（总纲）。要打破这个三阴脏寒的格局，吴佩衡先生提出了补火生土、温阳散寒、先后天并重的治疗主线。这条治疗主线通过温水的方法解决了阳虚阴盛证气机圆运动的动力缺失问题，通过燥土的方法解决了中焦脾胃气机升降的动力传动问题，这是打破水寒、土湿、木郁核心病机的基础。在这样的治疗基础上，应该运用一把钥匙把整个温水燥土的动力传动系统启动起来，这就是温升肝木，即运用温肝法使肝温血暖、木气畅达。肝木温升则人体初之气厥阴肝木就可以温升，随之五气亦可以正常运转，水寒、土湿、木郁核心病机就可以得到全面的纠正，从而人体整个气机的圆运动恢复正常，最终使得因阳虚阴盛（水寒、土湿、木郁）导致的气机运动不圆恢复为圆运动，稳固而健康的生理状态得以建立。所以说，温肝法在治疗水寒、土湿、木郁的阳虚阴盛病证中具有"一发不可牵，牵之动全身"的提纲挈领的关键作用。正如清代著名医家周学海先生在其著作《读医随笔》中所云："肝者，贯阴阳，统气血，居真元之间，握升降之枢也。世谓脾胃为升降之本，非也。脾者，升降之所经；肝者，发始之根也。"所以，"温肝法"（达木法）被吴荣祖教授认为是在整个阳虚阴盛证核心病机——水寒、土湿、木郁治疗过程中的重要抓手。

在吴荣祖教授针对阳虚阴盛证核心病机——水寒、土湿、木郁所构建的以温水、燥土、达木为治疗核心的金三角治疗平台中，温水是治疗体系中的根基，燥土是治疗体系中的枢轴，达木是治疗体系中的抓手。这样的治疗方法也可以直接概括为"温水燥土达木法"。为了能更加体现学术层次、便于理解和记忆，吴荣祖教授把这种温水、燥土、达木的治疗方法称为"升举三阴法"。

"升举三阴法"即升举足少阴肾、升举足太阴脾及升举足厥阴肝。其中的升举指的是升举三阴的阳气，这里的足少阴肾、足太阴脾及足厥阴肝指的并不是十二正经中的足少阴经、足太阴经和足厥阴经，而是指伤寒六经辨证中的三阴。

十二正经中的足少阴经、足太阴经和足厥阴经是3条有具体循行路线的经脉，是中医学经络系统的主干。伤寒的六经指的是6个人体阴阳气血运行的层次和6个人体生理病理变化的状态。伤寒六经的内涵包括了十二正经的概念，但十二正经的内容只是伤寒六经系统的其中一部分而已。

"升举三阴法"就是把人体在阳虚阴盛证中处于关键位置的足少阴肾水寒的状态、足太阴脾土湿的状态及足厥阴肝木郁而不达的状态，通过温水、燥土和达木的方法使之恢复水温、土燥、木达的正常三阴气化状态，从而使人体气机圆运动能够正常持久地运转下去。

吴荣祖教授临床上运用"升举三阴法"进行治疗的代表方剂就是吴茱萸四逆汤合苓桂术甘汤，也可以将其称为"升举三阴方"。本方由四逆汤加吴茱萸，再合用苓桂术甘汤而成。其中，四逆汤为中医业界公认之回阳救逆的主方，其功用却远远不止回阳救逆一种。在仲景《伤寒论》中已经明示："少阴病，脉沉者，急温之，宜四逆汤。"该条文中一个"急"字，一个"宜"字，已告知后学者，但欲寐而脉沉者，阳虚有苗，就可急以四逆汤温扶心肾之阳，以防微杜渐，治其萌芽。吴佩衡先生就是在阳虚阴盛诸多病证中广泛运用四逆汤治疗，并取得了骄人的疗效。在吴元坤和吴生元教授所著之《吴佩衡医案》一书中记载的辨治三阴寒化证，就是以四逆辈大刀阔斧，温阳扶正、回阳救逆，其疗效彰显于临床，诚为后学之楷模矣。佩衡先生在其所著《医药简述》一书中指出："四逆汤为少阴正药……此方以生附子、干姜彻上彻下，开辟群阴，迎阳归舍，交通十二经，为斩旗夺关之良将，而以甘草主之者，从容筹划，自有将将之能。"又云："治太阴伤寒……寒水侮土，肝脾俱陷，土被木贼，腹胀下利。"再云："治厥阴病，寒水侮土，木郁贼土，微阳不归……"以上所述皆明示四逆汤具有扶阳抑阴、破除阴霾、升举三阴之阳、复圆运动之功效。

吴荣祖教授在继承了吴佩衡先生学术思想的基础上，把四逆汤作为整个升举三阴方中起到温扶少阴阳气，暖肾水而秘藏命门真火，蒸腾气化而升举少阴阳气作用的根基部分。四逆汤中附子温肾水而补命门火；干姜、炙甘草辛甘化阳以燥脾湿。在四逆汤中加入吴茱萸一味药品即成为吴茱萸四逆汤。吴茱萸一味药，其性辛热，味苦，首入足厥阴肝经，兼入脾胃，热能祛寒，辛能解郁，苦能燥湿。故足厥阴肝经寒凝气郁，失于温升疏达者，用之必效。而加入吴茱萸一味药也充分体现了吴荣祖教授温阳扶正学术思想中，治疗三阴不升病证以足厥阴肝为治疗抓手的学术特色，使得理、法、方、药一脉相承。以上四药合方共奏温水、燥土、达木之功，以解水寒、土湿、木郁之病机。在吴茱萸四逆汤的基础上合用苓桂术甘汤就组成了升举三阴方。苓桂术甘汤是《伤寒论》中治疗饮病的一个基础方。在升举三阴方中运用苓桂术甘汤的意义就在于使围困中土之湿邪可以通过苓桂术甘汤的通阳化饮之功效得以祛除，同时还有四逆汤作为根基，使得围困中土之湿邪尽除的同时，水温、土燥而无再生湿邪之患。对于苓桂术甘汤，吴荣祖教授认为该方之关键在于桂枝一味药的妙用，而此妙用非一般医家所认为的"病痰饮者当以温药和之"的一般性概念。对于桂枝的妙用，吴荣祖教授十分赞同彭子益先生在《圆运动的古中医学》一书中对桂枝一药的评述，他认为桂枝可"达肝木之阳""达肝阳以平风冲""升肝阳以止悸降冲……风木之气，即肝木之气，肝木下陷，则肝风上冲，肝阳上升，则肝风自平。桂枝升肝阳……桂枝加桂则大升肝阳，肝阳升则冲气乃平……桂枝以达木气之阳，阳达则风冲平息而病愈（言奔豚治法）""桂枝升肝阳以息风"。吴荣祖教授认为，桂枝一药，《伤寒论》中认为其以通阳为首要，配白术以通阳实脾；配茯苓以通阳利水；配桃仁以通阳散瘀；配白芍以通阳和营；配薤白、瓜蒌以通阳疗痞痹；配桃仁、牡丹皮以通阳祛瘀，治妊娠胎动漏下云云。此言桂枝一药，升肝阳以平冲，升肝阳以息风，其针对肝寒木郁之阴风之要药矣。今人只知肝风为阳盛，当清当镇；能识肝风为阴盛，寒凝木郁者寡矣。所以在升举三阴方中运用桂枝，不仅有通阳化饮、燥土实脾之功效，更重要的是桂枝一药可温升肝木，该药亦为"温肝法"之要药。

吴荣祖教授临证运用升举三阴方治疗多种病证，其覆盖之病种可达20余种。余每次门诊跟诊吴荣祖教授，见其运用升举三阴方之处方，可占每次门诊处方七八成之多。由于升举三阴方为基于吴荣祖教授对阳虚阴盛证水寒、土湿、木郁核心病机所设立的金三角治疗平台之上的代表方剂，故可以覆盖绝大多数阳虚阴盛证，如消化系统疾病、心脑血管疾病之冠心病、高血压，呼吸系统疾病之喘、咳，泌尿系统疾病之肾病综合征、慢性膀胱炎，妇科疾病之痛经、不孕、行经胸部乳房疼痛、卵巢囊肿、血管神经性头痛、子宫肌瘤、经前紧张症，内分泌系统疾病之甲减、甲亢、甲状腺瘤、乳腺小叶增生或纤维瘤、艾迪生病，神经精神系统疾病之失眠、焦虑、抑郁，以及眩晕、过敏、疝痛、便秘、口臭、慢性咽炎、耳鸣、尿道炎、老年性膀胱炎等，或时医以消炎、清热而累治无效者。经临床疗效验证，此的确为守约之道。

　　吴荣祖教授于临证，常以此方出入增减，笔者现略举于下，以供广大读者参究：①肝寒气滞者，多显疼痛，可加用炒花椒、台乌药、炒小茴香、炒艾叶以引经除滞通络。②脾湿重者，可伍以生姜（重用30～60g）。③由于左升不足，必有右降反逆，又常有虚阳上浮，相火失敛，上热下寒，可加用封髓丹，佐生龙骨、生牡蛎、紫石英以潜镇收敛。④若肺失宣肃，肾失纳气，喘逆烦躁者，可更予麻黄、细辛、紫苏子、沉香、杏仁、厚朴以平喘宣肺，纳气敛降。⑤痰多咳逆，痰伏胸痹，可合二陈汤加薤白、桂枝、麻黄、细辛以宣肺化痰，宽胸除痹。⑥若飧泄完谷，质清难禁者，可合用桃花汤加苍术、炒白术。⑦若胃灼热，反酸嗳气，食管反流者，可加用公丁香、桂子、海螵蛸、鸡内金之属；胆汁返流者，可加用茵陈、金钱草。⑧若夜不能寐，口干口苦、心烦汗出者，可加用乌梅酸敛甲木，以制其上扰之相火（雷火），或更佐益智仁、炙远志、茯神、川芎、佛手之属。⑨若腰酸膝痛，行走不便之老年骨质疏松退行性变化者，可重用骨碎补、续断、杜仲，强筋骨以封存相火。⑩若忧郁胸痹（冠心病、情绪抑郁者），可加用川芎、佛手、丹参、淫羊藿以温阳行气，顺气宽胸，宣通心脉。另从中药药效来看，淫羊藿一药可温阳补肾，其药质轻升，走而不守，无滋腻碍气之弊，故常用之。⑪若腰腿重痛而行动不便者，可佐以炙麻黄根、续断、杜仲、狗脊、菟丝子之属。⑫妇人痛经，经水色暗，小腹冷痛者，可佐以艾叶、官桂、当归、益母草、紫石英之属，或以吴茱萸当归四逆汤变通而走血分治之。⑬顽固性失眠，世多以养心安神、补益心脾、养血宁神治之。其中有有效者，有无效者，但均未以"阳入于阴则寐，阳出于阴则寤"之阴阳升降，圆运动之至理入手。以上诸法，乃浅一层之治则，非守约之道也。今人之失眠，多因压力、欲望不遂、夜耗等伤及元气元阳，而至阳不归阴，命火不潜，上扰神明，至神不守舍使然，故可于此方中加入生龙骨、生牡蛎、焦柏、砂仁、乌梅以升举三阴、秘敛相火、宁智安神而求效。

以上是吴荣祖教授临证常用升举三阴之随症加减，以吴茱萸四逆汤加味一十三法，乃略陈其大概耳。其治疗宗旨，不离疏其气血，令其调达，以至和平；升降浮沉，无器不有；阴平阳秘，精神乃治之圆运动之"金三角"至理。正如仲景所言："虽未能尽愈诸病，庶可以见病知源。若能寻余所集，思过半矣。"上医求圣，上医通神；神也者，造化之至理也。《黄帝内经》云"圣人从之，愚者佩之"，此之谓也。

吴荣祖教授把升举三阴方联合加味一十三法自拟称为"复圆汤"。该方意为运动不圆用药以复其圆之医理也。是方以升举三阴之吴茱萸四逆汤合苓桂术甘汤为基础，并加味而成。温水补命门火以祛水寒助化气；辛甘化阳而燥中土之湿；暖木助升降以平风木之郁陷也。降心火交肾水，降阳明肃肺金，以敛相火并宽肠行浊也。左升右降，复阴阳升降之道，更有中轴之轮回，求圆复圆已在其中，岂能不求乎？故以复圆汤名之，顺造化之理也。(图2-3)

论述至此，对于吴荣祖教授学术思想体系中以温升乙木（肝木）作为抓手，燥土作为枢纽，温水作为根基的金三角治疗平台的特色学术思想，笔者已经从中医学理、法、方、药4个方面做出了系统全面的总结和介绍。但只要见过或者跟师过吴荣祖教授临证诊疗患者的同道就会发现，在吴荣祖教授对患者的诊治过程中，特别是在对于有明显肝寒木郁病机的病证诊治过程中，他不仅仅是运用中医的辨证论治方法为患者开方用药，其中还有一个较为有特色的治疗方式，这就是心理治疗。正所谓"身心并重，疗效彰显"。

《素问·上古天真论》云："上古之人，其知道者，法于阴阳，和于术数，食饮有节，起居有常，不妄作劳，故能形与神俱，而尽终其天年，度百岁乃去。"吴荣祖教授在其业务耕耘过程中，始终坚守"读经典，做临床"的原则，每每于温读《黄帝内经》时，对上述论段称赞有加，认为《黄帝内经》所云"尽终其天年，度百岁乃去"

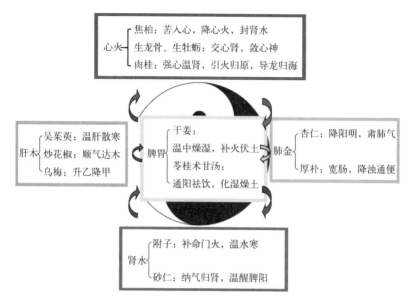

图 2-3　吴荣祖教授自拟"复圆汤"解析

实为康寿并齐的最佳寿延状态。所谓"康"即健康之意，必须是精神、饮食、睡眠、二便等正常生理功能均处于较佳的状态；"寿"即长寿之意。"康寿"则为在达到健康标准的同时，能拥有长于一般人群的年岁。吴荣祖教授将达到这种状态的人群命名为"康寿老人群"。

　　从医学专业书刊，以及各类媒体对于康寿老人群的相关报道中不难发现，无论是地域的不同，还是时间的不同，这类人群均具有一个共同的特点，那就是他们居住和生活的环境大多都远离人群，以及发达、繁华、喧闹的都市，而往往多是住在偏僻、宁静、安逸的乡村，同时过着粗茶淡饭、衣食无忧的生活。康寿老人群多不会被经济、社会、家庭等因素干扰，在其身边也不会有过多的诱惑。如此方可拥有"法于阴阳，和于术数，食饮有节，起居有常，不妄作劳"的生活方式，从而"恬惔虚无，真气从之，精神内守，病安从来"，最终实现"康寿并齐，尽终其天年，度百岁乃去"。

　　基于上述认识，吴荣祖教授认为现代人群的生活环境相对于上古之人的生活环境，虽然诸如饥饿、寒冷、创伤、感染等致病因素明显减少，但由于经济、社会、家庭的结构日趋复杂，因喜、怒、忧、思、悲、恐、惊等七情因素而致病的患者人数日益增多，最终形成了"七情致病－脏腑气血功能紊乱－内生五邪病灶产生－进一步加重七情致病"的现代疾病恶性循环模式。

《素问·灵兰秘典论》中云，"肝者，将军之官，谋虑出焉"，即谓将军者，兵来将挡是也。七情致病，肝先受之，疏泄失常，木郁不畅。而见肝之病，知肝传脾，中焦脾胃亦将受损。如此短期尚可恢复，长此以往则穷极必肾，功能暗耗，阳气渐损，最终形成水寒、土湿、木郁的证型状态。这就是水寒、土湿、木郁证型在临证中占据了相当部分比例的原因。

正因如此，吴荣祖教授认为在临证中以温水、燥土、达木及温肝法为主导的治疗方法，来应对现代疾病的恶性循环模式是极为对证和贴切的。然而在以药物治疗的同时，吴荣祖教授在临证中还具备一个鲜明的治疗特色，那就是重视对患者的心理情感疏导治疗。《灵枢·本神》云："故生之来谓之精，两精相搏谓之神，随神往来者谓之魂，并精而出入者谓之魄，所以任物者谓之心，心有所忆谓之意，意之所存谓之志，因志而存变谓之思，因思而远谋谓之虑，因虑而处物谓之智。故智者之养生也，必顺四时而适寒暑，和喜怒而安居处，节阴阳而调刚柔，如是则僻邪不至，长生久视。"故一个健康的心理状态对疾病的治疗及康复是有重要意义的。而作为医者，吴荣祖教授在临证工作中始终坚持身心并治的治疗原则，他认为七情致病，肝先受之，故心理疏导是中医治肝之首要非药物疗法，通过心理疏导在很大程度上可以达到疏肝之目的。肝气得疏，肝体得柔，魂有所藏。所谓魂，随神往来者是也。故肝能藏魂，则心藏神之功能可免受离散之魂骚扰，故心能任物，而后意、志、思、虑、智方可顺应而生矣。所以在以辨证论治及药物治疗的同时，施以心理疏导，就可达到和喜怒、畅气血、调阴阳的目的。吴荣祖教授每于临证时，必首要关心患者所苦之由来，如与七情致病有关，则必详细审查致病情志之由来、致病情志之缓急、致病情志之演变及致病情志之转归，依此合乎脉辨证，随证治之，多可收疏其气血，令其调达，以致和平之功。这种身心并治的治疗方法与西医学提出的"生理－心理－社会医学模式"不谋而合。而诸多患者对吴荣祖教授这种身心并治的治疗方法甚为钦佩，更有患者称其有见君一面，则病去半矣之效。正所谓身心并治，形与神俱，康寿并齐。

肃金秘阳相火安，升主降从圆运顺

　　"升举三阴法"是吴荣祖教授在完全继承云南吴氏扶阳学术流派创始人吴佩衡先生学术思想的基础上，经过自己深入研读经典，结合50余年自身临床经验，总结提炼出来的临证应对阳虚阴盛证之金三角治疗平台的有效治疗法则。在临床上对于阳虚阴盛证的治疗中，温扶、升举人体三阴阳气是十分重要的，这不仅仅是一个固本的根基性治疗，同时还是保证阳虚阴盛证患者身体气机运转的枢纽，最为关键的是升举三阴法中针对足厥阴肝木的温肝法是整个金三角治疗平台体系中的抓手。

　　吴荣祖教授在临床治疗属于阳虚阴盛证的诸多疾病中，虽然首要强调人体三阴阳气的升举，但同时也注重人体阳气的敛降。吴荣祖教授认为，人体气机的运动有升举就必然会有敛降，如果一味强调人体阳气的升举过程，而忽略了人体阳气的敛降过程，就不能称为对人体气机圆运动的整体把握。而只是在人体疾病的某一阶段，即处于阳虚阴盛证的格局内，必须以首要注重三阴阳气的升举，次要顾及人体阳气之敛降为治疗指导原则进行遣方用药。下面笔者就从天地间自然界阴阳变化之本质、人体疾病时阴阳证型的判别理念、阳虚阴盛证阶段肃金秘阳的重要性3个方面对其进行说明。

　　首先，我们来看看天地间自然界阴阳变化的本质。《易经》云："易有太极，是生两仪，两仪生四象，四象生八卦。"这就是天地间自然界的自然法则产生和演变的过程。在这个过程中，首先要有"易"。"易"是一个最基础的东西，是产生万物的根本，而"易"本身是什么呢？其本身就是"变化的过程"。因为这个变化的过程变化出来了两仪，而两仪指的就是"阴"之一仪和"阳"之一仪，两者合称两仪，所以阴和阳是由易变化而成的。阴阳两仪形成以后继续易化，也可以说是变化，就产生了四象，即太阳、少阳和太阴、少阴。四象形成以后继续易化，就产生了八卦，即乾、兑、离、震、巽、坎、艮、坤。以上这些元素构成了我们天地间自然界基本法则的基础元素，这些元素经过自然法则的不断变易，最终形成了我们赖以生存的整个世界，并生生不息地存在下去。

在整个世界形成的过程中，我们可以看出"变易"始终贯穿于其中，也就是说任何事物都是通过变易而产生的，而任何事物的内部也随时在进行着生生不息的变易，如果没有变易就不会产生事物，事物本身没有了变易也就会从这个世界上消失。正因为变易是永远存在的，所以变易本身就是唯一不变的。天地万物皆离不开这永恒的循环变化，没有这永恒规范的变化，就没有天地万物的存在，这就是"易"的另外一个特性——"不易"。通过"变易"和"不易"两个特质，中国古代的哲学家们就把整个世界复杂纷繁的自然法则从形而上的哲学层面简单化了，简单化了的自然法则就更容易让人类掌握并对其进行研究，这就是"易"的第三个特性——"简易"。故"易"本身具有3个特性：变易、不易、简易。"易"不仅仅是一种研究方法，它还代表着人类智慧的巅峰，这样的智慧巅峰至今没有被任何一种科学超越。中华文化就是基于这样的人类智慧巅峰而形成的，中医亦是在这样的人类智慧巅峰上孕育而生的。

现在回到我们要探讨的第一个问题，即阴阳变化的本质。阴和阳是变易易化出来的，但在阴阳之前总要有那么一个东西进行变易，否则阴和阳就是凭空出现的，这样显然难以让人信服。为了解释这个问题，我们中华的古代哲学家把变易易化出阴阳的那个东西称为"太极"。在中国古代哲学中，所谓太极即是阐明宇宙从无极而太极，至万物化生的过程。其中的太极即为天地未开、混沌未分阴阳之前的状态。

这种天地未开、阴阳未分的宇宙最初浑然一体的状态称为"太极"，同时这种浑然一体的太极状态，在中国古代哲学范畴中认为其是一种"气"，这种气是阴阳未分的最为元祖之气，故称为"元气"。孔颖达《周易正义》："太极谓天地未分之前，元气混而为一。"《易纬乾凿度》认为"有形生于无形",提出"有太易,有太初,有太始,有太素"四阶段来解释"易有太极"。以未见气时为太易,气初为太初,形之始为太始,质之始为太素。气、形、质浑然一体而未分离的状态,称为混沌。混沌之物即是中国古代哲学家所说的元气。以元气未分状态为太极,以引申其原始物质的含义。这种观点在两汉时期较为普遍,如刘歆言,"太极中央元气";王充引易学家的话说,"元气未分,混沌为一";郑玄则以"淳合未分之气"解释太极。这就是中国古代哲学的物质观,由五行变化的多元素理论归纳为阴阳二气的二元素理论,最后再由阴阳二元素理论统一归纳合并为元气的一元素理论。故在《河洛原理》中有"太极一气产阴阳,阴阳纯合生五行,五行既萌,萌生万物"之说。

笔者记得当年在大学学习中医院校高等教材《中医基础理论》时,"阴阳学说"和"五行学说"是开篇第一章的内容,也就是说当时在进行中医基础理论教学过程中,把中国古代哲学对世界自然法则的认识的最根本和最高的概念范畴定义为阴阳五行。这其实是没有完全把中国古代哲学对世界自然法则的认识表述清楚,所以在现在的中医院校高等教材《中医基础理论》中,在阴阳五行这一章的前面又设置了一个章节,即气一元论。

吴澄《答人问性理》:"本是一气,分而言之曰阴阳,又就阴阳中细分之则为五行。五气即二气,二气即一气。"阴阳五行的哲学概念虽然在很长一段时间内貌似被认为是中国古代哲学对世界自然法则认识的最根本的顶层概念,但实际上纵观中国古代哲学史,即使在阴阳五行学说的极盛之时代,阴阳五行的概念也没有成为中国古代哲学宇宙观的存在主体,而恰恰是气之一元论成了中国古代哲学宇宙观的最基础的构成部分。所以说天地间万物皆本于气,人亦存在于天地间,故人亦因气而生,同时气是构成天地万物及人类生命共同的本始物质,人之生死、物之盛衰,都是元气聚散变化的结果。故《庄子·知北游》曰:"人之生,气之聚也。聚则为生,散则为死……故通行天下,一气耳。"天人相应,人秉天地之气生,四时之法成,故人与天地之气必然通为一气。吴澄《答田副使第二书》中有云:"人之生也,因阴阳五行之气而有形,形之中便具得阴阳五行之理,以为健顺五常之性。"综上所述，中国古代哲学家聪明地运用气一元论的单一概念，说明了世界的万物本原，把一个复杂的世界运用人类的智慧哲学式的说法简单化了，并肯定了世界的物质性，这就较西方把整个世界的自然法则神化、宗教化要智慧得多。

世界上一切事物都是物质（气）的不同形态，世界上一切现象都是根源于物质（气）的，这是中国古代唯物主义哲学的基本理论。基于这样的哲学基本理论，我们也可以认为阴和阳也是元气不同形态的表现，阴和阳也是由元气所生成的。清代著名医家黄元御在其著作《四圣心源》中论述到："阴阳未判，一气混茫。气含阴阳，则有清浊，清则浮升，浊则沉降，自然之性也。升则为阳，降则为阴，阴阳异位，两仪分焉。"这就说明阴阳的概念不是凭空产生的，是基于中国古代哲学一元论基础而诞生的，元气的不同运动形式产生了阴阳。元气的升浮运动形式产生了阳的概念，或者说中国古代哲学理论把元气升浮的运动形式用一个专有名词进行定义，这个专有名词就叫作"阳"，就好似我们要为新出生的一个婴儿取名字一样。同理，中国古代哲学理论把元气沉降的运动形式也用一个专有名词进行定义，这个专有名词就叫作"阴"。阴和阳的本质就是元气的两种不同运动形式，就好似一枚硬币的正反两面。阴和阳本来就是一种物质，这种物质就是元气，所以阴阳是不可能分开的。正因为这种特质，所以才会有阴阳的对立统一（互为正反两面自然对立，本为一体自然会统一）、阴阳的互根互用（阴阳两者之根均为元气，彼此之间既然同根自然能互根，两者根都相同，不相互为用还能如何）、阴阳的相互消长（阴与阳为元气不同运动形式的具体表现，既然是运动不息的，那必然不会一成不变，两者又同由元气所化生，其再怎么变化也不能脱离元气这个根本，故结果只可能有一个，那就是相互之间此消彼长）、阴阳的相互转化（阴与阳同根于元气，基础相同，这就具备了相互转化的条件，元气不可能无限制地不断地升浮，当升浮的运动形式到了极限时，元气的升浮运动形式就要变为沉降运动形式，这就是阳转化为阴，反之同理）等阴与阳之间的基本运动关系。这样的阴与阳的相互关系也是我们在中医药高等院校学习《中医基础理论》课程中首先灌输给我们的对中医学认识的最初的基本概念。

这样的对中医学认识的最初的基本概念，是以中国古代唯物主义哲学理论为基础的。吴荣祖教授认为，我们的古人之所以会被称为圣贤，是因为他们具有最高的智慧。这种最高的智慧就体现在不需要借助任何工具，仅凭借观察自然界的物候现象就能把纷繁复杂的自然法则思考体悟得如此客观和准确，并借用世界一元论，以阴和阳两种极为简单的表现形式把整个自然法则呈现在人类眼前，这就是圣贤之人的伟大智慧。

我们生活在距离古代圣贤数千年之后的世界，我们现在的世界虽然较古代圣贤生活的世界有了巨大的改变，但这个世界本身依然未变，所以古代唯物主义哲学思想理论至今仍然客观成立。吴荣祖教授认为用现在的科学知识去解释古代唯物主义一元论和阴阳的本质仍然可行，并且可以更加形象，便于理解。

在我们生存的星球上最能体现阴阳变化的现象就是四季。众所周知，1年分为4个季节，即春、夏、秋、冬。之所以会分为4个季节，那是因为地球在1年的运行周期内会围绕太阳公转1周，在地球围绕太阳运行的年运周期内，地表接受太阳照射的时间和角度会产生变化，这种变化就导致了四季的产生，这样的科学道理我想任何人在理解层面上都不会存在问题。现在我们用这个众所周知的科学道理去审视我们古代的唯物主义哲学一元论和阴阳本质概念又会如何呢？

地球围绕太阳进行公转，其星体运动轨迹是一个类圆形，这个类圆形的圆心就是太阳。每一个圆只有一个圆心，这唯一的圆心就是唯一的太阳，这就是一元。我们地球上所有的物质和生命都是因为太阳而存在的，如果没有太阳我们的星球就会消失，所以太阳就是地球的一元，太阳所产生的能量就是地球所有物质和生命的元气，这样的元气由太阳源源不断地产生出来。据现代天文学估算，太阳已存在约50亿年。因为太阳是一颗黄矮星，黄矮星的平均寿命是100亿年，所以我们地球上所有物质和生命元气的来源大概还可以继续存在50亿年（这好像对于我们来说是一个好消息）。地球在不断地围绕太阳公转的年运行轨道上接受着源源不断的阳光能量的照射，这样也就有不断的元气输入进来。在年运行轨道上的不同时间和不同地点所接受的元气是不同的。在春季和夏季，地表所接受的太阳阳光能量照射的时间较长，角度较直，所产生的元气也较为充分，而此阶段元气在地表所表现出来的运动形式是以生和长的状态为主，这就是"阳"。在阳的元气运行状态趋势下，地表的所有生命都向着生长繁荣的形式进行变化，这就是元气在生长运行状态中以阳的形式最为具体和最为直观的表现。同理，在秋季和冬季，地表所接受的太阳阳光能量的照射时间较为短暂，照射的角度也较为偏斜，所以产生的元气就较春夏相对单薄，而此阶段元气在地表所表现出来的运动形式就是以收和藏的状态为主，这就是"阴"。在阴的元气运行状态趋势下，地表的所有生命都向着收敛闭藏的形式进行变化，这也就是元气在收藏运行状态中以阴的形式最为具体和最为直观的表现。清代著名医家黄元御对阴阳的认识也是基于一元论，他在《四圣心源》中论述到："四象轮旋，一年而周。阳升于岁半之前，阴降于岁半之后。阳之半升则为春，全升则为夏；阴之半降则为秋，全降则为冬。春生夏长，木火之气也，故春温而夏热；秋收冬藏，金水之气也，故秋凉而冬寒。土无专位，寄旺于四季之月，各十八日，而其司令之时，则在六月之间。土合四象，是谓五行也。"黄元御所认为的土就是中土，中土之气就是中气，四季归于中土的理论也是一元论的体现，而中土之气无可厚非的是根源于元气的，故归根结底其还是基于元气一元论的基础之上的。这就是自然界四季的产生和变化用中国古代唯物主义哲学思想理论进行阐释的结果，这就是自然界阴阳变化自然法则的唯物主义哲学阐释，这就是对天地间自然界阴阳之本质的阐释。

下面我们讨论第二个问题，即人体疾病时阴阳证型的判别理念。清代名医黄元御在其著作《四圣心源》中云，"昔在黄帝，谘于岐伯，作《内经》以究天人之奥。其言曰：善言天者，必有验于人。然则善言人者，必有验于天矣。天人一也，未识天道，焉知人理"。我们在之前把天道，也就是自然法则中阴和阳的本质用中国古代唯物主义哲学思想理论阐释清楚后，对人体阴阳的理解就更加清晰了。人体由阴阳构成，而阴阳均来源于元气，所以人体也是由元气构成的，元气在人体不同的运动形式中可表现为阴和阳两大类型，这和自然法则中的一元论和阴阳本质是相符合的，也是符合天人相应、天人同构的唯物主义哲学理论的。《素问·六微旨大论》云："出入废则神机化灭，升降息则气立孤危。故非出入，则无以生长壮老已；非升降，则无以生长化收藏。是以升降出入，无器不有。"这里的升降出入就是指元气的不同运动形式。升降指元气的上升与下降，上升属于阳，下降属于阴；出入指元气的外散与内聚，出属于阳，入属于阴。因此，升降出入是人体元气运动的基本形式，也是人体阴阳的本质，亦是生命存在的根本保证。

其中元气升降产生阴阳，阴阳则化生四象，四象又可化生五行。黄元御所著《四圣心源》中云："枢轴运动，清气左旋，升而化火，浊气右转，降而化水。化火则热，化水则寒。方其半升，未成火也，名之曰木。木之气温，升而不已，积温成热，而化火矣。方其半降，未成水也，名之曰金。金之气凉，降而不已，积凉成寒，而化水矣。"这里的枢轴指的是中土之气，亦谓之中气，但也可以把中气理解为根于元气，是由元气化生而来的。接着黄元御又论述到："水、火、金、木，是名四象。四象即阴阳之升降，阴阳即中气之浮沉。分而名之，则曰四象，合而言之，不过阴阳，分而言之，则曰阴阳，合而言之，不过中气所变化耳。"中气即为元气，这也就是元气一元论的唯物主义哲学思想理论的具体运用。

元气的出入亦产生阴阳。《素问·阴阳应象大论》中有"阳化气，阴成形"的论述。明代著名医家张景岳在注解《黄帝内经》时，对《黄帝内经》中"阳化气，阴成形"字句的注解为："阳动而散，故化气，阴静而凝，故成形。"因此，人体元气的运动方式除了升和降可以用阳和阴的概念体现出来以外，还有两种运动方式也可以用阴阳的概念进行表述，那就是元气的散和聚，散属于阳，聚属于阴。散这种属于阳的元气运动形式可以产生气，这就是"阳化气"。对此处的理解必须要有一个说明：这里"阳化气"中的"阳"指的是人体元气"散"的运动形式；"阳化气"中的"气"指的是人体元气通过"散"的运动形式可以产生一切人体的生理功能。同理，聚这种属于阴的元气运动形式可以合成形，这就是"阴成形"。在这里同样需要进行一个理解上的说明：此处"阴成形"中的"阴"指的是人体元气"聚"的运动形式；"阴成形"中的"形"指的是人体元气通过"聚"的运动形式可以合成人体五脏六腑、四肢百骸、皮肤毛发等这些可以看得见、摸得到、测量得出来的有具体形状的物质。从上面的论述中可以看出，人体由元气所构成，人体的阴阳是人体元气不同运动形式的两种具体表现，升降出入是人体元气的具体运动形式，这4种具体运动形式也分为阴阳两种类型。人体的一切生理功能和生物属性的物质基础都是由阴阳这两种类型的元气运动形式所化生的，这就是人体的元气一元论和人体阴阳的本质属性。

理解了上述人体在生理层面的元气一元论和阴阳本质属性后，就更容易理解对人体疾病状态的阴证、阳证进行的阐释了。所谓人体疾病状态下的阴证和阳证，就是在人体阴和阳的层面上出现了问题。扶阳学术流派创始人郑钦安先生在其著作《医理真传》中开篇就说道："医学一途，不难于用药，而难于识症。亦不难于识症，而难于识阴阳。"其把中医辨证论治的核心理论高屋建瓴地用中国古代唯物主义哲学思想总结为阴与阳两个方面，并且在之后的论述中，也把天下之疾病用同样的方法分为阳虚证门和阴虚证门加以论述。阳虚证和阴虚证虽然从表面上来看属于两类截然不同的证型，甚至可以说是截然相反的证型，而所采用的治疗方法也完全不一样。这就使得临床医生在理解这样的分类方法时容易产生把阳虚证和阴虚证完全分开来看的思维方式，这样的思维方式对不对呢？笔者认为是正确的，但不全面。之所以说是正确的，是因为在人体疾病阶段，或者说在病理的层面上，要么是阳病，要么是阴病，阳病则寒，阴病则热，寒者热之，热者寒之，这是早在《黄帝内经》中就已经告知我们的中医标准治疗原则。基于这样的治疗原则，在病理层面上，中医师把阳虚证和阴虚证分开来对待是正确的。之所以说不全面，是因为中国古代唯物主义哲学思想理论中，阴与阳虽然是不同的两个方面，但其本质都是元气一元论。阳之所以是阳，是因为其代表的是元气的升、生、长、出及布散的运动形式；阴之所以是阴，是因为其代表的是元气的收、降、入、藏及凝聚的运动形式。故两者归根结底还是以元气为本质。正因为如此，所以无论阳虚还是阴虚，无论阳病还是阴病，都是元气之正常的运动形式产生了异常所致。阳虚阴盛就是元气的升、生、长、出及布散的运动形式出现了弱化的趋势，而元气的收、降、入、藏及凝聚的运动形式又出现了过盛的结果；阴虚阳盛就是元气的收、降、入、藏及凝聚的运动形式出现了相对的弱化，而元气的升、生、长、出及布散的运动形式又相对过于亢盛的结果。作为医者，如果你面对的患者所处在的疾病阶段恰好是属于元气的阳运动形式薄弱而阴运动形式过盛的阶段，那么你就应该运用温阳扶正的治疗方法遣方用药，则必然会收到良好的疗效；相反，如果你遇到的患者所处在的疾病阶段恰好是属于元气的阴运动形式薄弱而阳运动形式过盛的阶段，那么你就应该运用清热滋阴的治疗方法对其进行治疗，同样会药到病除。而你在临床上如果特别善于辨识人体疾病阶段阳运动形式薄弱，阴运动形式过盛所带来的证候表现时，那么你就可以运用温阳扶正大法治疗许多处于这一阶段的这一类型的疾病，久而久之就会形成善于运用温热药物治疗疾病的特色，也就逐渐形成扶阳学术流派的学术特色了。同样，如果你在实际临证之中，特别善于抓住人体疾病阶段属于元气的阴运动形式低弱，而阳运动形式亢奋所表现出来的证候时，你必然也是善于运用清热滋阴类药物治疗属于这一类型的很多疾病，那么自然而然就会形成学术思想和临床用药风格都属于滋阴清热一派的特色了。

说了那么多，实际上就是要告诉大家，无论什么流派，无论流派间的学术思想差异有多大，无论他们的用药有多么的不同，其实归根结底都是在通过不同的方法调整人体元气的运动形式，并最终使得元气恢复正常的运动形态而已。故作为扶阳学术流派的代表，自创始人郑钦安先生开始，以及云南吴氏扶阳学术流派创始人吴佩衡先生，再到当今云南吴氏扶阳学术流派的代表性传承人吴荣祖教授，都不会排斥其他任何一门学派的学术思想。所以，吴荣祖教授认为，人体疾病时阴阳证型的判别理念应该注重在疾病的治疗层面对阴虚、阳虚证型的准确辨证，并采取寒者热之，热者寒之的精准治疗原则去临证治疗。但在治疗过程中必须始终坚持将人体阴阳两个方面统一为一体去看待，不要只看到阴虚或者阳虚所带来的疾病本身的变化，而更要从人体元气固护的长远预后去设立自己的治疗总体战略。

通过对上述两个问题进行的讨论，会让我们理解下面将要进行的第三个问题的讨论更容易一些，即阳虚阴盛证阶段肃金秘阳的重要性。用上面的元气一元论理论来阐释阳虚阴盛证阶段就是在这个疾病阶段，或者说是处于这个病理层面时，患者都呈现出一种元气的升、生、长、出及布散的运动形式较低下薄弱的状态，而相应的元气的收、降、入、藏及凝聚的运动形式又呈现过盛的态势。对于人体元气阳运动形式薄弱低下的形态（也就是阳虚证），吴荣祖教授把其总结为水寒、土湿、木郁的三阴脏寒的阳虚证总纲，并对此设立了温水、燥土、达木的升举三阴法的金三角治疗平台，其中包含了对少阴阳根固护的固本根基性治疗，同时还保证了对太阴中阳气机运转之枢纽的治疗，最为关键的是升举三阴中还设立了针对足厥阴肝木的温肝法，此法是整个金三角治疗平台体系中的抓手。如此治疗阳虚阴盛之证应该就较为全面了。但上述升举三阴的治疗方法无论照顾得有多周全，始终都只是一组以温升为主的治疗方法，也就是说其只是针对元气的升、生、长、出及布散的阳运动形式出现低下薄弱而设立的，这是相对片面地把人体分割成"阳虚证的人"进行的治疗。

基于对人体阴阳一元论的认识，吴荣祖教授认为在升举三阴的治疗基础上，还应该补充一种治疗手段，这种治疗手段是相应于人体元气收敛秘藏的运动形式而设立的，只有像这样进行治疗层面的战略设计，才能体现出把人体真正还原于"元气的统一人体"的层面上来。这样的治疗手段被称为"肃金秘阳"。

为什么在对阳气收敛秘藏的方法选择上会选择肃金秘阳法呢？就像在升举三阴时为什么会选择温肝木作为升举三阴法的抓手一样，那是因为厥阴肝木的温升是气之温升运动形式的初始，同样阳明燥金就是气之敛降运动形式的开始。这是吴荣祖教授在阅读学习彭子益先生《圆运动的古中医学》一书后，从中体悟到的。著名中医学家彭子益先生创立彭氏古中医之圆运动学说，并应用于临证，取得了很好的疗效，亦为后世医家所推崇效仿。彭氏圆运动学说认为：从阴阳升降者为顺，称之生理；逆之则为病理。用药反逆为顺，为其医理特点。彭子益先生认为天地间自然界存在如下的一个自然法则，那就是自然界中存在的所有生物生命的产生，均依靠太阳照射到地面的热能，并且其是遵循着固定不变的规律进行的，这个规律就是由地球围绕太阳公转的年运行轨迹所产生的春、夏、秋、冬四季实现的。其具体表现为今年夏季太阳照射地面的火热能量，即是第二年天地间自然界所有生物生命赖以生存之能量之根。但是这个能量不能漂浮在地表之上，如果漂浮在地表之上，那么此热能必将很快被耗散，故此火热能量必须借由一种力量把之收藏于地表之下，而这种可以将夏季太阳照射于地表的热能收藏于地表之下的力量就是秋季金的收敛力量。夏季的热能必将经过秋季收敛而降入土下，再经过冬季闭藏的力量将秋季收敛的热能由土中闭藏入土下的水中，如此方能生生物之生命。

故彭子益先生的古中医圆运动学术思想认为，促使维系天地间自然界一切生物生命的一年的热能之循环运动与金气的关系极为密切，无金气之收敛降压，阳热之气则不能降于土下而闭藏于水中，木气也就无以产生，一年之温热寒凉的气机圆运动就不可能成功运行。吴荣祖教授受到上述观点的启示，认为人与天地相应，人与天地同构，故相应于人体也应该符合这样的气机运动规律。在云南吴氏扶阳学术流派的发展过程中，创始人佩衡先生重钦安学理，以火立极，认为坎中一阳乃命之根，尤为注重先天心肾之阳，力求命门真火秘藏于肾水之中，蒸腾化气，上交于心，心火下降，下交于肾，则水火既济，心肾相交，君火宣明，而后主明则下安，相火各归其位，如此则己土、乙木左升，戊土、甲木、辛金右降，方可圆运使然。由此立法当固火护阳，倡导少火生气，阳生阴长，升举三阴以应对阳虚阴盛之三阴寒化病证，临证举四逆辈且重用附子以回阳救逆，力挽颓败，使水温土燥而肝木左旋，则阳升之气使然。可谓先春生夏长，而后方有秋收冬藏。如此方可言如环无端，可言运动之圆矣。

吴荣祖教授作为云南吴氏扶阳学术流派第二代学术继承人，在完全继承了学派创始人吴佩衡先生学术思想的基础上，通过对彭子益先生古中医圆运动学术思想的学习后提出：在治疗阳虚阴盛证的时候，首先必须重视人体先后天阳气的固护，并且以温升厥阴肝木作为治疗抓手，形成升举三阴的金三角治疗平台体系。在此平台体系的基础上，必须把彭子益先生收敛阳气的学术思想补充进去。在收敛阳气的治疗手段上，要以阳明燥金作为收敛的起始去重视，具体运用肃金秘阳的治疗方法以达到升举三阴、肃金秘阳的整体圆运动全面把握的治疗层面。故在治疗因阳虚阴盛而导致的人体气机圆运动障碍时，必须遵循"君主相从"的治疗原则。升举三阴为君，肃金秘阳为相，以温水、燥土、达木的升举三阴金三角治疗平台体系为明君的治疗主导思想，辅以肃金秘阳的治疗为具体操作方法。在临证遣方用药时必首重三阴寒化之病象，主以回阳救逆之四逆辈诸方以温固少阴肾水、温运太阴脾土、温升厥阴肝木，同时辅以肃金秘阳以安相火。如此方可谓理法统一，重点突出，主次分明，圆运使然。吴荣祖教授认为这样的观点客观地显示了天地阴阳四时浮沉之理。正如《素问·四气调神大论》中云："夫四时阴阳者，万物之根本也。所以圣人春夏养阳，秋冬养阴，以从其根，故与万物沉浮于生长之门。逆其根，则伐其本，坏其真矣。故阴阳四时者，万物之始终也，死生之本也，逆之则灾害生，从之则苛疾不起，是谓得道。道者，圣人行之，愚者佩之。"在上述温阳扶正学术思想的指导下，就不会片面地落入把《黄帝内经》中"圣人春夏养阳，秋冬养阴"理解为于春夏之季运用温阳药物进行调理，在秋冬之季运用滋阴药物进行调理的错误思维俗套中了。而是正确地运用阴阳元气一元论，把"圣人春夏养阳"中的"阳"理解为"人体元气阳的运动形式"，即在春夏之季注重人体气机生长的运动形式，而相应地采取保护人体气机生长的方式方法进行调摄。同样，把"秋冬养阴"的"阴"正确理解为"人体元气阴的运动形式"，即在秋冬之季注重人体气机收藏的运动形式，从而相应地采取保护人体气机收藏的方式方法进行调摄。如此这样，方可为真正从中国古代唯物主义文化本源上全面认识中医天人相应的思维特色和方式，也才能真正从本源上理解对于阳虚阴盛阶段，在升举三阴的金三角治疗平台体系中补充加入肃金秘阳思维的必要性和重要性，真正体现出吴荣祖教授目前倡导的云南吴氏扶阳学术流派温阳扶正治疗大法的精髓——升举三阴、肃金秘阳的具体意义。

三经四纬五方论治体系

云南吴氏扶阳学术流派自吴佩衡先生创立以来，至今已传承至第四代，历经了100余年的时间。在这100余年的时间当中，作为一个学术流派的学术思想，定是在不断创新发展之中的。吴佩衡先生在医圣张仲景《伤寒杂病论》中的学术思想的基础上，结合了扶阳学术流派鼻祖郑钦安先生《医理真传》《医法圆通》中的扶阳学术思想、清代名医黄元御《四圣心源》中的六经气化学术思想、明代名医李中梓先生《内经知要》中的天人相应阳气学术思想，以及清代名医陈修园先生《医学三字经》中的学术思想等，提出了"先天心肾是人体最重要的主要生命线，后天脾胃是人体最重要的次要生命线"的"人体先后天阳气并重"，以及"中药十大主帅"的云南吴氏扶阳学术流派学术思想主干体系。直到目前，云南吴氏扶阳学术流派第三代传人、当今流派首席传承人吴荣祖教授在吴佩衡先生学术思想主干体系基础上，又补充融入了太阳文化与中华文化的关系、中华文化与中医文化的文化传承体系，以及《黄帝内经》中对阳气的天人相应学术思想的阐释，并结合彭子益先生《圆运动的古中医学》中气机圆运动的学术思想和自身50余年的临床经验，最终形成了代表当今云南吴氏扶阳学术流派学术思想体系的"三经四纬五方论治体系"的学术思想构架。

吴荣祖教授的"三经四纬五方论治体系"学术思想构架，从理、法、方、药4个层面对以吴荣祖教授为代表的云南吴氏扶阳学术流派的学术思想进行了核心内涵的高度总结，并创新性地提出了本流派发展至今纲领性的论治体系，使流派学术思想特色更加明晰化、系统化。这是迄今为止集云南吴氏扶阳学术流派学术思想及临床经验之大成的成果。该项成果也于2021年12月获得了云南省科技进步三等奖的荣誉。笔者也较为系统地整理总结了吴荣祖教授"三经四纬五方论治体系"的学术思想，并形成学术论文，发表于《中华中医药杂志》。

本书命名为《扶阳全道》，副标题为"三经四纬五方论治体系构建"，旨在通过对"扶阳"这一中医学术流派中极具学术特色的学派学术思想在文化之道及中医学术之道上进行论述和阐释，从而把整个"三经四纬五方论治体系"构建的脉络梳理清晰，在道的层面把"扶阳"的来龙去脉总结清楚，最终让广大学者和读者参究和斧正。

笔者在本节内容中，将把曾发表于《中华中医药杂志》上的学术论文《三经四纬五方论治体系》的部分内容进行收录，以对前面所有章节内容进行一个成果式的总结。广大读者也只有在仔细阅读了本书前面所有章节内容之后，再来阅读本节内容，才能真正理解吴荣祖教授提出的"三经四纬五方论治体系"的构建过程和其在扶阳学术层面的内涵意义之所在。

"三经四纬五方论治体系"是吴荣祖教授扶阳学术思想当中的核心及纲领性的论治体系，也是云南吴氏扶阳学术流派不同于目前全国其他扶阳学术流派学术思想的特色所在。笔者为吴老第五批全国名老中医师带徒的继承人，跟随吴老临证多年，现将吴老扶阳学术核心思想——三经四纬五方论治体系从以下几个方面进行阐释，以供中医同道参究。

一、三经——水寒、土湿、木郁为阳虚证的病机总纲

吴老所提出的"三经四纬五方论治体系"中的"三经"指的是三阴经（足少阴肾经、足太阴脾经、足厥阴肝经）的寒化是阳虚证病机中的关键，而三阴寒化所产生的最终病机局面就是"水寒、土湿、木郁"。临床上，把握住这个病机局面就是把握住了阳虚证病机的核心部分，故把"水寒、土湿、木郁"提炼为阳虚证病机的总纲。

吴老在临床 50 余年过程中，始终把病机辨证放在云南吴氏扶阳学术流派学术思想中极为重要和核心的位置。病机是指疾病发生、发展、变化及其结局的机理。而"机"字在《说文解字》中的意思是"主发谓之机"，也就是说"机"本义代表的是弓弩上发矢的机关。不论是哪种解释，其都蕴含着一个含义，那就是"重要、关键"的意思。所以，病机实际上就是代表了疾病从产生到转归、终结整个过程中不同阶段的最为关键和重要的部分，故历代中医名家均对病机具有高度的重视。《素问·至真要大论》中云，"审察病机，无失气宜""谨守病机，各司其属，有者求之，无者求之"。而"病机十九条"的提出，更是彰显出了中医辨证论治的

精华所在。所以我们可以这样认为，病机辨证是中医辨证论治思维方法中的核心思维方式。

吴荣祖教授用其临床50余年的丰富经验，结合云南吴氏扶阳学术流派学术思想，总结提炼出阳虚证的核心病机为"水寒、土湿、木郁"。临床上把握住了"水寒、土湿、木郁"的核心病机，则在阳虚证的辨证论治中可谓抓住了该类证型的关键。

由于阳虚证是多由气虚进一步发展，或久病损伤阳气；久居寒凉之处，或过服寒凉清苦之品；年高而命门火衰等原因导致阳气亏虚，温煦、推动、气化等作用减弱所造成的一类病证，故人体阳气之根肾阳的不足、命门火的衰弱是所有阳虚证共同的病理特点。肾属水，命门火秘藏于肾水当中，蒸腾化气则肾水温；命门火衰、肾阳不足则肾中气化功能减弱，而肾水失于温煦，故肾水寒。此即足少阴肾水失于肾阳命门火之温煦而寒化之机理，吴老把此病机称为"水寒"。"水寒"为阳虚证核心病机"水寒、土湿、木郁"的病理演变的根本和基础。

吴佩衡先生在其著作《医药简述》中论述到："先天心肾，是人身中最宝贵之主要生命线，而后天脾胃，也是人身中最宝贵之次要生命线。"先天心肾和后天脾胃两组人体先后天之本是一脉同源的，均同源于人体阳气之根，即命门火（也称为元阳）。所以在阳虚证的衍化过程中，一旦存在了"水寒"的病机变化，即人体先天之本的阳气就开始出现了虚衰，而作为人体后天之本的脾胃阳气也要随之受到牵连。正如吴佩衡先生所云，"先天心肾为母，后天脾胃为子，君火生脾土，相火生胃土，君火为主，相火为辅""凡心肾健旺之人，则消化力强，因少火生气，子食母乳，娘壮儿肥；心肾衰弱之人，则消化力弱，脾胃病较多，因少火弱，生气少，娘衰儿瘦，乳哺不足也"。脾胃属土，先天阳气不足，则后天脾胃阳气亦衰，阳虚则生寒。况五行之理为生克制化，"气有余，则制己所胜而侮所不胜；其不及，则己所不胜侮而乘之，己所胜者轻而侮之"。土本可制水，今水过寒则能侮土，故人体后天之本脾胃中土为寒水所侮而终为寒湿所困。吴老把这种在阳虚证的演变过程中由于"水寒"而演变出现的脾胃中土被寒湿所困的病机局面称为"土湿"。

黄元御在其著作《四圣心源》中论述到："冬水闭藏，一得春风鼓动，阳从地起，生意乃萌。然土气不升，固赖木气以升之，而木气不达，实赖土气以达焉。盖厥阴肝木，生于肾水而长于脾土，水土温和，则肝木发荣，木静而风恬，水寒土湿，不能生长木气，则木郁而风生。"因为肝木生于肾水而长于脾土，在阳虚证的演变过程中，"水寒土湿"的病机局面已经形成，故在此病机基础上，肝木必然不能生长木气而郁。吴老把这种肝木寒而郁结的病机局面称为"木郁"。

通过上述阐释可以得知，"水寒、土湿、木郁"是阳虚证病机变化的过程和特点，也是阳虚证之核心病机，故吴老把"水寒、土湿、木郁"提炼为阳虚证之病机总纲。临床辨治阳虚证，只要抓住了这个总纲，就把握住了阳虚证的核心病机，为随之而来的治法和方药奠定了基础。

二、四纬——扶阳、护阳、敛阳、秘阳治疗大法的确立

辨证论治是中医学术思想的灵魂，"辨证"指的就是捕捉关键病机，"论治"指的就是确定治疗方法，所以病机和治法就是辨证论治的核心。吴老在提炼出"水寒、土湿、木郁"阳虚证病机总纲的基础上，进一步确立了治疗阳虚证的纲领性治法。扶阳、护阳、敛阳、秘阳四大治疗法则就为应对阳虚证"水寒、土湿、木郁"总纲病机的四大治疗方法，吴老称其为"四纬"治疗大法。下面笔者将分别对"四纬"治疗大法进行阐释。

（一）扶阳——温扶少阴肾之阳

在应对阳虚证核心病机的"四纬"治疗大法范畴中，"扶阳"的概念专指温扶先天少阴肾中之命门真火。因为"水寒"为阳虚证核心病机"水寒、土湿、木郁"的根本和基础，故温扶少阴命门真火为治疗"水寒"病机的关键。扶阳学术流派创始人郑钦安先生在其著作《医理真传》中指出："坎为水，属阴，血也，而真阳寓焉。中一爻，即天也。天一生水，在人身为肾，一点真阳，含于二阴之中，

居于至阴之地，乃人立命之根，真种子也。"可见，秘藏于肾水之中的命门真火为人身生命之源，亦为人身阳气之根。吴老所提出的温扶少阴肾之阳，即是温扶人身阳气之根、立命之本。这充分体现了在吴老的学术思想中始终贯穿着中医"治病必求于本"的思想精华。作为阳虚证的治疗大法，首先把握住了温扶少阴肾之阳，就是把握住了阳虚证核心病机"水寒、土湿、木郁"当中"水寒"之本的治疗，这在阳虚证治疗的过程中具有总领性作用。

（二）护阳——温运太阴脾之阳

少阴肾中命门真火为先天之火，后天太阴脾阳为后天之土。清代名医黄元御在《四圣心源》中指出："土生于火，火死于水，火盛则土燥，水盛则土湿，泄水补火，扶阳抑阴，使中气轮转，清浊复位，祛病延年之法，莫妙于此。"故补火生土是治疗因先天"水寒"导致后天"土湿"的治疗原则。吴老应对阳虚证核心病机的"四纬"治疗大法范畴中之"护阳"的概念就是在此原则上所提出的。"护阳"的概念专指用温通运化的方法保护人体后天之本太阴脾之阳气。保护住了太阴脾之阳气，也就保护住了人体之中气，中气固护住了，就能够运转斡旋，则人体气机升降出入功能的正常运行就得以保障。人体中气正常运转的重要性正如黄元御于《四圣心源》中所论述的："平人下温而上清者，以中气之善运也。中气衰则升降窒，肾水下寒而精病，心火上炎而神病，肝木左郁而血病，肺金右滞而气病……四维之病，悉因于中气。"所以吴老"四纬"治疗大法中温运太阴脾之阳的护阳法则，是在温扶少阴肾之阳的扶阳治法基础上建立起来的固护人体中气的治疗法则，也是应对阳虚证核心病机"水寒、土湿、木郁"中"土湿"病机的治疗法则。

（三）敛阳——温疏厥阴肝之阳，敛降木中之相火

在阳虚证治疗过程中，临床上除了可见一系列因阳气亏虚，导致阳气温煦、推动、气化等作用减弱，继而产生以阳虚寒象为特征的证候表现之外，还可以见到一组因阳虚导致虚火外越，从而产生以假热为特征的证候表现。这类以假热为主要表现的证型在中医理论中被称为"真寒假热证"。正如仲景在《伤寒论》中所描述的："病人身大

热，反欲得衣者，热在皮肤，寒在骨髓也。"吴老认为，这类"真寒假热证"除了很少一部分见于危重患者阳气欲脱的临终格局外，临床上很大一部分是因为脾肾阳虚导致水寒土湿，而肝木生于少阴肾水而长于太阴脾土，厥阴肝木被寒邪所凝滞而郁结不通，气血流通不畅，内寄风木之相火不能自归其位，离位炎上，不能敛降所致。临床遇到这类因"水寒、土湿、木郁"而导致的相火不能敛降的病证，如不仔细参究，误认为是寒热错杂，或误以为是服用温扶阳气之药物所产生的燥热不良反应，则完全违背了中医辨证论治的精神，最终将导致治疗出现偏差。为此，吴老提出了在扶阳、护阳的治疗基础上，运用温疏厥阴肝之阳、敛降木中之相火的敛阳治疗大法。在补火生土的治疗基础上，运用温疏厥阴肝木之气的方法，使得被寒邪凝滞之木气，能够得温而疏，犹如春回大地，万木复苏，从而气血流通，道路通畅，内寄木中之相火各安其位，诸离位之火炎证候均可消除。可以说，吴老"四纬"治疗大法中敛阳之法的提出，使得临床治疗阳虚证的应对方法更加完善。

（四）秘阳——封藏命门之火，阳密乃固

《素问·生气通天论》云："凡阴阳之要，阳密乃固。两者不和，若春无秋，若冬无夏。因而和之，是谓圣度。"中医经典中对阴阳两者关系的认识，绝不是简单的阴阳平衡逻辑关系，而是阳主阴从的哲学关系。要达到阴阳关系中最佳的"圣度"状态，其关键的一个特征就是"阳密乃固"，也就是指人体的命门真火要封藏秘固在肾水当中。吴老从医50余年，始终坚持书不离手，"读经典、做临床"是吴老中医学术生涯的座右铭。吴老认为，如果要使得临床对阳虚证的治疗效果能够持久，要使得阳虚证患者的远期疗效稳定，要使得阳虚病证的预后最佳，就必须要让人体的命门真火封藏秘固在肾水之中，故"秘阳法"作为应对阳虚证"四纬"治疗大法的收官之法由此被提出。

在阳虚证的治疗过程中，运用温扶少阴肾阳的扶阳之法，对人体先天阳气之根命门真火进行温扶，直接应对阳虚证"水寒"病机，使得人体阳气之本得以扶正，为阳虚证的治疗奠定夯实的基础；通过

温运太阴脾阳的护阳之法，以补火生土的原则直接应对阳虚证"土湿"病机，使得人体后天中气得以保护，从而中气斡旋运转，为人体气机的升降出入创造必要条件；再以温疏厥阴肝之阳、敛降木中之相火的敛阳之法，对人体厥阴肝木进行温通疏达，直接应对阳虚证"木郁"病机，使得气血流通，道路通畅，木中内寄之相火各归其位，为治疗阳虚证中相火炎上的诸多假热证候提供了有效的治疗方法；最后运用封藏命门之火的秘阳之法，使得临床治疗阳虚证的疗效能够稳定而持久，为阳虚证患者的预后和转归带来最大的益处。所以，吴荣祖教授所提出的"四纬"（扶阳、护阳、敛阳、秘阳）治疗大法，是云南吴氏扶阳学术流派临床应对阳虚证的完整、系统、有效的特色治疗大法。

三、五方——基于治疗大法下的具体代表方剂

方剂是治法的具体体现。《隋书·经籍志》："医方者，所以除疾疢保性命之术者也。"吴老在扶阳、护阳、敛阳、秘阳的"四纬"治疗大法确立的基础上，也总结出 5 首临床上常用的方剂作为"四纬"治疗大法的具体体现。吴老把这 5 首代表方剂称为"五方"。其具体为大回阳饮、吴茱萸四逆汤、吴茱萸当归四逆汤加附片、潜阳封髓汤、麻黄细辛附子汤。

大回阳饮是云南吴氏扶阳学术流派创始人吴佩衡先生所创立的方剂，组成为附片、干姜、肉桂、炙甘草，也就是四逆汤加肉桂，该方是佩衡先生治疗脾肾阳虚证的主要代表方剂。吴荣祖教授完全传承了佩衡先生学术思想的精华，认为大回阳饮中以四逆汤作为基础，四逆汤是专补命门之火、回阳救逆的首选方，也是温扶少阴肾阳、固护太阴脾阳、补火生土的代表方，再用肉桂补火助阳，引火归原，使得大回阳饮全方之功效正如佩衡先生在《医药简述》中所论述"本方能回阳救逆，强心固肾，温中健脾，并治一切阳虚阴盛危急大证，有起死回生之功。至若平素阳虚人弱无神者，常服数剂，易复健康，有枯木逢春，祛病延年之效"的一样。所以，大回阳饮温扶的就是先天少阴肾阳和后天太阴脾阳，是扶阳、护阳治疗大法的首选方剂和代表

方剂。

吴茱萸四逆汤和吴茱萸当归四逆汤加附片，是吴老在临床中用于温疏厥阴肝之阳，敛降木中之相火，体现"四纬"治疗大法中"敛阳"法的代表方剂。两者是以《伤寒论》经方四逆汤和当归四逆汤作为基础，加入吴茱萸，组成吴茱萸四逆汤；加入吴茱萸和附片，组成吴茱萸当归四逆汤加附片。四逆汤具有补火生土、回阳救逆之功效；当归四逆汤具有温经散寒、养血通脉之功效；再加入附片，则增加温补少阴命门之火的能力。所以这两个基础方均具有温阳散寒的共同效用。吴茱萸味辛、苦，性热，归肝、脾、胃、肾经。《本草纲目》中记载："茱萸，辛热能散能温，苦热能燥能坚，故所治之证，皆取其散寒温中，燥湿解郁之功而已。"吴老认为，吴茱萸一药是温疏厥阴肝木的第一要药，将此味药加入四逆汤和当归四逆汤加附片两个基础方中，就可以达到补火生土、温经散寒、暖肝达木之功效。在临床上运用两方时还需注意：吴茱萸四逆汤是用于治疗阳虚气分寒凝木郁之方，吴茱萸当归四逆汤加附片是主治阳虚血分寒凝之方。气分、血分同温，则厥阴肝木疏达，内寄于木中之相火就能归于本位，从而无相火离位，诸多相火炎上之假热证候亦可随之消除，最终达到"四纬"治疗大法中"敛阳法"之目的。

潜阳封髓汤是体现吴老"秘阳法"的代表方剂，该方由附片、肉桂、炙龟甲、焦柏、砂仁、炙甘草6味药组成。方中附子为君，辛温性热直补肾中真阳火种，补真火即是壮君火也；肉桂为臣，色赤入心，性热而助血中温气，强心温肾，引火归原。砂仁纳气归肾，宣中宫一切阴邪；炙龟甲其质坚硬，得水之精气而生，有通阴助阳之功；焦柏味苦入心，禀天冬寒水之气而入肾，苦能降亦能坚，色黄如脾，脾也者，调和水火之枢机也，独此一味，三才之意俱矣。此3味共为佐药。最后以炙甘草为使，调和上下而伏火，真火伏藏，则人生之根蒂永固。全方具有温水潜阳、引火归原之功效，充分体现了吴老"四纬"治疗大法中"秘阳法"的用意。

麻黄细辛附子汤是吴老专为临床上有阳虚证的同时兼有表寒证的情况而设立的。《伤寒论》中云："少阴病，始得之，反发热，脉沉者，麻黄细辛附子汤主之。"吴佩衡先生也认为麻黄细辛附子汤是能够守好太阳门户，把握少阴枢机，表里内外同治的一个方剂。吴老认为麻黄细辛附子汤很好地解决了临床上内阳虚、外表寒的一类病证，使得"五方"系统更为完善。

综上所述，"三经四纬五方论治体系"是在把吴荣祖教授50余年临床所形成的学术思想和经验进行了全面整理和高度总结的基础上，提炼浓缩最终形成代表吴老学术思想和临床经验的标志性精华所在，为以吴荣祖教授为代表的云南吴氏扶阳学术流派的核心性、纲领性论治体系。该论治体系经过50余年的临床实践证实其疗效显著，也是云南吴氏扶阳学术流派不同于全国其他扶阳学术流派学术思想的特色所在。

第三章　扶阳与临床

本书在第一章"扶阳与生命"中论述了阳气和扶阳在整个天地间及人体内的重要性和必要性；第二章"扶阳与医道"论述了阳气和扶阳与人体生理、病理及医理之间的重要关系。通过本书前两章的论述，广大读者应该已经认识到了云南吴氏扶阳学术流派对于阳气与扶阳在道和理层面所形成的学术思想体系。那么这些学术思想体系已经构建出来了，但具体在临床上该怎么运用呢？要解决这个问题，笔者就在第三章"扶阳与临床"中以 20 个具体病案的形式为广大读者进行展示。通过对具体病案的分析，广大读者就会清晰地认识到，"三经四纬五方论治体系"作为云南吴氏扶阳学术流派的核心学术思想，在临床中是怎样付诸实践的。

脾肾阳虚，水瘀互结——鼓胀案

张某，女，68 岁。因"反复腹胀大、肢肿 4 年余，加重 1 周"由门诊以"肝硬化"为诊断收住院。

病史：患者多次入住省市级医院，诊断为"肝硬化、自身免疫性肝病"，曾行食管胃底静脉断流术。近半年以来，患者在家服用"熊去氧胆酸片、螺内酯片、血塞通胶囊"（具体剂量不详）。近 1 周来，发现腹胀明显、肢肿、恶心欲呕、不思饮食、少尿，无昏厥、发热、黄疸、腹痛、呕血及神志异常。自感精神差，小便量少，体重增加。为进一步诊治，到我院就诊，经门诊收住。既往有高血压病史 20 余年，曾有血糖轻度升高病史。曾因胆囊结石行胆囊摘除术。否认肝炎、伤寒、结核等传染病史。否认药物过敏史。预防接种史不详。

中医四诊：神情痛苦，目光少神，面色晦暗，形体偏瘦，轮椅推入病房。语音低微，颜面腰骶以下水肿，腹部闷胀，腹大胀满如鼓，乏力肢软，恶心欲呕，不思饮食，小便少，大便偏黑。感恶寒怕冷，四末欠温，脘腹痞闷，口淡乏味，口干口苦，睡眠差，小便自调，大便未解。舌暗红质嫩，边有齿痕，苔根部白腻。脉沉细弦，双尺脉细弱无力。

中医诊断：鼓胀。

病机：脾肾阳虚，水瘀互结。

治法：温补脾肾，化气行水，活血通络。

处方：附子理中丸合五苓散加减。

附片另包,开水先煎4小时 100g	茯苓 40g	白术 15g	桂枝 30g
泽泻 18g	干姜 20g	猪苓 15g	党参 15g
川芎 15g	佛手 15g	木香 10g	香附 10g
鸡内金 15g	益母草 30g	炙甘草 6g	

今日查房：患者神清，未见嗜睡，呼之能应，对答切题，精神较前好转，计算、记忆及定向思维能力正常。咳嗽、咳痰症状好转，未见喘息。喉中未闻及痰鸣音及哮鸣音。未见恶心及呕吐，诉腹胀减轻，肢体无扑翼样震颤。昨日夜间解黄色成形软便1次，无黑便、黏液及脓血便。舌暗红质嫩，边有齿痕，根部微白腻苔。脉沉细弦，双尺脉细弱无力，左寸脉浮。

吴荣祖主任医师查房，认真听取主管医师病情汇报，仔细阅读病历，床旁四诊详查后示目前主管医师中医诊断为"鼓胀"，但鼓胀者，以气臌发胀为主要特点，而该患者以水饮内停为主要特点，兼有气胀。故中医诊断应补充"阴水"。四诊合参，证属"阳虚火浮，水饮内停"。患者虽以水饮内停，水瘀互结为标，但目前通过西医治疗，内停之水饮已得到一定消退，故中医治疗重点，目前不能集中在水瘀互结的层面，而应该注重本虚固本的治疗。这充分体现中医"固本存人，救人治病"的思维特点，亦体现防患于未然，治未病的思维特色，避免了一线残阳转瞬即飞，病去人亡的不良转归出现。患者有明显脉微细，但欲寐的表现，又有明显恶寒怕冷、四末欠温等阳虚之象，故少阴心肾阳虚寒化之证明确。详查患者可见面色萎黄夹青，双颧发红，如抹红妆，鼻尖可见红色皮疹，切脉沉细无力，双尺脉细弱，而左寸脉独见浮象。左寸为心，双尺为肾与命门。故由此可示肾阳命门火虚衰，肾水过寒，坎中一点真阳不能秘藏于水中，浮越于上，水本能克火，今寒水过盛，水乘于火，君火晦而不明，主明则下安，主不明则十二官危，故君火被上浮之肾中相火扰乱，从而导致阳不统阴，阴霾四起，水饮瘀血停于内，而成阴水鼓胀之病。目前治疗必须使浮越之肾阳秘藏于肾水当中，采用温阳扶正，引火归原，化气行水之治则。正如《黄帝内经》所述："凡阴阳之要，阳密乃固，两者不和，若春无秋，若冬无夏，因而和之，是谓圣度。"阳密于水中，而成后天之坎，水得火温，便可蒸腾气化，三焦相火可主命门别使之功用，决渎在位，水道通利，方可邪去正安。方以大回阳饮加味。

川附片_{另包,开水先煎4小时}150g 　干姜60g 　肉桂20g 　生龙骨20g
生牡蛎20g 　　　　　　益母草20g 　茯苓40g 　焦柏9g
砂仁10g 　　　　　　　炙甘草10g

患者服用大回阳饮后，出现腹泻症状，每日腹泻3～4次，腹泻后感腹胀症状明显缓解，纳食增香，腹围减小。舌暗红质嫩，边有齿痕，根部白腻苔明显消退。脉沉细，双尺脉细弱无力。大回阳饮方内无一味泻下药物，患者服用该方后出现明显腹泻症状，而且腹泻后其他症状随之明显减轻，故该腹泻症状为排病反应，可以继续守方治疗。后继续予患者服用大回阳饮加味治疗，随访症状稳定。

心肾阳虚，肾不纳气——喘证案（一）

周某，男，81岁。因"反复咳痰、气喘6年，再发加重1周"由门诊以"肺胀"为诊断收住院。

病史：患者6年来反复出现咳嗽、咳痰，伴心悸、胸闷，间断出现下肢浮肿。曾在我院系统诊治，诊断为"慢性阻塞性肺疾病、肺心病"，经治疗病情好转出院。1周前无明显诱因，自觉轻微日常活动后气喘，伴心悸，胸闷明显，咳少量淡黄黏痰，到外院进行输液治疗（具体不详），同时自行用药"盐酸莫西沙星片、沙美特罗替卡松吸入剂、硫酸沙丁胺醇吸入气雾剂、利尿剂"等（具体不详）。上症无好转，为求系统诊治，故到我院住院治疗。患者发病来无发热、盗汗、晕厥，无夜间阵发性呼吸困难、咳粉红色泡沫痰等。体重近期无明显变化。既往有肺结核病史，已治愈；否认高血压、糖尿病、冠心病等病史。否认肝炎、伤寒等传染病史。否认外伤手术史。曾输血浆（具体不详）。否认食物及药物过敏史。预防接种史不详。

中医四诊：神情痛苦，目光少神，面色紫暗，颈部青筋暴露，形体消瘦，胸膺膨满，语音清晰，轻度日常活动后气喘，伴心悸、胸闷、咳嗽，咳少量淡黄黏痰。感恶寒怕冷，四末欠温，神疲乏力，时有汗出，口干喜热饮，纳眠欠佳，小便少，大便正常。舌质暗红夹瘀斑，质嫩，苔白腻，舌下脉络迂曲。脉沉细弦，双尺脉细弱无力。

中医诊断：喘证。

病机：心肾阳虚，肾不纳气。

治法：温补心肾，纳气平喘。

处方：大回阳饮加减。

川附片^{另包，开水先煎4小时} 100g	干姜 20g	肉桂 20g	茯苓 20g
炒白术 15g	桂枝 30g	生龙骨^{先煎} 15g	生牡蛎^{先煎} 15g
川芎 10g	佛手 15g	炒小茴香 10g	细辛 6g
五味子 15g	杏仁^{打碎} 10g	厚朴 10g	紫苏子 15g
焦柏 9g	砂仁^{后下} 10g	骨碎补 15g	炙甘草 10g

吴荣王祖主任医师查房：听取主管医生病史汇报，结合患者四诊资料。患者入院时静息状态下亦有喘息，脉象为六脉无根，此为元气外散之象。经上一阶段温补心肾，纳气平喘的治疗后，今日四诊合参，患者自诉静息下无喘息，精神、饮食、二便均较入院时好转，切脉虽仍有浮越之象，但重取六脉已现有根之象。故上一阶段治疗行之有效，固本存人的治疗目的达到。现阶段，患者以动则气喘为主要症状，目前治疗重点应以尽可能缓解其喘息症状为主。追问病史，患者诉喘息症状每年均有发作，且有每年开春时节发作加重，冬天气温下降反觉症状减轻之特点。如此应运用天人相应的中医思维模式，以发

病和季节的关系为切入点，辨证论治。春生、夏长、秋收、冬藏为自然四季气机的变化规律，人与天地相参，故人身气机之生、长、收、藏也应遵循四季气机之变化。患者喘息症状为气机不降，反逆于上所致。冬天，天地之气机的收藏，有利于人体气机的收藏，故患者气逆之象可有所缓解，从而喘息症状减轻。至春天，天地之气机升发，患者失于冬季天地气机收藏之势相助，故本浮越之元气，难于自行收纳，气逆之象明显，喘息症状加重。另一方面，冬季气机之收藏是来年春季气机升发之保障，冬季气机收藏好，则来年春季气机升发佳。患者心肾阳虚，元气浮越，冬季不能有效地收藏秘阳，故时至春天，患者之肝气不能顺应初之厥阴风木之气的升发，从而出现肝寒气郁之象，故切其脉，双关脉弦象明显，尤以左关脉弦象突出。且该患者平素遇事性情急躁、善太息等，均为肝寒气郁之证候表现。气行则血行，气滞则血瘀；气行则津化，气滞则津结，痰湿内生；己土湿困，乙木不能左旋，则辛金不能右降，故喘息明显。乙木不升，则甲木不降，故相火上扰，见面红如妆，夜间眠差。故治疗在温固心肾之阳的基础上，应注意温升乙木与凉降甲木并用。方以吴茱萸四逆汤合苓桂术甘汤加味。

川附片^{另包，开水先煎4小时} 100g	干姜 20g	吴茱萸 10g	肉桂 15g
乌梅 15g	杏仁^{打碎} 10g	厚朴 10g	川芎 10g
佛手 15g	薤白 15g	磁石^{先煎} 15g	炙甘草 10g

服用上述药物 2 周后，患者喘息症状较前进一步好转，可以下床在床边扶床自行活动，活动后无明显喘息，平时进食、洗脸漱口及解大便时也无明显喘息症状。舌质暗红夹瘀斑，质嫩，白腻苔基本消退，舌下脉络迂曲。脉沉细，双尺脉细弱无力。该病案中，虽然患者以喘息症状为主诉，但辨证的着眼点不在肺，而在气机的升降，此乃治病必求于本的体现。

心肾阳虚，肾不纳气——喘证案（二）

陈某，男，76 岁。因"反复咳痰 20 余年，气喘 3 年，再发加重 1 天"由门诊以"肺胀"为诊断收住院。

病史：患者 20 余年来反复出现咳嗽、咳痰。曾在我院系统诊治，诊断为"慢性阻塞性肺疾病、肺心病"，经治疗病情好转出院。昨日无明显诱因，自觉轻微日常活动后气喘，伴心悸，胸闷明显，咳少量淡黄黏痰。为求系统诊治，故到我院住院治疗。患者发病来，无发热、盗汗、晕厥，无夜间阵发性呼吸困难、咳粉红色泡沫痰等。体重近期无明显变化。既往有双肺多发肺大疱病史。

中医四诊：神情痛苦，目光少神，面色紫暗，颈部青筋暴露，形体消瘦，胸膺膨满，语音清晰，轻度日常活动后气喘，伴心悸，胸闷，咳嗽，咳少量淡黄黏痰。感恶寒怕冷，四末欠温，神疲乏力，时有汗出，口干喜热饮，纳眠欠佳，小便少，大便正常。舌质暗红夹瘀斑，质嫩，苔白腻，舌下脉络迂曲。脉沉细弦，双尺脉细弱无力。

中医诊断：喘证。

病机：心肾阳虚，肾不纳气。

治法：温补心肾，纳气平喘。

处方：大回阳饮加减。

川附片另包,开水先煎4小时 100g	干姜 20g	肉桂 20g	茯苓 20g
陈皮 10g	法半夏 15g	桂枝 30g	薤白 15g
炙麻绒 15g	细辛 6g	川芎 10g	佛手 15g
炒小茴香 10g	益母草 20g	杏仁打碎 10g	厚朴 10g
乌梅 15g	紫苏子 15g	炙甘草 10g	

今日查房：患者诉活动后气喘症状较前减轻，喘息症状白天较夜间明显，入夜后自觉喘息可进一步缓解，时有咳嗽，咳少量淡黄黏痰，痰不易咳出，咳出黏痰后自觉胸中畅快，偶有心悸、胸闷。感恶寒怕冷，四末欠温，神疲乏力好转，时有汗出，口干喜热饮，欲润口而不欲咽，纳可，睡眠欠佳，小便频多，大便自调。舌淡红，质嫩，苔微白腻，舌下脉络迂曲。脉弦滑，沉取有根，应指有力，双尺脉细弱。

吴荣祖主任医师查房：《素问·咳论》云，"五脏六腑皆令人咳，非独肺也"，咳嗽如此，喘证亦如此。中医临证注重整体关系，西医临床注重解剖个体，此中西医之差别，亦为中医之特色。喘息、咳嗽之病症，无论何脏何腑所致，均离不开痰湿饮浊之病理产物的存在。痰饮之产生，水浊之出现，均与脾胃痰饮之源相关。痰饮水浊为阴邪，其一旦致病最易伤及脾胃中焦之阳。脾胃中焦之阳，根源于肾阳，故脾肾阳虚为痰饮水浊产生的重要基础病机。再者，水属阴，气属阳，气行则水行，己土、乙木左旋，则戊土、辛金右降。若土为湿困，己土不升，戊土不降，乙木不能左旋，则气机郁滞，辛金不能右降，则水道失于通调，而痰饮内生。故气机的通畅与否，为痰饮水浊产生的重要条件。此辨病之病机分析。需强调的是，所有病机分析，均必须建立在临证患者证型的基础上方可成立，绝不能偏离证型而独立病机。今日查看患者，切其脉，脉象沉弦而滑，重取应指有力，脉象有根，唯双尺脉细弱。弦主气滞，滑主痰饮水浊，弦滑有力为气痰交阻之象；双尺脉细弱，为肾阳命门火不足之象。肾阳命门火不足，则少阴阳虚寒化成立。少阴一经，心肾所主，心火在上明之，相火在下秘之。今命门相火不足，水寒而失于秘藏，浮越而不归位，扰君作乱，而君火不明。主明则下安，主不明则十二官危。现君主不明，相火内扰，不司其职，脾阳、肝阳、肺阳、三焦相火均失其司，故中生痰饮，气滞不通，水道不利，传导失司，气机升降反作，气滞于胸，痰阻于中，气逆于上，故喘息作。此为本虚标实之特点。本虚为少阴阳虚，命门火不足；标实为气痰交阻之实。患者为阳虚之本，其病情理当旦慧昼安，夕加夜甚，但今反作，是否为阴虚阳亢之象？非也！患者舌脉、面色、症状均为一派阳虚之象，绝无一丝阴虚之象可凭。如此实为夜间阳气主降，至夜患者上逆之气得天之下降之气之助，而有下降回纳之势，故喘息夜间较白天好转。故目前诊断为喘证。病机为心肾阳虚，气痰交阻，相火不秘。治法为温扶心肾，顺气化痰，秘阳平喘。方药以原方大回阳饮基础上，去乌梅之酸敛，恐有碍痰饮水浊排出，加用姜南星化痰泄浊，焦柏、砂仁、骨碎补秘阳归肾，生龙骨、生牡蛎交通心肾，枳壳宽肠顺气。另可外用磁石饼，行关元、涌泉穴位贴敷，以助引火秘阳之功效。

| 川附片另包,开水先煎4小时 100g | 干姜 20g | 肉桂 20g | 茯苓 20g |
| 陈皮 10g | 法半夏 15g | 桂枝 30g | 薤白 15g |

生麻黄 10g	细辛 6g	川芎 10g	佛手 15g
炒小茴香 10g	益母草 20g	杏仁^{打碎} 10g	厚朴 10g
姜南星 15g	焦柏 9g	砂仁 10g	骨碎补 15g
枳壳 10g	生龙骨^{先煎} 15g	生牡蛎^{先煎} 15g	紫苏子 15g
炙甘草 10g			

患者服用吴老所开方剂及辅用中医外治法后，感喘息症状较前明显改善，虽然尚未能下床活动，但在床上行日常生活活动后均未有明显喘息。服药随访 3 个月，患者喘息症状进一步好转，在家已能自己从卧室走到客厅看电视。

阳虚阴盛，相火不秘——哮病案

高某，女，77 岁。因"反复发作性咳喘近 10 年，再发加重 4 天"由门诊以"支气管哮喘急性发作"为诊断收住院。

病史：患者平素对多种药物及刺激性气味过敏，于近 10 年前反复出现发作性气喘，伴咳嗽、咳痰，发作时喉间哮鸣有声，多于冬春季或感冒后加重，伴有喘促、呼吸困难、胸闷、心悸、不能平卧，无长期低热、咯血、盗汗等。曾多次入住我院治疗，诊断为"支气管哮喘"，经治疗后可好转。

中医四诊：精神欠佳，目光有神，面色略暗，口唇发绀，形体偏胖，步态平稳。语音时有断续，咳嗽阵作，咳中等量黄色黏痰夹杂泡沫，不易咳出，腹胀，气短难续，胸闷，心悸，偶伴喉间哮鸣，夜间不能平卧。时感恶心，口干，纳眠差，大便略干，小便正常。舌质暗红夹瘀，舌底脉络迂曲，苔薄黄。脉细滑。

中医诊断：哮病。

证型：热哮。

治法：清热宣肺，化痰定喘。

处方：定喘汤加减。

炙麻绒 10g	法半夏 10g	紫苏子 10g	紫菀 10g
白果 10g	桑白皮 15g	瓜蒌皮 20g	炒黄芩 15g

杏仁^{打碎} 10g	茯苓 20g	地龙 15g	浙贝母^{打碎} 15g
炒谷芽 15g	炒麦芽 15g	薏苡仁 30g	炙甘草 3g

吴荣祖主任医师认真听取主管医生汇报病情，至病房四诊详查后示患者面色萎黄，颜面无热象，双下眼睑如新卧蚕起，此气阳不足，饮邪内停之象。患者反复出现咽部、口腔干燥，夜间尤甚，但不欲饮水，多则饮一二口润之即可。此口干应与阳明白虎之口干相鉴别。阳明白虎证之口干，为壮火耗液，阴液亏虚所致，故其渴必将伴有大口饮冷、大热、大汗出、精神不减、恶热喜凉、口臭气粗、舌红苔黄、脉洪大有力等一派阳盛阴亏之象。而该患者虽有口渴，但不欲饮，伴有神疲乏力、恶寒怕冷、口淡乏味、舌淡、脉沉细无力等一派阳虚阴盛之象。故患者口干一症，实为阳虚气化无力，津液不能上承于口所致。患者舌质淡暗夹青，质嫩，少津，苔白腻，为气阳不足，津液不能上承之象。患者近期每于夜间凌晨4点发病，每次均以自觉身热、口干口苦，随后汗出，再则咳喘发作为规律起病。此夜间症状加重，诚如《黄帝内经》所言"旦慧昼安，夕加夜甚"之象。因夜间天阳收藏，阴气偏重，故阳虚之家，是时失于天阳相助，自身阳气虚弱不能震慑群阴，故夜间症状加重。凌晨4点为寅时，此为六气中二之气少阴君火所主。少阴一经，心肾所统，手少阴心在上以君火明之，足少阴肾在下以相火秘之，主明则下安，主不明则十二官危。今少阴心肾阳虚，癸水不能化气于丁火，水寒而火灭，丁火遂为寒灰。君火不明，则相火不秘。时至寅时，少阴主气之时，当主不主，心阳不振，相火上扰，心液外脱，津不上承，故身热、口干口苦、汗出诸症均起。水火不交，则木陷土壅，辛金不能右降，故咳喘随即而发。辛金不降，水道失于通调，阳气虚弱，气化不利，水聚为痰；肝木生于肾水而长于脾土，水寒土湿，则木郁不达，疏泄失调，气郁而血瘀。切其脉，因水寒则尺脉细弱无力；因木郁则关脉见弦；因相火失于秘藏，故寸脉浮旺。观其脉证，标为气、痰、瘀之壅滞，本为肝、脾、心、肾之阳气虚弱，相火不秘。故目前病虽为咳喘，但不应仅仅责于肺家，实为心、肾、肝、脾之过。《素问·咳论》云，"五脏六腑皆令人咳，非独肺也"，此之谓也。《素问·生气通天论》云，"阳气者，若天与日，失其所，则折寿而不彰，故天运当以日光明"，此之

谓也。治法为宣肺化痰，温肝顺气，秘阳益肾。方以麻黄细辛附子汤加味。

炙麻绒 10g	细辛 3g	附子 开水先煎4小时 60g	陈皮 10g
法半夏 10g	茯苓 15g	川芎 15g	佛手 15g
丹参 15g	益母草 15g	焦柏 10g	砂仁 10g
射干 6g	炙甘草 6g		

该病案是典型的阴阳辨证不准确的案例。吴荣祖教授以阴阳辨证为纲，体现了临床辨别真寒假热证的功夫所在。

三阴脏寒，痰扰心窍——言语謇涩案

艾某，女，80岁。因"头昏、头晕10余天"由门诊以"眩晕原因待查"为诊断收住院。

病史：患者10余天前劳累，因体位改变出现头昏、头晕，自行休息后可缓解。未经系统检查及用药治疗。现头昏，头晕，视物模糊，乏力，气短，善太息，四末不温，口淡乏味，偶有耳鸣、心悸、恶心欲呕。为求系统治疗，入住我科。病程中无视物旋转，无肢体活动不灵，无晕厥、昏迷等。既往有高血压、胆囊切除术后、心脏起搏器术后病史。

中医四诊：神情自然，目光有神，面色萎黄，形体偏瘦。语音清晰，头昏，头晕，时有心悸，耳鸣，纳差，眠差易醒，二便调。舌质淡暗，苔薄白。脉细弦，双尺脉沉细弱。

中医诊断：眩晕。

病机：水寒土湿，木郁生风。

治法：补火生土，温肝达木。

处方：吴茱萸四逆汤加味。

川附片 另包,开水先煎4小时 100g	干姜 20g	吴茱萸 10g	川芎 10g
佛手 15g	炒小茴香 10g	炒花椒 9g	焦柏 9g
砂仁 10g	骨碎补 15g	杏仁 10g	厚朴 10g
乌梅 15g	续断 30g	杜仲 20g	狗脊 15g
益母草 20g	天麻 20g	炙甘草 10g	

　　吴荣祖主任医师查房，认真听取主管医生汇报病史，结合患者四诊资料后示患者服用上方后，头昏、头晕症状较前明显好转，但入院时患者言语清晰，近 2 天以来出现言语謇涩，已进行头颅 CT 及 MRI 检查，排除急性脑血管意外。而目前患者最突出症状已由入院时的眩晕，变化为言语謇涩，故辨证论治需要进行调整。中医认为，言语为心神所主，舌为心之苗窍，心能藏神，神有所主，则舌灵而能言。今患者脉象为六脉重取无力，双尺脉细弱，并伴有明显恶寒怕冷、倦怠思睡、四末不温，此为肾阳虚衰，阳气外浮之象。左关脉弦而无力，此为阳气虚衰，肝阳不足，乙木升发不及，气郁之象。右寸脉浮旺，此为肺金不降之象。双尺脉细弱无力，此为肾阳命门火虚衰之象。以上脉象直接反映藏象，而病机即为藏象、脉象产生之机理。故辨证论治尤重以象推演病机，从而确定证型及治法方药。《黄帝内经》云，"谨守病机，各司其属，有者求之，无者求之，盛者责之，虚者责之"，此之谓也。患者舌苔未见腻苔，未诉有咳嗽及咳痰，仅观上述两症，容易粗略诊断为无痰之证。但中医之痰有广义、狭义之分，有无形、有形之别。患者平素在家多有喜咳痰之习惯，今反而无痰，却舌强言语謇涩，此并非无痰之象，实为痰湿深伏不除之兆。患者少阴阳虚寒化，则肾水寒，土本能制水，今寒水侮土，故土为湿困；乙木生于癸水而长己土，水寒土湿，故乙木郁而不达；乙木不能左旋，则甲木不能右降；甲木不降，则辛金亦不能敛降；辛金不降，清肃无权，故反而无痰；痰无出路，内伏脏腑，流窜心窍；舌为心之苗窍，故舌强不利，言语謇涩。前期治疗，着重以温阳固本，升举三阴为主。目前治疗在原有治疗原则上，着重以平降三阳，芳香醒脾，开窍涤痰为法，方以吴茱萸四逆汤加味。

川附片 另包，开水先煎4小时 100g	干姜 20g	吴茱萸 10g	川芎 10g
佛手 15g	炒小茴香 10g	焦柏 9g	砂仁 10g
骨碎补 15g	杏仁 打碎 10g	厚朴 10g	乌梅 15g
天麻 20g	石菖蒲 15g	炙远志 15g	茯苓 40g
桂枝 30g	炒白术 15g	杭白芍 15g	公丁香 10g
炙甘草 10g			

　　患者服用上述方剂后，咳吐出大量黄白色黏痰，起初咳吐较为费

力，痰液较为黏稠，不易咳出。为排除患者出现肺部感染，给予患者复查血常规及肺部 CT 检查，其检查结果均提示有明显的新发感染病灶存在。患者虽然咳嗽、咳痰症状明显加重，但无发热，且头昏、头晕症状进一步好转，精神改善，纳食增加，故考虑其为服用温阳药物后的排病反应，给予继续服药治疗。

在服用上述方剂 1 周后，患者咳嗽、咳痰症状开始减轻，所咳出痰液由黄色黏稠痰逐渐变为白色泡沫清晰痰液，随之语言謇涩症状开始逐渐减轻。经过总共 3 周的治疗后，患者语言清晰，恢复到往常，同时头昏症状也明显好转。

少阴阳虚，心肾不交，相火扰神——不寐案

杨某，女，60 岁。因"失眠半年"由门诊以"失眠原因待查"为诊断收住院。

病史：患者半年前，因高血压病，血压控制不平稳，出现明显焦虑状态，随即出现失眠，入睡困难，睡后易醒，睡眠浅，甚则彻夜不眠，伴有头痛、头昏、健忘、精神欠佳。曾到省市级医院就诊，诊断为"焦虑症"，予"氟哌噻吨美利曲辛片、艾司唑仑片"等药物治疗（具体不详），上症无好转。近半月以来，彻夜不眠，为求系统诊治，收住我科。现症见彻夜不眠，伴头痛、头昏、健忘，感神疲乏力，口干口苦，不欲饮水，恶寒怕冷，四末欠温，口淡乏味。

中医四诊：神情痛苦，目光少神，面色萎黄，形体适中，步入病房。语音清晰低微，每夜不寐，彻夜不眠，伴头痛、头昏、健忘，感神疲乏力，口干口苦，不欲饮水，恶寒怕冷，四末欠温，口淡乏味，二便自调。舌淡暗夹青，质嫩，胖大边有齿痕，舌下脉络迂曲，苔白腻，脉沉细。双尺脉细弱无力，双寸脉浮。

中医诊断：不寐。

病机：少阴阳虚，相火扰神。

治法：温补心肾，秘阳安神。

处方：大回阳饮合封髓汤加味。

附片^{另包,开水先煎4小时} 100g	干姜 20g	肉桂 15g	焦柏 9g
砂仁 10g	骨碎补 15g	茯苓 40g	桂枝 30g
炒白术 15g	薏苡仁 30g	泽泻 15g	川芎 10g
佛手 15g	炒小茴香 10g	炙远志 15g	益智仁 15g
茯神 15g	生龙骨^{先煎} 15g	生牡蛎^{先煎} 15g	炙甘草 10g

吴荣祖主任医师查房，认真听取主管医生汇报病史，结合患者四诊资料后示患者目前主诉为不寐，彻夜不眠，入院时伴有恶寒怕冷、四末欠温等明显少阴阳虚寒化之象。经温阳扶正，引火归原治疗后，现患者睡眠改善不明显，恶寒怕冷、四末欠温症状消失，出现夜间睡眠时烘热汗出、双下肢不温。结合患者舌脉之象，四诊合参，断此绝非运用温阳药物变证为阴虚热盛之象。因舌质淡暗夹青，质嫩，胖大边有齿痕，舌下脉络迂曲，苔白腻，脉沉细，双尺脉细弱无力，双寸脉浮，故其病机仍为少阴阳虚，相火不秘。其自觉身热，于夜间出现，活动后消失，虽上焦烘热、汗出、口鼻干燥，但下焦双下肢不温，全身神疲乏力，舌脉一派阳虚不足之象。故应守温阳扶正之法治之，若此时临证换方，如临敌易帅，其取必败。不寐一症，市医（为市井中行医者，此处代指医术不高明的医者）只知心能藏神，每遇不寐，一味养心安神，此庸工之举。果系心失所养，心神不安之不寐，投之酸枣仁、首乌藤之属，偶尔治愈，便谓世间一切不寐皆能用之，真所谓不念思求经旨，以演其所知，各承家技，始终顺旧。《黄帝内经》言："水火者，阴阳之征兆也。"阳入于阴即寐，阳出于阴则寤。该患者双尺脉细弱，《伤寒论》云"少阴之为病，脉微细，但欲寐也"，患者有乏力欲寐之感，但无法入睡，故足少阴阳虚寒化之象明显。少阴一经，心肾所统，水火相交，手少阴君火在上主之，足少阴相火在下秘之，主明则下安，阳秘则水暖，心肾相交，水火既济，坎离交泰，神有所藏，故人入夜能寐。今患者少阴阳虚，君火不明，主不明则十二官危，足少阴肾水寒于下，命门相火失于秘藏，浮越于上，上扰心神，故不寐。肾水寒于下，相火浮越，气化不利，津液不能上承于口，故口干。龙火上浮，火味为苦，故口苦。相火上扰头目清窍，故头痛、头昏。心阳不足，统神无权，故健忘。肾阳为先天之阳，脾阳为后天之阳，先天肾阳不足，则后天脾阳亦损，脾阳不

足，运化无权，痰湿内生，五味不出，故口淡而乏味，舌苔白腻。本病总属本虚标实之证，病势偏急，应予标本同治。温补少阴，以治心肾阳虚之本；秘阳安神，以治相火扰神之标。治以温补心肾，秘阳安神。方以潜阳封髓汤加味，并用磁石饼隔物灸关元穴，以温水秘阳。

附片^{另包,开水先煎4小时} 100g	炙龟甲 15g	肉桂 15g	焦柏 9g
砂仁 10g	骨碎补 15g	茯苓 40g	桂枝 30g
炒白术 15g	紫苏子 15g	莱菔子 15g	白芥子 15g
川芎 10g	佛手 15g	炒小茴香 10g	炙远志 15g
益智仁 15g	茯神 15g	生龙骨^{先煎} 15g	生牡蛎^{先煎} 15g
乌梅 15g	紫丹参 20g	炙甘草 10g	

患者经过吴荣祖教授内外合治的治疗后，睡眠改善，从最初彻夜难眠，到服药 1 周后，已能自行入睡 3 个小时，并且头痛、头昏症状开始有所改善，焦虑症状也开始缓解。继续以上述治疗方案给患者治疗 2 周后，患者夜间已能熟睡 5～6 个小时，但白天神疲乏力的症状较前加重，并且有明显困倦思睡的表现。这是由于少阴肾阳命门之火得到温暖，心肾相交，浮越于上的扰神之相火已经归位，从而导致之前长时间不寐所带来的神疲困倦本象显现出来。用通俗的话来解释就是长时间失眠所亏欠下来的睡眠债，现在要还了。所以患者会在夜间睡眠改善的同时，出现白天明显神疲困倦的症状。

继续给予潜阳封髓汤加味进行治疗。1 周后，患者精神状态明显好转，夜间睡眠可以维持 6～7 个小时，头昏、头痛、口干口苦症状消除。至此嘱患者服用附杞固本膏巩固治疗。

阳虚阴盛，相火不潜——阴火案

张某，女，77 岁。因"泄泻、腹痛、发热 1 天"由门诊以"急性胃肠炎"为诊断收住院。

病史：患者 1 天前因进食后不慎受凉，出现泄泻黄色稀水样便 5 次，便中可见食物残渣，无黑便及黏液脓血便，呕吐 1 次，呕吐物为胃内容物，无咖啡渣样物。伴有恶寒怕冷、全身酸痛、神疲乏力、腹部疼痛、反酸嗳气，自行测体温，最高达 39.0℃。到昆明市某医院诊治，予输液治疗（具体不详）后，未再出现发热，其他症状无明显好转。为求系统诊治，来我院就诊，收住入院。病程中无呕吐咖啡渣样物、黑便、心悸、胸闷、胸痛、咯血、喘息、意识障碍、二便失禁等症。

中医四诊：神情痛苦，目光少神，面色萎黄，形体偏瘦，步入病房。语音清晰低微，泄泻，解黄色稀水样便，便中可见食物残渣，伴恶心呕吐，感恶寒怕冷，全身酸痛，无汗，神疲乏力，腹部疼痛，反酸嗳气，口干喜热饮，口淡乏味，纳眠欠佳，小便自调。舌质暗红，根部白腻苔，脉浮紧。

中医诊断：泄泻。

证型：太阳阳明合病。

治法：辛温解表，温中散寒。

处方：葛根汤加减。

葛根 30g	生麻黄 10g	桂枝 30g	杭白芍 15g
大枣 10g	干姜 15g	薏苡仁 30g	砂仁 10g
炙甘草 10g			

入院后给予葛根汤治疗，次日发热减退，3 日后泄泻止，全身酸痛症状消失，脉象转为沉细弦。至此表证已解，现证属脾肾阳虚，寒湿内困。治以补火生土，散寒除湿。方药调整为四逆二陈汤加味。

川附片 另包,开水先煎4小时 100g	干姜 20g	陈皮 10g	法半夏 15g
茯苓 20g	公丁香 10g	砂仁 10g	川芎 10g
佛手 15g	炒小茴香 10g	木香 6g	炙甘草 10g

今日查房：患者昨日服用脾约麻仁丸后，解大便 1 次，解便不畅，感神疲乏力，时有头昏、头晕，口干口苦，舌干疼痛，咽喉干痛，夜间尤甚。诉喜太息，郁郁寡欢，口淡乏味，纳欠佳，眠差多梦，小便自调。无腹胀、恶心、腹痛、发热等症。舌质淡红，舌边尖偏红，可见裂纹，舌面少津，舌质嫩，舌下脉络稍迂曲，苔薄白。脉沉细弦，双寸脉浮旺，双尺脉细弱无力。

吴荣祖主任医师查房，认真听取主管医生汇报病史，至病床旁四诊详查患者后示患者入院时有发热、腹泻、腹痛症状，入院辨证为太阳阳明合病，予葛根汤治疗，是为对证之法。服用葛根汤后发热、腹泻、腹痛症状已消失，表证已解，证又属脾肾阳虚，寒湿内困，予补火生土，散寒除湿，方调整为四逆二陈汤加味，此方服用至今。但患者舌痛、口干口苦、咽喉干痛、乏力、喜太息等症状无明显缓解。今日查房，再次详细追问患者平素体质状况，其诉平素入冬即明显恶寒怕冷，四末欠温；且舌干疼痛症状非本次发病所见，该症状已有 3 年之久，为素来有之；平素受凉及情绪焦躁后，常出现双侧胁肋部闷胀不舒。由以上症状可知，患者平素既有肾阳不足，龙火不秘，肝气不舒的基本病机存在。本次发病，因进食后不慎受凉所致，发热、腹泻3 日，使中阳更衰，命门火更弱，即使表邪已解，但受损之阳气仍不能恢复，故出现如是症状。现患者全身乏力明显，每日多行闭目以养神，困倦思睡之象明显，脉沉细，双尺脉细弱无力。此少阴病，脉微细，但欲寐之象，结合其平素阳虚体质，故少阴阳虚寒化之证十分明确。少阴阳虚，命门火衰弱，火不温水，则肾水寒，水寒则龙火不能秘藏于内，飞腾浮越于上，从少阴心之苗窍而出，故舌干、舌痛作。其舌质虽红，且有裂纹、少苔，但其质地明显属嫩，舌体不瘦小，而见胖大边有齿痕之象，由此更知，此绝非阴虚火旺，更非实火亢盛之象，实为阳虚龙火不潜之象。飞腾之龙火，为初生之龙，为下九之龙，乾之初爻。下九，潜龙勿用。今因水寒，当潜之龙不潜于渊中，浮越于上，上浮之龙，属逆子之辈。此子非贼子从外而入，可诛可伐，逆子由内而生，此子当教当训。故若此时只见上焦之燥热，而一味清热泻火，则犯诛伐无度之过。故温水秘阳，引火归原方为正途。患者平素即有肝气不舒之象，今肾水寒则脾土湿，肝木生于肾水而长于脾土，水寒土湿，则肝木越发郁而不达，患者面色犯青、喜太息、脉弦均为肝寒气郁之象。四诊合参，目前诊断为阴火证；证属水寒火浮，土湿木郁。当治以温水秘阳，引火归原，燥土达木，化湿顺气。方以潜阳封髓汤加味。

川附片^{另包,开水先煎4小时} 100g	肉桂 15g	炙龟甲^{先煎} 15g	细辛 6g
砂仁 10g	焦柏 9g	骨碎补 15g	炒白术 15g
生龙骨^{先煎} 15g	生牡蛎^{先煎} 15g	川芎 10g	佛手 15g

炒小茴香 10g　　　　　　杏仁^{打碎} 10g　　　厚朴 10g　　　乌梅 15g

炙甘草 10g

患者服用潜阳封髓汤加味治疗 3 天后，口苦口干、舌干疼痛、咽喉干痛症状明显缓解。该案的特色在于对患者舌象的辨别。患者在吴荣祖教授对其进行治疗前，舌象为舌质淡红，舌边尖偏红，可见裂纹，舌面少津，舌质嫩，舌下脉络稍迂曲，苔薄白。这样的舌象具有红、干、裂纹、少津的特点，十分容易就被辨别成阴虚舌象。但云南吴氏扶阳学术流派对舌象的观察重点在于舌质的老嫩。舌质老代表阴虚，舌质嫩代表阳虚。该患者舌象虽然有红、干、裂纹、少津的特点，但仔细辨别就会发现，其舌质属于嫩舌质，所以一切表面上的火热症状，均属于阳虚火浮的范畴。何况患者脉沉细弦，双寸脉浮旺，双尺脉细弱无力，是典型的阳虚虚火上浮的脉象表现。对舌象的观察是云南吴氏扶阳学术流派临床辨别阳虚证与隐潜性阳虚证的一个重要指标，广大读者可以在临床上多加体会。

三阴寒极，阴盛逼阳，孤阳欲脱
——虚劳（胰腺癌肝转移）案

余某，女，78 岁。因"反复上腹部疼痛 3 个月，再发加重 2 天"入院。

病史：患者诉 3 个月前无明显诱因出现上腹部疼痛，疼痛呈阵发性隐痛，于餐后、夜间明显加重，痛时拒按，牵引右侧胁肋部、右侧肩部疼痛，恶心无呕吐，偶有嗳气、反酸，纳眠差，小便可，大便偏稀。曾到昆明市某医院就诊，行 CT 检查，诊断为"胰腺癌肝转移、高血压 2 级（极高危组）、轻度贫血"，予对症治疗，症状好转后出院。后就诊于某省级医院，诊断同前，未行放化疗治疗。1 个月前求中医诊治，服用中药丸剂（具体方药不详）。半月前至我科入院，诊断为"胰腺癌肝转移、高血压 2 级（极高危组）、心功能不全（心功能Ⅲ级）、低蛋白血症、中度贫血"，经对症治疗，好转后出院。2 天前患者感疼痛加重，食入即吐，就诊于我院急诊科门诊，经对症处理

后收住我科。既往有高血压病，病史 3 年；慢性心功能不全，病史 1
年。否认食物及药物过敏史。

现症见：上腹部疼痛，疼痛呈阵发性胀痛，牵引右胁肋部、右肩
背疼痛，不思饮食，时有恶心，偶有嗳气、反酸，神疲乏力，轻度活
动后感心慌、气喘、汗出。恶寒怕冷，四末欠温，困倦思睡，口淡乏
味，口干口苦，纳眠差，二便调。

体格检查：体形偏瘦，双目少神，神志清楚，表情痛苦，面色少
华，语音清晰，应答自如，言与意符，未闻及异常气味，口唇色淡
红，全身未扪及瘰疬瘿瘿，乳蛾无红肿，颈软，未见青筋暴露。胸廓
对称，虚里搏动应手，腹软，腹壁未见青筋暴露，肝于剑突下 5cm
触及，有压痛，双下肢轻度浮肿。上腹部疼痛，疼痛呈阵发性胀痛，
牵引右胁肋部、右肩背疼痛，近 3 日食入即吐，时有恶心，偶有嗳
气、反酸，神疲乏力，轻度活动后感心慌、气喘、汗出。恶寒怕冷，
四末欠温，困倦思睡，口淡乏味，口干口苦，纳眠差，二便调。舌质
淡暗，质地嫩，舌体稍胖大，边有齿痕，舌下脉络迂曲粗大，苔根部
白腻。脉沉细弦，双尺脉重取无力，一息三至。

辅助检查：腹部彩超及腹部螺旋 CT 检查结果均提示符合胰腺癌
肝转移超声及影像学特征。血生化提示肝功能失代偿、低蛋白血症、
低钾低钠血症。血常规示中度贫血。

中医诊断：虚劳。

证型：正气亏虚，痰瘀内阻证。

西医诊断：胰腺癌肝转移。

治法：扶正祛邪，活血化瘀。

处方：香砂六君汤加减。

木香 10g	干姜 20g	吴茱萸 10g	川芎 10g
佛手 15g	桂枝 15g	丹参 15g	赤芍 10g
茯苓 40g	炒白术 15g	砂仁 10g	当归 10g
炒厚朴 10g	党参 15g	陈皮 10g	仙鹤草 20g
炙甘草 10g			

吴荣祖主任医师查房：患者诉上腹部疼痛，疼痛呈阵发性胀痛，
牵引右胁肋部、右肩背疼痛，近 3 日食入即吐，时有恶心，偶有嗳

气、反酸，神疲乏力，轻度活动后感心慌，伴气喘、汗出。恶寒怕冷，四末欠温，困倦思睡，口淡乏味，口干口苦，纳眠差，二便调。舌质淡暗，质地嫩，舌体稍胖大，边有齿痕，舌下脉络迂曲粗大，苔根部白腻。脉沉细弦，双尺脉重取无力，一息三至。

吴荣祖主任医师四诊合参后示该患者为胰腺癌肝转移，目前一般情况极差，已不能进食饮水，服用中药亦十分困难。病至此，实属形羸不能服药者，此古人云不治也，故预后极差。但目前可以结合西医学手段，在给药途径上进行改良，可通过向鼻胃管内注药来克服患者不能自行服药的难点。故该患者的下一阶段中医治疗，需要医护人员的密切配合，方可有一线生机。

如此重病，由于病情危重，病机复杂，症状繁多，临证医生往往不知从何入手进行辨证论治，从而在治疗上易犯虚虚实实之戒。吴老凭多年临床经验，凡遇到如此重病，唯从阴阳定位入手，辨清阴阳，而后方可寒热，而后方可虚实，如此方可不乱方寸矣。

今日查房：入病房查看患者，但见患者半卧于床，头垂于下，呼之可应，对答声低，少气懒言，困倦思睡。用手触之四末，冰冷至极。观其舌质淡暗，质地嫩，舌体稍胖大，边有齿痕，舌下脉络迂曲粗大，苔根部白腻；切其脉沉细弦，双尺脉重取无力，一息三至。询问患者，自觉明显恶寒怕冷，夜间心悸烦躁。床旁心电监护显示多日以来夜间心跳加快。以上皆为一派阳虚阴寒至盛之象。其夜间心悸烦躁，心跳加快，更是夜间阴气加重，其阳气被逼于外之孤阳欲脱之势。故患者阴阳定位为阳虚无疑。阳虚则寒，患者亦有一派阴寒内盛之象，故寒热定位为寒证无疑。患者阳虚阴盛，为虚中有实之证，虚为全身阳气之虚，实为阴寒内盛之实。阴寒内盛之实具体以水湿、寒凝、气滞为主。患者有水肿、痰饮、便溏之症状，实为诸病水液之征。如此，患者辨证为阳虚阴寒内盛，虚实夹杂，以虚为本，以实为标的证型格局。患者肾阳不足，命门火衰，先天阳气衰弱，母弱而子衰，火不生土，故后天脾阳亦衰。脾阳衰则己土不升，己土不升则戊土不降，中阳虚损，运化失健，水谷不能化生精微，变生痰湿，停滞中焦，加之己土不升，戊土不降，胃气上逆，故呕吐频作。患者水寒土湿，肝木生于肾水而长于脾土，水寒土湿则木郁不达，肝木郁滞而克伐脾土，故腹部胀痛，嗳气、矢气后腹痛可有所缓解。既然患者呕吐、腹痛均为脾胃阳气不足所致，故治疗当振中焦之阳。欲振中焦之阳，首寻中阳之根，此治病必求于本之中医临证思维特色。如此，固肾阳当是目前温阳之不二法门。再议呕吐、腹痛二症。呕吐于阳明胃寒者，用吴茱萸汤主之；腹痛于中焦阴寒者，有大建中汤主之。此两方似均可选用，但于如此重证中，不得不仔细思量，方可万全。患者脾肾阳气已然十分虚弱，容不得半点损阳碍阳之品干扰。吴茱萸汤及大建中汤虽均有温中和胃之功，但两方均有人参入药。人参一味，虽有补气之功，但其性味甘寒，为补气中之阴分之品，有碍脾阳之嫌。故仲景用参于白虎汤中，组合成白虎人参汤，以人参补益热盛所伤气之阴分，兼有养阴生津之效，而决不在少阴阳虚寒化证之四逆汤中杂有半点人参。此仲景深知人参一药非温阳之品，实为益气生津之味，用药之法度，可谓明了。

指导中医诊断：虚劳病（寒极逼阳证）。

指导中医病机：三阴寒极，阴盛逼阳，孤阳欲脱。

指导中医治法：三阴并举，温水燥土，散寒达木，升清降浊，恢复圆运。

指导中医处方：吴茱萸四逆汤加味。

附子颗粒剂^{入药同步煎煮30分钟} 24袋	吴茱萸 10g	干姜 10g	茯苓 40g
桂枝 30g	炒白术 15g	炒花椒 10g	炒香附 10g
炒小茴香 10g	台乌药 15g	砂仁 10g	焦柏 9g
骨碎补 40g	杏仁^{打碎} 10g	厚朴 10g	乌梅 15g
桃仁^{打碎} 15g	泽泻 20g	公丁香 10g	炙甘草 10g

服药第二天。患者当天夜间胃管内注入50mL吴茱萸四逆汤后1小时出现呕吐，呕吐物为注入之中药，其中夹有大量白色黏液。后由于呕吐，未再次给予胃管内注入中药。第二天查房，诉昨日呕吐后间断入睡，观察患者夜间烦躁症状有所减轻，察其舌脉同前。故考虑昨日夜间呕吐为服用中药后，阳药为体内之阴寒格拒，故出现呕吐，但呕吐物中除注入之中药外，还有大量白色黏液，此为中焦之寒湿痰饮被阳药驱除出外，为服药后的一种排病反应。其呕吐后烦躁症状减轻就为明证。故嘱继续胃管内注入吴茱萸四逆汤治疗。

服药第三天。患者胃管内注入中药，未再次出现呕吐。夜间烦躁、心悸症状较前有所改善，夜间心律较前有所平稳。舌脉同前，继续胃管内注药治疗。

服药第四天。患者胃管内注药已4天，诉上腹部疼痛，疼痛呈阵发性胀痛，牵引右胁肋部、右肩背疼痛症状均较前无明显改善。目前，呕吐、嗳气症状好转，夜间心悸、烦躁症状有所改善，夜间心律亦有所平稳。复查血生化，仍提示肝功能失代偿，其肝酶指标无改善；低钾低钠血症由于每日给予补充，较前恢复；肾功能亦提示肾衰竭，小便量每日仅200mL。舌脉同前。吴荣祖主任医师查房示患者病情危重，目前仍为病重药轻，但患者服药已不呕吐，夜间烦躁、心悸症状有所好转，这是阴盛逼阳之态有所减轻的表现。目前唯有加大温阳扶正力度，愿可见一线生机。在原方基础上将制附子颗粒加量至每剂药48袋，相当于川附片饮片每剂150g，干姜加量至30g，加用上肉桂20g兑入药汤服用，以增强温阳扶正，散寒敛阳之功效。

附子颗粒剂^{入药同步煎煮30分钟}48袋　吴茱萸10g　干姜30g　茯苓40g
桂枝30g　炒白术15g　炒花椒10g　炒香附10g
炒小茴香10g　台乌药15g　砂仁10g　焦柏9g
骨碎补40g　杏仁^{打碎}10g　厚朴10g　乌梅15g
桃仁^{打碎}15g　泽泻20g　公丁香10g　上肉桂^{兑服}20g
炙甘草10g

次日夜间，患者出现呼吸循环衰竭，经积极抢救无效死亡。

《史记·扁鹊仓公列传》中云："人之所病，病疾多；而医之所病，病道少。故病有六不治：骄恣不论于理，一不治也；轻身重财，二不治也；衣食不能适，三不治也；阴阳并，脏气不定，四不治也；形羸不能服药，五不治也；信巫不信医，六不治也。有此一者，则重难治也。"该患者当属于"形羸不能服药"之五不治。虽然现在可用先进之手段解决给药途径的问题，但其"不能服药"之意应为病情危重，药力之不能达也，犹如敌困围城，延绵数期，粮草耗尽，敌众我寡，敌强我弱，必将溃城颓败也！

此病案虽以失败为终，但在治疗期间亦有阴邪外排，孤阳得敛之佳兆出现，此为温阳扶正之功也。以后此类病证若能使用温阳扶正大法提前干预，不必定要见到阴寒盛极，孤阳外脱之象才敢用之，必然能有回春之势。

肝肾阳虚，乙癸同源
——胃痞（胆囊切除术后综合征）案

童某，女，44岁。因"反复上腹部闷胀2年"入院。

病史：患者诉2年前因单位体检，发现患有"慢性胆囊炎合并胆囊多发性结石"，遂于同年至昆明市某医院行胆囊切除术。术后反复出现上腹部闷胀。曾到省市级多家医院就诊，诊断为"胆囊切除术后综合征"，经治疗（具体不详），上症无改变，上腹部闷胀仍反复发作。曾在云南省某医院就诊，经电子胃镜及电子十二指肠镜检查，诊断为"胆汁反流性胃炎"。经抑制胃酸及对症支持治疗8天，患者病情无好转。为求系统诊治，今日到我院就诊，门诊以"胃痞"为诊断收入院。

现症见：上腹部闷胀不适，于情绪波动及餐后闷胀感明显，伴有嗳气，得嗳气后上腹部闷胀感可稍有缓解。感神疲乏力，情绪焦躁，困倦思睡，四末欠温，恶寒怕冷，喜太息，口干不欲饮，纳差，睡眠差，夜间梦多易惊醒。否认食物及药物过敏史。

体格检查：体形偏瘦，双目少神，神志清楚，表情焦虑，面色萎黄，语音清晰，应答自如，言与意符，未闻及异常气味，口唇色淡红，全身未扪及瘰疬瘤瘿，乳蛾无红肿，颈软，未见青筋暴露。胸廓对称，虚里搏动应手，腹软，腹壁未见青筋暴露，剑突下未扪及疼痛、未扪及包块，双下肢无浮肿。舌色淡红夹青，白腻苔。脉沉细弦，双尺脉细弱无力。

辅助检查：未发现明显阳性结果。

中医诊断：胃痞。

证型：脾肾阳虚，肝寒气郁证。

西医诊断：胆囊切除术后综合征、胆汁反流性胃炎。

治法：补火生土，散寒达木，行气消痞。

处方：吴茱萸四逆汤加味。

附子颗粒剂 入药同步煎煮30分钟 24袋	干姜20g	吴茱萸10g	川芎10g
佛手15g	炒小茴香10g	广木香6g	桂枝30g
茯苓40g	炒白术15g	砂仁10g	焦柏9g
骨碎补15g	杏仁 打碎 10g	厚朴10g	乌梅15g
生龙骨 先煎 20g	生牡蛎 先煎 20g	紫石英 先煎 20g	益母草20g
天麻20g	炙甘草10g		

吴荣祖主任医师查房：患者诉上腹部闷胀不适，于情绪波动及餐后闷胀感明显，伴有嗳气，得嗳气后上腹部闷胀感可稍有缓解。感神疲乏力，情绪焦躁，困倦思睡，四末欠温，恶寒怕冷，喜太息，口干不欲饮，纳差，睡眠差，夜间梦多易惊醒。舌色淡暗夹青，舌下脉络粗大，白腻苔。脉沉细弦，双尺脉细弱无力。

吴荣祖主任医师四诊合参后示患者以脘腹痞满闷胀不适2年为主诉入院，发病明显与情志因素相关。根据患者主诉，中医诊断为胃痞是恰当的。痞者，气滞也。中焦气滞多源于肝木克伐脾土所致，故在问诊方面尤其要重视收集既往患者情志导致肝气郁结病史的采集。临床问诊后，患者诉既往有明显遇事易憋闷于心，不愿找人交流或发泄的情感习惯，故可知患者肝气郁滞不舒的情况由来已久。这是患者胃痞的发病基础。在《伤寒杂病论》中对痞证就已有规范的认识，其由五泻心汤主之。其中，半夏泻心汤主寒热错杂之痞；生姜泻心汤主水痞；大黄黄连泻心汤主火痞；甘草泻心汤主虚痞；附子泻心汤主寒痞。但为何该患者虽诊断为痞，但未用五泻心汤主治呢？要知《伤寒杂病论》之痞证，为太阳病误治后，太阳之表邪内陷胸膈所致，故用五泻心汤主之。而该患者并非外邪内陷，而为长期情志抑郁，内生气滞、痰饮、瘀血所致，故虽亦为痞证，但与《伤寒杂病论》之五痞名同而证异，故非五泻心汤所主。经四诊合参，患者目前证属脾肾阳虚，肝寒气郁。予吴茱萸四逆汤服用1剂后，患者自觉腹中蠕动，矢气出，腹胀有所缓解。此药已对证，正邪交争，中焦寒湿、痰饮、瘀血受阳药之温通作用，开始气化而动，此乃佳兆。患者既为阳虚，则是火衰。火者有二，丁火心之君火也，癸火肾之命门火也。

丁火可生戊土，癸火可生己土。戊土胃土也，己土脾土也。故中焦阳气之衰，实源于少阴心肾阳气之衰也。肾阳衰则水寒，土本能制水，今肾水过寒，土反为水侮，则土为湿困，患者不思饮食、口淡乏味、苔白腻是也。肝肾之关系，为乙癸同源。大多数医家只论及其精血同源，此同源之阴。既有阴之同源，必有阳之同源，如此方符合阴阳对立统一的基本原则。乙癸同源为阳之同源，即为相火之同源，肝之雷火与肾之龙火同源矣，此真阳之同源。今患者肾阳已虚，肾之命门龙火浮越于上，故同源之肝之雷火亦不能在其位。肝为阴脏，重在用阳，肝之雷火不在其位，则肝寒而气郁，横逆犯脾，故痞证作。如此之痞证病机，焉为五泻心汤能胜任乎？故主以吴茱萸四逆汤是的确不易之法。今在原方基础上去重镇之紫石英，以防重镇碍脾之嫌；加用法半夏、炒艾叶，温中降逆化痰，以散中焦之寒痰；去益母草及天麻，加用炒花椒及台乌药，加强温肝行气之功效。

指导中医诊断：胃痞。

指导中医病机：肝肾阳虚，湿困中土，阴寒气滞。

指导中医治法：乙癸同治，温水达木，燥土行气。

指导中医处方：吴茱萸四逆汤加味。

附子颗粒剂 入药同步煎煮30分钟 24袋	干姜 20g	吴茱萸 10g	川芎 10g
佛手 15g	炒小茴香 10g	广木香 6g	桂枝 30g
茯苓 40g	炒白术 15g	砂仁 10g	焦柏 9g
骨碎补 15g	杏仁 打碎 10g	厚朴 10g	乌梅 15g
生龙骨 先煎 20g	生牡蛎 先煎 20g	炒花椒 9g	台乌药 15g
法半夏 15g	炒艾叶 15g	炙甘草 10g	

服药第四天。患者诉服用上方后，起初3天症状无明显改善，至第四天清晨服药之后，突感腹中雷鸣，伴有明显腹部胀痛，同时有明显便意。遂如厕解褐色稀溏大便1次，量多且味极臭。之后于1天当中解上述样大便4次，至夜间已自觉腹部闷胀感消去近半。

服药第五天。患者因昨日畅泻大便4次，今日感明显饥饿，特别想吃肉及油腻辛辣之物，遂由家人陪同至餐馆食用"辣子鸡"。当天夜间再次上腹部闷胀加重，伴有胃脘部烧灼样疼痛，反酸嗳气，烦躁不宁。返院后，将煎煮好之中药服用，值班医生又给予泮托拉唑及铝碳酸镁片。服用后，胃脘部烧灼样疼痛症状逐渐消除，但仍感上腹部闷胀不适。

服药第六天。吴荣祖教授第二次查房，患者诉仍感上腹部闷胀不适、嗳气、反酸，将昨日食用"辣子鸡"一事告知。观其舌象，又恢复至第一次查房之象，脉象亦同前。考虑患者服用吴茱萸四逆汤后，肝肾之阳气得到恢复，乙癸同治取得效果，故能使中土之寒湿气滞为温药运通而散，遂从大便而出。于是患者畅泻数次大便后腹胀减轻，胃口大开，此中土阳运之佳兆。此时更当小心固护，但患者不明此理，任欲而施，进食大量油腻辛辣之食物后，食复发病。当在原方中加用六神曲 15g，焦山楂 10g，鸡内金 15g，消食祛浊。

附子颗粒剂 入药同步煎煮30分钟 24袋	干姜 20g	吴茱萸 10g	川芎 10g
佛手 15g	小茴香 10g	广木香 6g	桂枝 30g
茯苓 40g	炒白术 15g	砂仁 10g	焦柏 9g
骨碎补 15g	杏仁打碎 10g	厚朴 10g	乌梅 15g
生龙骨先煎 20g	生牡蛎先煎 20g	炒花椒 9g	台乌药 15g
法半夏 15g	炒艾叶 15g	六神曲 15g	焦山楂 10g
鸡内金 15g	炙甘草 10g		

吴荣祖主任医师第二次查房后第二天，患者服药后又畅泻褐色大便数次，腹胀逐渐减轻。继续守方服用 1 周，腹胀症状基本缓解，患者自觉神疲乏力、恶寒怕冷、四末欠温、焦躁易怒症状亦缓解较多。舌质淡红微暗，舌下脉络仍粗大，白腻苔退去。脉沉细，双尺脉细弱。患者病情好转，嘱其饮食清淡，给予上方带药出院。随访 1 周，上症未复发。

阳虚寒凝，肺气郁闭
——肺痿（特发性肺间质纤维化）案（一）

罗某，女，68 岁。因"反复咳嗽、气喘 3 年余，再发加重 1 周"收住院。

病史：患者自 3 年多前，开始反复出现咳嗽、气短，多发于冬春季或感冒后，每年发病时间长短不一。曾因咳喘，伴出汗、活动后呼吸困难、胸闷、心悸，就诊于昆明市某医院，经相关检查后诊断为"特发性肺间质纤维化"，经常规治疗可好转。但反复发作咳喘，先后多次入住多家省级三甲综合医院治疗，诊断同前。后感活动性气喘逐渐加重，行走即气喘明显，反复出现咳嗽，以干咳为主，伴胸闷、心悸，无双下肢浮肿，无发作性气喘、喉间哮鸣。在家间断吸氧，未服药。近 1 年来咳喘加重，未吸氧情况下血氧为 70%左右。又多次入住省市级三甲医院，予抗感染、中药等方式治疗（具体不详），气喘减轻出院。近 1 周，患者感气喘较前加重，不能耐受日常活动，稍动即心悸胸闷，气难接续，乏力肢软，咳嗽，呈阵发呛咳，咳少量白黏痰，夹泡沫，伴左侧胸肋部疼痛，活动受限，饮食一般，二便调。今日再次到我院就诊，要求住院行系统中西医诊疗。发病以来出汗多，口干不欲饮，无发热、胸痛、咯血。

现症见：咳嗽，呈阵发呛咳，咳少量白黏痰，夹泡沫，气喘，进食及大便后喘息明显，不能耐受日常活动，稍动即心悸胸闷、气喘，气难接续，自汗出明显，乏力肢软，口干口苦，纳差，二便调。

体格检查：体形适中，双目得神，面红如妆，神志清楚，应答自如，口唇色发绀，全身未扪及瘰疬瘤瘿，乳蛾无红肿，颈软，可见青筋暴露。时咳嗽、喘息、气促，胸廓对称，虚里搏动应手，腹软，未扪及包块，双下肢无浮肿。舌淡夹青，苔白稍腻。左脉沉细微弦，右脉浮细弦，双手尺脉弱。

中医诊断：肺痿。

证型：肺阴亏虚证。

西医诊断：特发性肺间质纤维化（IPF）。

治法：滋阴润肺。

处方：沙参麦冬汤加味。

沙参 15g	麦冬 15g	玉竹 10g	天花粉 15g
白扁豆 6g	五味子 15g	竹茹 10g	生龙骨[先煎] 15g
生牡蛎[先煎] 15g	枸杞子 15g	熟地黄 15g	生甘草 6g

吴荣祖主任医师查房，患者诉咳嗽，呈阵发呛咳，咳少量白黏

痰，夹泡沫，气喘，动则加重，稍动即心悸、胸闷、气难接续，神疲乏力，肢软，情绪悲观焦躁，夜梦已故之人。恶寒怕冷，触之四末欠温，口干口苦，纳差，二便调。舌象暗红夹青，质地嫩，舌下脉络迂曲粗大，苔根部白腻。脉沉细弦，双尺脉细弱无力。

吴荣祖主任医师四诊合参后示患者西医诊断为特发性肺间质纤维化，此病为疑难病，西医治疗此病除运用激素外无其他方法，但长期大量运用激素所产生的不良反应又无法避免，故治疗极为棘手，患者预后极差，在1～2个月内病情可迅速发展，最后出现呼吸衰竭死亡。目前将特发性肺间质纤维化归为中医"肺痿"范畴，肺痿亦为中医疑难重症之一，预后同样极差。今详查四诊，患者虽以咳嗽、咳痰、喘息为主诉，初看均为肺系症状，若临证只重视此肺系症状，辨证论治唯以肺论，则为徒治其末，忽视其本之举。如此重病，定要标本同治，以固本固人为先，方可邪去而正安矣。

患者舌象暗红夹青，质地嫩，舌下脉络迂曲粗大，苔根部白腻。其中舌质暗红，舌下脉络迂曲粗大为瘀血之象。舌中为脾胃所主，舌根为肾所主，苔根部白腻，此乃寒湿聚下，水寒饮留，水胜土负，土为寒湿水饮所困，此寒湿水饮深一层之象，伤及中下之阳矣。舌质嫩为气阳不足之象。故从舌象来看，患者有瘀血、痰湿阻滞为邪为标，气阳不足为正气不足之本虚，此患者本虚标实之病机现状。再看其脉，双尺脉细弱无力，又有四末欠温，恶寒怕冷，夜梦故人之症状。其尺脉细弱无力及四末欠温、恶寒怕冷之症为肾阳命门火不足之象。而夜梦已故之人一症，临床往往忽视，此症其实为阳虚阴盛之典型症状。古人认为，纯阳为仙，纯阴为鬼，阴阳参半，命之曰人。夜间天阳收藏，阴气隆盛，夜间梦纯阴之物，为阴盛阳衰，同气相求故也。由此可知，患者阳虚阴盛之象明显。患者两颧发红，面红如妆，稍微进食香辣之品，则极易"上火"，结合其命门火肾阳虚衰之病机，知此火为阳虚离位之相火逆子所为，而非邪热之壮火贼子为害，逆子当训，而贼子当诛也。患者脉弦象明显，弦脉主肝胆气滞。舌质两侧发青，舌之两侧为肝胆所主，两侧现青象，为肝胆有寒有瘀所致。寒从何来？命门火衰，肾水寒。水寒而土为湿困，故肝木郁而不达，肝寒气郁由此而生也。故追问患者，知其素来性格有追求完美之性，在本次发病前有父亲去世之情感打击，更能佐证其木郁不达之机。如此患者命门火衰，肾水寒而土为湿困，肝木郁而不达，肝木反侮肺金，金受木侮，水道失于通调，水聚为饮，饮聚为痰，故咳痰。肺受肝侮，宣肃不畅，故咳嗽。离位相火上扰，而金之敛降不及，故喘息作。此咳嗽、咳痰、喘息之肺系症状之由来。如此辨证方为中医治病必求于本，本于阴阳之特色思维也。

特发性肺间质纤维化，用中医之象科学思维方法来分析，亦为肺之凝滞之象。寒邪致病，凝滞而收引，故治疗应寒者热之，温阳扶正为治疗之大法。阳气得以温煦，阳气来复，方可寒去凝消，气血流通，上焦方可有如雾露之态，而肺气得以宣畅；阳气来复，气行则水行，水行则痰消，伏于肺中之痰得以祛除，肺气亦可得宣畅矣。今立方麻黄细辛附子汤合二陈汤，以温阳扶正、散寒宣肺、行气化痰，佐以温肝解郁、引火归原之品为不易之法也。

指导中医诊断：肺痿。

指导中医病机：阳虚寒凝，痰瘀互结，肺气郁闭。

指导中医治法：温阳扶正，散寒宣肺，行气化痰。

指导中医处方：麻黄细辛附子汤合二陈汤加味。

附子颗粒剂^{入药同步煎煮30分钟} 24袋	生麻黄 10g	细辛 6g	陈皮 10g
法半夏 15g	茯苓 20g	炒艾叶 15g	川芎 10g
佛手 15g	炒小茴香 10g	焦柏 9g	砂仁 10g
骨碎补 30g	紫石英^{先煎} 20g	杏仁^{打碎} 10g	厚朴 10g
桃仁^{打碎} 15g	沉香^{后下} 6g	炙甘草 10g	

服药后第一周。患者咳较多白色泡沫痰，诉咳嗽、喘息症状无明显改善，四末欠温及恶寒怕冷症状有所好转，舌脉同前。继续守方治疗。

服药后第二周。患者仍咳较多白色泡沫痰，痰液清稀，较易咳出，诉喘息症状较前有所减轻，汗出减少，日常进食、二便及洗脸漱口等活动已能自持，焦躁情绪有所改善。切其脉，弦象较前缓和。继续守方治疗。

服药后第三周。病情同前，无明显变化，较之入院时有所好转。服麻黄细辛附子汤后，咳嗽、喘息症状均有所好转，汗出明显减少。

复查双肺螺旋 CT 平扫检查示肺间质纤维化改变，较前稍有吸收。拟下周再请吴老查房指导。

阳虚寒凝，肺气郁闭
——肺痿（特发性肺间质纤维化）案（二）

罗某，女，68 岁。因"反复咳嗽、气喘 3 年余"收入院。

病史：如前所述，经吴荣祖主任医师查房后，诊断为肺痿；病机为阳虚寒凝，痰瘀互结，肺气郁闭；治法为温阳扶正，散寒宣肺，行气化痰；处方为麻黄细辛附子汤合二陈汤加味。患者服药 20 余天，有所好转。

服药后症见：咳嗽较前减轻，咳少量白色泡沫痰，气喘症状较前好转，进食及大便后喘息已较前减轻，动则仍感心悸胸闷，自汗出明显好转，纳欠佳，二便调。

体格检查：体形适中，双目少神，面红如妆，神志清楚，应答自如，口唇色发绀，全身未扪及瘰疬瘤瘿，乳蛾无红肿，颈软，可见青筋暴露。时咳嗽、喘息、气促，胸廓对称，虚里搏动应手，腹软，未扪及包块，双下肢无浮肿。舌淡夹青，苔白稍腻。脉沉细弦，双寸脉浮，双尺脉细弱无力。

指导中医诊断：肺痿。

指导中医病机：阳虚寒凝，痰瘀互结，肺气郁闭，虚阳外浮。

指导中医治法：温阳扶正，散寒宣肺，行气化痰，收敛虚阳。

指导中医处方：麻黄细辛附子汤合二陈汤加味。

吴荣祖主任医师查房，认真听取主管医师汇报病情，前往床旁详细四诊合参后示第一次查房至今，患者已服药 20 余天，所采取的治疗原则为温阳扶正，散寒宣肺，行气化痰，佐以温肝解郁，引火归原。今日进入病房行望诊，见患者面红如妆之态已明显消退，患者亦诉汗出症状明显减少，此外浮之虚阳已有收敛之象，为病情好转之佳兆。《素问·生气通天论》："阳气者，若天与日，失其所，则折寿而不彰，故天运当以日光明。"阳气在自然界中具有主宰地位，其与生命的生、长、化、收、藏状态密切相关，人体亦然。人体之阳根于下，乾之一爻落于坤宫，一点真阳潜于至阴之地，即为命门，命门者，阳之根也。阳根于下，必秘藏于肾水之中，此火潜于水中，水在上而火在下，谓之既济；又曰阳密乃阴，坤在上而乾在下，谓之泰也。此即为人体最佳之健康状态。《黄帝内经》中"凡阴阳之要，阳密乃固，两者不和，若春无秋，若冬无夏，因而和之，是谓圣度"，此之谓也。故今日查房，见患者外浮之虚阳有内敛之态势，是阳能秘于阴，身体向健康的状态逐步迈进的佳兆。三焦为命门之别史，人体气血运行需通过三焦这条大通路，方可运行通畅。而保障三焦通路之通畅的动力，即为三焦内寄之相火。三焦相火要发挥其正常的生理功能，又必须以相火在位为前提。此相火之在位与否，完全取决于君火之明。君火要明，心肾必交，命门相火必须秘藏于肾水之中，方能达成君火以明、相火以位的生理状态。故三焦要行使命门之别史功能，要保证水道之通调无碍，要使得气血之流通顺畅，就必须以命门之阳根秘藏于肾水之中为前提。故温阳扶正，引火归原之大法，在此患者的整个治病过程中，始终都具有不可或缺的重要地位，应该以此为基础大法进行治疗。

今日查看患者，有以下两个症状需要特别注意。其一，寸脉浮旺。此为仍有未敛之虚阳浮越于外之象。若火不能秘藏于水中，则不能产生阳的气化作用，而一切三焦、气血、水液之流通代谢均会受到影响。其二，痰多。患者咳痰较多，虽为肺系之症状，但应注意肺仅为储痰之器，而生痰之源在脾。脾阳不足，运化失健，痰湿内生。脾阳不足，源于肾阳不足，故补火生土为治疗大法。

综合以上情况，目前患者经上一阶段的治疗，取得了一定的疗效，但距病情明显好转尚有相当距离。而今日临证，患者正气逐渐恢复，虚阳有收敛之态，但基本之病机未有改变，故当守方治疗。

附子颗粒剂 入药同步煎煮30分钟 24袋	生麻黄 10g	细辛 6g	陈皮 10g
法半夏 15g	茯苓 20g	炒艾叶 15g	川芎 10g
佛手 15g	炒小茴香 10g	焦柏 9g	砂仁 10g
骨碎补 30g	紫石英 先煎 20g	杏仁 打碎 10g	厚朴 10g
桃仁 打碎 15g	沉香 后下 6g	炙甘草 10g	

服药 1 周后，患者咳嗽、咳痰、喘息症状较前好转。因住院时间较长，患者亦不愿意继续住院治疗，故嘱其带药出院。出院后电话随访 1 周，患者仍继续在家服用中药，病情稳定，较出院时无明显变化。嘱其继续服药治疗。

三阴脏寒——心悸案

李某，女，79 岁。因"心悸、胸闷 2 个月"就诊。

病史：患冠心病多年，曾行经皮冠状动脉腔内血管成形术（PT-CA），但术后仍会反复出现阵发性心悸、胸闷的症状。发作时，自行服用复方丹参滴丸、硝酸甘油片、速效救心丸等药物后可暂时缓解，但仍会反复发作。既往有 2 型糖尿病病史多年。

现症见：心悸、胸闷阵作，于活动后及夜间睡眠时较为明显，含服速效救心丸后可有所缓解。感手脚沉重，神疲乏力，恶寒怕冷。因长期服用硫酸氢氯吡格雷片和阿司匹林肠溶片，随渐感胃脘部疼痛。小便频，每次量少，口淡乏味，不思饮食，夜间汗出明显，双下肢膝关节以下明显凹陷性浮肿，平素喜太息，患者面色萎黄夹青。舌质淡夹青，舌体胖大，边有齿痕，舌下脉络迂曲，苔白腻。脉沉弦，重取无力，双尺脉细弱无力。

中医诊断：心悸。

病机：三阴脏寒，相火扰心，痰瘀互结。

治法：升举三阴，秘阳宁心，化痰祛瘀。

处方：吴茱萸四逆汤合苓桂术甘汤加减。

川附片^{另包,开水先煎4小时} 100g	干姜 20g	吴茱萸 10g	茯苓 40g
桂枝 30g	炒白术 15g	薤白 15g	姜半夏 15g
川芎 10g	佛手 15g	炒花椒 9g	公丁香 10g
鸡内金 15g	海螵蛸 15g	杏仁^{打碎} 10g	厚朴 10g
生龙骨^{先煎} 15g	生牡蛎^{先煎} 15g	焦柏 9g	砂仁 10g
炙甘草 10g			

该患者病史较多，涉及多科疾病，病情较为复杂，但此也为老年

人患病常具有的病情特点。中医临证切忌被西医多个病名限制思维，切忌每一个西医病名对应一个中医证型，此愚公之志，不可取。临证每遇此多诊断、多疾病之患者，中医怎样切入辨证，十分关键。该患者可从望诊入手。患者面泛青色，五色之中，此色为肝之色，肝为五脏之泽。肝主疏泄，木气畅达，气血通达，则青见翠羽之泽，赤如鸡冠之泽，黄显蟹腹之泽，白露豚膏之泽，黑透乌羽之泽。今患者面色萎黄，面泛青灰之色，可见其肝木不达之象显露。结合其喜太息、神疲乏力、脉象沉弦，此亦应肝木不达之势。患者恶寒怕冷、手脚沉重、口淡乏味、不思饮食、双尺脉细弱无力，可知为脾肾阳虚之象。脾肾阳虚，则肝寒气郁，木郁不达。故治疗应从肝木入手，肝寒木郁，母病及子，相火不秘，上扰心神，故心悸不宁。脾肾阳虚，肝寒气郁，痰饮内生，瘀血内阻，痰瘀互结，交阻心胸，故胸闷作。如此少阴心肾、太阴脾、厥阴肝，三阴脏寒，升降不利，故应以升举三阴、秘阳宁心、化痰祛瘀之吴茱萸四逆汤合苓桂术甘汤加味对其进行治疗。

患者服用上方后，双下肢浮肿明显消退，双下肢重坠感减轻，诉心悸、胸闷、恶寒怕冷、神疲乏力等症状好转。现感咳嗽，无痰，口干喜热饮，饮后小便频多，大便自调，眠差，夜间汗出，口苦，纳差，喜太息。诉胃脘部隐痛、灼热。舌淡胖，边有齿痕，舌下脉络迂曲，苔白腻。脉沉弦，重取无力，双尺脉细弱无力，双寸脉浮。

中医诊断：心悸。

病机：三阴脏寒，相火扰心，痰瘀互结。

治法：升举三阴，秘阳宁心，化痰祛瘀。

处方：吴茱萸四逆汤合二陈汤加减。

川附片_{另包，开水先煎4小时} 100g	干姜 20g	吴茱萸 10g	姜半夏 15g
公丁香 10g	桂子 10g	白胡椒 15g	鸡内金 15g
海螵蛸 15g	薤白 15g	川芎 10g	佛手 15g
广木香 10g	薏苡仁 30g	泽泻 15g	焦柏 9g
砂仁 10g	白蔻仁 15g	骨碎补 15g	续断 30g
杜仲 20g	桑螵蛸 15g	益智仁 15g	炙远志 15g
陈皮 10g	炙甘草 10g		

患者服用吴茱萸四逆汤合苓桂术甘汤 1 周后，心悸、胸闷、恶寒怕冷、神疲乏力等症均有好转。此三阴脏寒，相火扰心之势有所缓解。其服药后，双下肢膝关节以下凹陷性浮肿明显消退，下肢沉重感减轻，此阳气来复，气化得利，水饮得化之佳兆。此药已对证之象。唯有此次就诊，新增咳嗽、无痰之症，此处尤当细心辨之。患者虽有咳嗽，但无表证可凭；虽有咳嗽，但其他诸症均减。故由此可知，此咳嗽为患者服用温热通利之药后，体内阴寒之邪从上焦气道而出之排病表现。继续服药必将咳嗽咳痰，此为正气来复，正邪交争，正胜邪负，驱邪外出之佳兆。故今守方治疗。因水饮之邪消退，故将苓桂术甘汤调整为二陈汤，重加除湿化痰之品进行治疗。

肝寒气郁——胃脘痛案

邓某，女，40 岁。因"胃脘部疼痛 8 个月"就诊。

病史：患者既往有慢性咽炎、慢性鼻炎、慢性浅表性胃炎病史。半年前食用寒凉食物后，感胃脘部疼痛、烧灼，遂至当地医院行 B 超检查示"慢性胆囊炎"，治疗后好转。后发现怀孕，于次月行人工流产。术后流血不止，腹痛。再次行清宫术，术后腹痛、流血仍不止。1 个月后再次行清宫术，血止。后感胃脘部疼痛，头昏，嗳气，至县级中医医院治疗，上症稍有缓解。

现症见：胃脘部疼痛，呈持续性烧灼样疼痛，进食温热食物后可稍有缓解，疼痛部位固定，喜温喜按，无牵引及放射痛。感腰以下发冷，上身发热，四末欠温，面红如妆，全身肌肉疼痛，头顶痛，口干喜热饮，夜眠差，神疲乏力。舌淡暗，苔白厚腻，舌下脉络迂曲。脉沉细弦，双尺脉细弱无力，双寸脉浮。

中医诊断：胃脘痛。

病机：肝寒气郁，相火不秘。

治法：升举三阴，温水秘阳，通阳化湿，行气解郁。

处方：吴茱萸四逆汤合苓桂术甘汤加味。

川附片 另包,开水先煎4小时 100g 干姜 20g 吴茱萸 10g 茯苓 40g

桂枝 30g	炒白术 15g	姜半夏 15g	姜南星 15g
公丁香 10g	鸡内金 15g	海螵蛸 15g	桂子 15g
川芎 10g	佛手 15g	广木香 10g	射干 15g
焦柏 9g	砂仁 10g	骨碎补 15g	炙远志 15g
生龙骨^{先煎} 15g	生牡蛎^{先煎} 15g	炙甘草 10g	

患者胃脘部疼痛，起初为进食寒凉之品后出现，此必为外伤饮食，寒邪内停，寒凝气滞所致胃脘部疼痛。当时若急以温中散寒行气之品用之，必当药到病除。但患者中宫伤寒后，于次月即行人工流产，后又连续多次行清宫之术，气随血脱之态逐渐酿成。且其既往就有多种慢性炎症，此为有相火不秘之势。故最终变成阳气极虚，三阴脏寒，相火不秘之证型。故此患者之胃脘部疼痛的治疗，绝不能只在中焦脾胃上打算，而应该力求治病必求于本之原则，从少阴之本入手，方为到位之治。

患者胃脘部疼痛，起初为外伤饮食，寒邪内停，寒凝气滞所致胃脘部疼痛。后有多次清宫之术，气随血脱之态逐渐酿成。最终变成阳气极虚，三阴脏寒，相火不秘之证型。病机为肝寒气郁，相火不秘。治以升举三阴，温水秘阳，通阳化湿，行气解郁。方予吴茱萸四逆汤合苓桂术甘汤加味。

服上方后复诊，以上诸症均有缓解，出汗明显减少。药物服用完后停药，胃脘痛又有反复。面红如妆好转，腰以下发冷症状缓解。刚服药2天后出现大便溏泄带有泡沫（排湿气）。肩背酸痛症状明显好转。舌淡暗，白厚腻苔较上诊明显消退，现苔中根部白腻，舌下脉络迂曲。脉沉细弦，双尺脉细弱无力，双寸脉浮。

病机：肝寒气郁，相火不秘。

治法：升举三阴，温水秘阳，通阳化湿，行气解郁。

处方：吴茱萸四逆汤合二陈汤加减。

川附片^{另包,开水先煎4小时} 100g	干姜 20g	吴茱萸 10g	陈皮 10g
姜半夏 15g	茯苓 20g	鸡内金 15g	海螵蛸 15g
公丁香 10g	桂子 10g	杏仁^{打碎} 10g	厚朴 10g
茵陈 15g	薏苡仁 30g	芡实 15g	蛇床子 15g
射干 15g	焦柏 10g	砂仁 10g	炒艾叶 15g
紫石英^{先煎} 15g	川芎 10g	佛手 15g	炙甘草 10g

该患者服用吴茱萸四逆汤后，出现大便溏泄，便中带有泡沫。因其腹泻后，自觉诸症均有缓解，精神、饮食、睡眠均有好转，故此腹泻为服药后排湿顺气的排病反应。汗、吐、下三法为中医祛邪的3条途径。对于聚集在中下焦的寒湿之邪，服用温热药物后，大多出现泄泻的排病反应。其与中阳衰败之泄泻，或湿热下注之泄泻当注意相鉴别。若为排病反应，患者泄泻后精神、饮食不减，脉象较前有冲和之象，自觉有泻后反快之感。而病理性腹泻，泻后必将不欲饮食、精神变差、腹痛腹胀加重；或出现发热、里急后重；或出现恶寒怕冷、神疲乏力、困倦思睡明显；脉象或转为极为沉细无力，或转为浮数而散乱无根之象。临证当详加辨别，方可切中病机，药到病除。

服用后第三诊。前两诊服用吴茱萸四逆汤后胃脘部疼痛减轻，全身酸痛症状减轻。现感咽喉部疼痛，天气热时疼痛加重，咽部充血（充血呈淡暗红色），扁桃体Ⅱ度肿大。胸骨后烧灼样疼痛明显，头颠顶部疼痛，脘腹胀满疼痛，大便不畅，小便自调，平素情绪明显烦躁，面色萎黄夹青，双颧部发红，如抹红妆。舌质淡胖夹青，边有齿痕，舌下脉络迂曲，少津，苔白厚腻。脉沉细弦滑，重取无力，双寸脉浮，双尺脉细弱无力。

证型：阴火证。

病机：三阴脏寒，痰湿内阻，相火不秘。

治法：升举三阴，化痰泄浊，秘阳归肾。

处方：吴茱萸四逆汤合二陈汤加减。

川附片^{另包,开水先煎4小时} 100g　干姜20g　吴茱萸10g　陈皮10g
法半夏15g　茯苓20g　姜南星15g　泽泻15g
川芎10g　佛手15g　广木香6g　炒白术15g
公丁香10g　桂子10g　鸡内金15g　海螵蛸15g
杏仁10g　厚朴10g　射干15g　焦柏10g
砂仁10g　生龙骨^{先煎}15g　生牡蛎^{先煎}15g　炙远志15g
益智仁15g　茯神15g　炙甘草10g

辅助：磁石灸关元、气海、命门、涌泉。隔姜灸中脘、足三里、合谷。

　　该患者本次就诊，主要病情变化体现在咽喉部疼痛，且天气热时疼痛明显。此疼痛因得热加剧，故十分容易辨证为壮火扰咽喉之热证疼痛。临证遇此，尤当详细诊查。患者咽喉虽痛，但咽部充血为淡暗红色，此非实热之鲜红之象。再见患者面色萎黄夹青，双颧发红，更无壮火之象。结合舌脉表现，实为一派阳虚火浮之象。故此咽痛为阳虚相火不秘之阴火证。因当下已进入立夏节气，天气转热，阳虚之人在此季节当得天阳相助而病情好转或稳定，但该患者因下焦虚寒明显，故上焦为相火所扰，又因天气炎热，同气相求，上浮之相火越发不能归位，故天热反觉咽喉疼痛明显。此亦为阳虚阴盛患者发病之特点。在临证过程中，除应熟知疾病的一般变化规律外，还应注重特殊规律的存在。遇寒加剧，得热痛减为阳虚寒性疼痛的一般规律；得热反痛，亦为阳虚火浮的特殊疼痛特点，不可不知。临证遇此，必从舌、脉、面色及精、气、神上探求，方可辨证准确。

阳虚寒郁，气痰交结
——胸痹（胸闷原因待查）案

　　陈某，男，49岁。因"心前区闷痛2个多月"就诊。

　　病史：2个月前，患者因工作原因，过度疲劳后出现心前区憋闷、气短，随即到昆明市某医院就诊，行心电图等检查后，未发现明显冠状动脉狭窄等表现，仅心电图提示"有 ST-T 改变，请结合临床"。后服用阿司匹林、阿托伐他汀等药物，上述症状无明显缓解。为求中医诊治，今日到门诊就诊。

　　现症见：时感心前区憋闷，疲劳时症状明显加重，情绪波动时亦有所加重，伴气短，喜太息。感神疲乏力，口干喜冷饮，但仅欲润口而不欲咽，纳眠尚可，二便自调。平素无明显恶寒怕冷、四末欠温、困倦思睡等症状。

　　体格检查：舌淡，胖大边有齿痕，质地嫩，舌下脉络粗大，苔白腻。脉沉细弦，双尺脉细弱无力。

　　中医诊断：胸痹。

西医诊断：胸闷原因待查。

病机：脾肾阳虚，肝寒气郁，气痰交阻。

治法：补火生土，温肝解郁，行气化痰。

处方：吴茱萸四逆汤合二陈汤加味。

川附片另包,开水先煎4小时 100g	吴茱萸 10g	干姜 20g	茯苓 40g
姜半夏 15g	陈皮 10g	姜南星 15g	薏苡仁 30g
泽泻 20g	薤白 15g	桂枝 30g	川芎 10g
佛手 15g	炒香附 10g	紫丹参 15g	杏仁 10g
厚朴 10g	乌梅 15g	炙甘草 10g	

服药后第一周。患者复诊诉服用上方后嗳气频作，咳吐大量黄白色黏痰，吐痰之后渐感胸痹憋闷感减轻。观其舌之白腻苔明显消退，其脉之弦象趋于缓和，故守方治疗。

服药后第二周。患者诉咳痰量已明显减少，偶咳白色泡沫痰，诉感胸闷症状明显减轻。拟原方去二陈汤、姜南星、薏苡仁、泽泻，加用公丁香10g、桂子15g以加强温中功效。

川附片另包,开水先煎4小时 100g	吴茱萸 10g	干姜 20g	公丁香 10g
桂子 15g	薤白 15g	桂枝 30g	川芎 10g
佛手 15g	炒香附 10g	紫丹参 15g	杏仁 10g
厚朴 10g	乌梅 15g	炙甘草 10g	

服药后第三周。患者因自我感觉胸闷症状基本消失，时值老乡见面，遂邀约饮酒庆祝，饮用大量白酒后，当天夜间即感胸闷症状加重，急服用速效救心丸10粒后，胸闷症状有所缓解。就诊时诉仍感有胸闷症状，伴有恶心。观其舌象，白腻之苔又恢复，脉象左关弦象明显。告知患者，此乃饮酒所致。酒为辛辣生湿之品，可耗散阳气。大量饮用高度酒后，阳气耗散，胃中虚冷，酒之辛性夹痰湿上犯胸中，胸阳不展，故胸闷再发。鉴于此，拟第一诊之方服之便可。

川附片另包,开水先煎4小时 100g	吴茱萸 10g	干姜 20g	茯苓 40g
姜半夏 15g	陈皮 10g	姜南星 15g	薏苡仁 30g
泽泻 20g	薤白 15g	桂枝 30g	川芎 10g
佛手 15g	炒香附 10g	紫丹参 15g	杏仁 10g
厚朴 10g	乌梅 15g	炙甘草 10g	

嘱患者禁酒，忌香燥油腻之品。

患者再服用上方5剂后，胸部憋闷症状基本消失，复查心电图为窦性心律，正常心电图。

胸痹一症，目前大多数中医医生均以西医之冠心病与之相对应。病名之中西医对应本无大碍，但把西医冠状动脉痉挛、闭塞、堵塞等病因与中医瘀血内阻相对应就为自废武功之举。痹者，不通也。不通之因，阴阳、寒热、虚实均可为之，临床只看到不通，不思求不通之因，是只顾其末，忽略其本。该患者虽无明显恶寒怕冷、四末欠温、困倦思睡、下利清谷等少阴阳虚证候，但已具备神疲乏力、脉沉细、舌质淡嫩之隐潜性阳虚证候。其虽有渴喜冷饮之症状，但仅为欲润口不欲咽，此为痰湿阻滞中焦，津液不能上承于口所致。故并不像实热之大口喜冷饮之症状，可以鉴别。另患者劳累后胸痹症状加重，此为"阳气者，烦劳则张"之劳则损耗阳气。阳气愈虚，则寒凝愈重，故胸痹加重。治疗此病之关键点：其一，抓住临床亚阳虚证候或隐潜性阳虚证候，提前把握少阴阳虚之根本病机，由此立法用方，治其阳虚萌芽之态。其二，冲出西医病名围城，不要被西医病名限制思维，一定要运用中医思维模式观其脉证，知犯何逆，随证治之。如此中医方可卓然自立。

太少两感咽痛
——急乳蛾（急性化脓性扁桃体炎）案

张某，女，34岁。因"咽痛、发热2天"就诊。

病史：2天前，患者外出淋雨不慎受凉后，夜间出现咽部疼痛，恶寒怕冷，肩背酸痛，身热，自行测体温达38.9℃，即至昆明市某三甲综合医院就诊，给予静脉滴注头孢西丁、炎琥宁，肌内注射柴胡注射液后体温下降至37.6℃。回家夜间睡眠时，感咽痛加重，疼痛至难以入睡，全身酸痛，关节疼痛症状明显，体温自测至39.1℃。口干喜饮，小便短黄。今日到门诊就诊。

现症见：咽部疼痛，做吞咽动作时疼痛剧烈，不能进食，频吐口水，恶寒发热，体温为 38.4℃。感全身酸痛，骨节疼痛，无汗恶风，口干喜饮，但仅欲润口而不欲咽，诉咽下烫水后，咽部疼痛症状可缓解一时，随后疼痛恢复。纳眠差，小便短黄，大便自调。

体格检查：舌淡红，胖大边有齿痕，质地嫩，舌下脉络粗大，苔微白腻。脉沉细紧。查其咽喉部暗红充血，双侧扁桃体Ⅰ度肿大，上散在分布针尖大小两粒白色脓点。

辅助检查：血常规示白细胞计数 $14.5×10^9$/L，中性粒细胞百分比 89.2%。

中医诊断：急乳蛾。

证型：太少两感证。

西医诊断：急性化脓性扁桃体炎。

治法：温经扶正，散寒解表。

处方：麻黄细辛附子汤合二陈汤加味。

川附片^{另包,开水先煎4小时} 100g	麻黄 10g	细辛 6g	茯苓 20g
姜南星 15g	姜半夏 15g	陈皮 10g	射干 15g
桔梗 10g	杏仁 10g	厚朴 10g	桂枝 30g
炙甘草 10g			

服药后第一周。患者复诊诉服用上述方药 1 剂后，当天夜间汗出较多，随之咽痛减轻，第二日体温下降至 37.5℃，能进食半流质饮食，口干较前明显减轻，仍不欲饮水，全身酸痛减去三分有二，恶寒症状已不明显。服用至第三天，咽痛症状消失，体温正常，全身其他症状亦基本消失。复诊时诉诸症均消除，目前唯有全身时时汗出，神疲乏力，脉仍沉细。给予桂枝附子汤温阳固表，调和营卫。3 剂而愈。

川附片^{另包,开水先煎4小时} 100g	桂枝 15g	杭白芍 15g	大枣 10g
生姜 15g	陈皮 10g	姜半夏 15g	茯苓 20g
桔梗 10g	射干 15g	炙甘草 10g	

咽痛、体温升高、扁桃体肿大化脓、口干喜饮，粗工临证遇此，一看上述之症状，必然给出风热袭表，热毒蕴咽之诊断，而自觉无疑。然中医诊病强调四诊合参，并非以望、闻、问、切其中一诊之资料片面做出诊断，应善于在临证中通过对四诊资料的详细收集，去伪

存真，把握住反映病机本源的证候并加以归纳，方可辨证准确。该患者虽有咽痛、体温升高、扁桃体肿大化脓之红肿热痛之象，但细细观察，其咽部及扁桃体之肿大为暗红充血肿大，并非鲜红或绛红，故此红并非风热或实热所致。其口干喜饮一症更要详细分辨，虽口干喜饮，但仅欲润口而不欲咽，此并非真热壮火之口干喜大口冷饮可比。若以咽痛故不欲咽为借口，而欲否定之，那患者饮用烫水反觉咽喉疼痛暂时缓解一症，就为寒凝咽络之明证，而不可否定也。患者小便短黄，并非下焦湿热所致，结合其舌质淡嫩，无腻苔可知，其小便之短黄为太阳膀胱经为寒邪所犯，寒性收引致使太阳之腑，即膀胱气化不利，寒湿凝滞而成小便短黄之象。其全身酸痛、骨节疼痛、恶风恶寒更为太阳伤寒所致。至此似可用麻黄汤发汗而解。但案中为何不予麻黄汤而以麻黄细辛附子汤主之，是何道理？若为太阳伤寒，脉当浮紧，因浮为邪在表，紧为寒故也。今患者脉见沉细而紧，沉细之脉为少阴阳虚之脉象，紧为有寒，故沉细而紧为少阴有寒。结合太阳伤寒之表证，故定性为太少两感之证。《伤寒论》云，"少阴病，始得之，反发热，脉沉者，麻黄细辛附子汤主之"，此之谓也。该病之辨证要点正是抓住了"脉沉细"之少阴"隐潜性阳虚证候"而立判两感于寒，故以温经扶正，散寒解表为治则，运用麻黄细辛附子汤进行治疗，方可见效神速。而病愈汗出一症，也为抓住了患者"脉仍沉细"为"隐潜性阳虚证候"而定位阳虚漏汗之证，故予桂枝附子汤温阳固表，调和营卫，治之而愈。

肝寒气郁，清阳不升
——眩晕（后循环缺血综合征）案

刘某，女，80岁。因"反复头昏、头晕3年"就诊。

病史：3年前无明显诱因开始出现头昏、头晕，时有视物旋转及恶心呕吐。曾到多家省市级三甲综合医院就诊，经多方检查，诊断为"后循环缺血综合征"，给予改善脑供血、活血化瘀等治疗（具体不详），上症有所缓解，但仍反复发作。遂至省级三甲中医医院寻中医治疗，皆谓之"肝风内动，风痰上扰，阴虚阳亢"，给予平肝、滋阴、祛风、化痰之剂服之，眩晕症状无缓解。既往有高血压病病史10年，平素规律服用苯磺酸氨氯地平片，血压控制平稳；有冠心病病史2年，近期未发作心绞痛。

现症见：头昏头晕时作，头部闷重不适，时有视物旋转及恶心呕吐，呕吐物为白色痰涎。感神疲乏力，困倦思睡，郁郁寡欢，悲观欲哭，喜太息，口干口苦，渴喜热饮，饮水不多。平素时值冬日，即恶寒怕冷、四末欠温。纳眠欠佳，二便自调。

体格检查：舌质淡暗夹青，质地嫩，舌下脉络粗大，苔白腻。脉沉细弦，双尺脉细弱无力。

中医诊断：眩晕。

西医诊断：后循环缺血综合征。

病机：脾肾阳虚，肝寒气郁，清阳不升。

治法：补火生土，温肝解郁，升举清阳。

处方：吴茱萸四逆汤加味。

川附片_{另包,开水先煎4小时} 100g	吴茱萸 10g	干姜 20g	炒花椒 9g
茯苓 40g	桂枝 30g	炒白术 15g	川芎 10g
佛手 15g	炒小茴香 10g	公丁香 10g	益母草 15g
天麻 15g	石菖蒲 15g	炙远志 15g	益智仁 15g
炙甘草 10g			

服药后第一周。患者服药1周后复诊，诉服药后出现呕吐，呕吐物为服用的中药和较多白色痰涎。每日服药3次，故每日呕吐3次。呕吐后自觉头部闷重感明显减轻，胃纳渐佳，眩晕发作次数未减，但天旋地转程度减轻。告知患者此为温药运行，排寒痰外出之排病反应。向患者解释虽患病3年，饱受病痛折磨，但初步治疗一见疗效，此病可愈。通过解释增强患者对抗疾病之信心，缓解其抑郁情绪，配合药物治疗，身心并重，疗效更显。继续守方治疗。

服药后第二周。第二周服药前两剂后，仍有呕吐，但呕出之痰涎已较少，后再次服药未出现呕吐。复诊时，诉头昏、头晕症状消去半余，头部闷重症状消失，已自觉全身轻松，虽有头昏，但未出现视物旋转症状。由于疗效显著，患者信心大增，抑郁之情绪大减。其关脉之弦象亦较前缓和，白腻之苔明显退去。继续守方治疗。

服药后第三周。患者头昏、头晕症状已消去七八，未再次出现视物旋转及恶心呕吐，精神较前明显好转，饮食、睡眠明显改善。观其舌象，白腻之苔基本退去，舌质及舌下脉络较前无明显改变，脉象仍为沉细之脉，关脉之弦象基本未及。继续守方治疗，1周后病愈。

眩晕一症，由于《黄帝内经》中病机十九条有云，"诸风掉眩，皆属于肝"，故大多医家一见眩晕，则均从肝治，此尚可谓遵从经旨。但一从肝治，不论患者寒、热、虚、实，皆谓之肝阳上亢、肝风内动、肝血不足，用药亦只从平肝、清肝、凉肝一途，则令人费解。"察色按脉，先别阴阳"是中医辨证论治之基本原则，亦为中医善诊者之特色。若患眩晕之人，见一派阳虚阴盛之证候，仍独断以从阳热阴虚治之，是违其辨证论治之道也。

该患者患眩晕之病已3年，平素时值冬日则恶寒怕冷，四末欠温，就诊之时见神疲乏力，困倦思睡，舌质淡暗夹青，质地嫩，舌下脉络粗大，苔白腻，脉沉细弦，双尺脉细弱无力。此皆为一派阳虚阴盛之象，毫无一丝阴虚阳亢之征，何来平肝滋阴之举？双尺脉细弱无力，六脉皆见沉细之象，平素又有困倦思睡，冬日恶寒怕冷、四末欠温，此明系少阴阳虚寒化证候。少阴阳虚则命门火衰，命门火衰则肾水寒。土本能制水，今肾水过寒，反来侮土，土为寒湿所困，痰湿中停，中土失运。脾为己土，土为湿困，己土不升，则乙木亦不能左旋，肝木抑郁则阴风内动，清阳不升，阴风夹中焦之寒湿，上扰头目，则头昏、头晕作。此为脾肾阳虚导致肝阳虚衰，肝寒气郁，阴风内动之眩晕，非肝阳上亢，阴虚火旺之阳风内动。故治疗应补命门之火，以暖肾水，肾水得暖，则命门之火秘藏。脾阳有根，从而中土恢复健运，水暖土燥，则肝木温而舒达，木气舒畅，风自可消，清阳上升，头目得以温养，故眩晕诸症皆消矣。

在患者治疗期间，由于其眩晕病史3年，且常反复发作，多方就医未获良效，故性情极为忧郁。临证遇到此类患者，吴荣祖教授一定会向病家详细解释疾病的中医病因病机，力求让患者理解疾病之由来，然后进行心理疏导，让患者建立对抗疾病的信心，提高服药之依从性。如此，一来可缓解患者焦虑抑郁之情绪，对肝木之疏达起到良性导向作用；二来可配合服药后的疗效，使得最终治疗效果更佳彰显。这亦为中医大家之风范也！

乙木不升，阴风内动
——瘾疹（过敏性荨麻疹）案

林某，女，42岁。因"反复全身起红色丘疹，伴瘙痒1年"就诊。

病史：患者1年前，在连续加班2个月后开始出现全身皮肤起红色丘疹，边界清楚，部分连成片状，伴瘙痒。曾到省级某三甲综合医院就诊，诊断为"过敏性荨麻疹"，给予抗过敏药物（具体不详）治疗，服药期间未再发荨麻疹，但出现明显嗜睡症状，遂自行停服药物。停药后再次出现皮肤荨麻疹症状。又到昆明市某医院皮肤科就诊，给予筛查变应原，筛查结果显示其对多种常见物品及食物过敏。患者认为如按照所筛查之变应原进行针对治疗，则将会严重影响生活，故放弃西医治疗。又至省级某三甲中医医院就诊，仍给予抗过敏药物及养阴润燥祛风之中药治疗，仍为服药期间未发荨麻疹，停药后症状复发。如此情况持续1年，极为影响患者的正常生活。遂今日至我院门诊就诊。

现症见：全身皮肤不定时起红色丘疹，边界清楚，部分连成片状，瘙痒难忍，夜间明显，遇热加重，多于疲倦及劳累后诱发。情绪焦躁易怒，口干口苦，渴喜热饮，神疲乏力，困倦思睡，冬季四末欠温、恶寒怕冷明显，纳眠欠佳，易上火，二便自调。

过敏史：对多种食物及物品过敏，否认药物过敏史。

体格检查：舌质淡暗，质地嫩，舌下脉络正常，苔薄白。脉沉细弦，双尺脉细弱无力，双寸脉浮。

中医诊断：瘾疹。

西医诊断：过敏性荨麻疹。

病机：水寒木郁，阴风内动，相火不秘。

治法：温水达木，散寒祛风，收敛相火。

处方：吴茱萸四逆汤加味。

川附片^{另包,开水先煎4小时} 100g	吴茱萸 10g	干姜 20g	炒花椒 9g
茯苓 40g	桂枝 30g	炒白术 15g	川芎 10g
佛手 15g	炒小茴香 10g	蛇床子 15g	刺蒺藜 15g
焦柏 9g	砂仁 10g	骨碎补 30g	杏仁 10g
厚朴 10g	乌梅 15g	炙甘草 10g	

服药后第一周。患者服药1周后复诊，诉服药后皮肤之红色丘疹逐渐消失，瘙痒症状减退明显，皮肤被太阳晒到亦不会起荨麻疹，疗效颇显。

服药后第二周。患者继续服药，皮肤情况稳定。正值患者朋友从外地带蜂蛹来昆明，患者食后，当天晚上则全身皮肤起大量荨麻疹，瘙痒难耐。无奈之下，自行在家服用西替利嗪片后，瘙痒症状有所减轻，荨麻疹仍未消退。本周复诊时，胸部皮肤仍可见荨麻疹，舌象同前，双寸脉浮象明显。告知患者，蜂蛹一物最为兜风，服之此证必发，故需要忌服用一切兜风发病之品。患者此次病情复发，情绪极度焦躁，告知患者此为服药不注意饮食所致，以后避免接触此类食物即可，现脉象弦象已有缓和，阴风可散，不必惊慌，一定要有对抗疾病的信心，继续服药。由于证型同前，故仍守方治疗。仅在原方中加入天麻20g以祛风，生麻黄10g以透风出表。

川附片^{另包,开水先煎4小时} 100g	吴茱萸 10g	干姜 20g	炒花椒 9g
茯苓 40g	桂枝 30g	炒白术 15g	川芎 10g
佛手 15g	炒小茴香 10g	蛇床子 15g	刺蒺藜 15g
焦柏 9g	砂仁 10g	骨碎补 30g	杏仁 10g
厚朴 10g	乌梅 15g	天麻 20g	生麻黄 10g
炙甘草 10g			

服药后第三周。患者再次服药1周后复诊，皮肤之荨麻疹已完全消退，而脉象之寸脉浮象虽有好转，但仍存在，此为相火仍未完全归位，故调整为潜阳封髓汤佐以温肝顺气祛风之品治之。

川附片^{另包,开水先煎4小时} 100g	肉桂^{兑服} 15g	炙龟甲 15g	焦柏 9g
砂仁 10g	骨碎补 30g	细辛 6g	川芎 10g
佛手 15g	炒小茴香 10g	天麻 20g	益母草 15g

杏仁 10g　　　　　　　厚朴 10g　　　乌梅 15g　　　　炙甘草 10g

后患者未再次复诊。1 个月后电话随访，患者诉已停止服药 3 周，荨麻疹未复发。嘱其饮食注意，以善其后。

过敏性荨麻疹西医之治疗为抗过敏，然后寻找变应原，以期患者避免接触变应原而达到荨麻疹不复发之目的。但往往筛查结果为大多数常见、常用，甚至生活中必须的物品和食物均为变应原，若均一一避免接触，则患者无法正常生活，故毫无可操作性。而长期使用抗过敏之药物，其不良反应又为不可接受。从而出现治疗方法及用药的依从性极低，使得病情缠绵难愈。

20 世纪 30 年代，上海扶阳学派代表人物祝味菊先生，曾在其著作《伤寒质难》一书中对上述这种尴尬之情况有经典评述："疾病之来，原因不明者甚多，必欲一一考其特因之所在，一一求其特效之方药，以有限之精力，窥无穷之造化，愚公之志可嘉，庄老之趣未得也。"中医治病为治人抗病。变应原人人均有接触，为什么大多数人接触后不出现过敏反应，少数人一接触即过敏发作，此为人体自身问题。故中医是要调整人体的阴阳，以使之能够接触变应原亦不产生过敏反应，如此方具"庄老之趣"。

该患者过敏性荨麻疹发病前，曾有较长一段时间的工作疲劳。肝者，罢极之本。疲劳最易伤肝，导致肝之疏泄失常，产生木郁，木郁就会生风，风为百病之长，善行数变，这就是过敏产生的中医病理基础。《黄帝内经》云："善诊者，察色按脉，先别阴阳。"临证遇风，尤当分清阳风、阴风。阳风者，肝阳上亢，肝火上炎，阴虚火旺所致；阴风者，唯肝阳不足，寒凝气郁，风邪自生一途，别无他径。患者平素每于冬日皆有明显恶寒怕冷、四末欠温之阳虚症状，就诊时切脉脉象沉细，双尺脉细弱无力，观其舌质淡暗，质地嫩，毫无一丝壮火之象，故可知其风为阴风内动。患者肾阳命门火不足，不能温煦肾水，则肾水寒。水为木之母，水可生木，但非温水不能生之。今肾水寒，而不能生木，木反为寒水凝滞，木郁不疏，故阴风内动。肝木不升则肺金不降，水寒龙浮则相火外浮，肺主皮毛，肺金不敛，外浮之相火，得肺金不敛之势，与内生之阴风一并浮郁于皮毛肌腠之间，故而荨麻疹作。粗工不识，只见皮疹遇热加重，患者情绪焦躁易怒，口干口苦之相火不能归位之标，不考虑患者虽有口干口苦，但渴喜热饮，且神疲乏力，困倦思睡，冬季四末欠温、恶寒怕冷明显，舌质嫩而脉沉细之阳虚火浮之本，一味滋阴润燥祛风，犹零素雪于寒泉，雪上加霜，必致肝木更加寒郁，内生之阴风更加涌动，外浮之相火更不能归位，故病情缠绵不愈矣。今之治疗，温水达木，散寒祛风，收敛相火，吴茱萸四逆汤是不易之法也。

在患者治疗期间，由于其荨麻疹病史 1 年，且常反复发作，多方就医未获良效，故性情极为焦躁。吴荣祖教授同样采取身心并重的药物治疗加心理疏导的方式。特别是在治疗期间，由于患者不忌口导致的病情复发一事，吴老耐心详细地向患者道明病情复发的原因，以及此类诱因完全可以主观避免的性质，让患者重新建立对抗疾病的信心，提高服药之依从性，使得最终治疗效果更佳彰显。《黄帝内经》云，"必伏其所主，而先其所因""治病必求于本，本于阴阳"。身心并治、天人相应等观念为中医之特色所在，为中医者焉可忘乎？

乙木不升，寒气阻逆
——呃逆（顽固性呃逆）案

邹某，女，40 岁。因"反复呃逆 3 个月"就诊。

病史：患者 3 个月前，因连续工作 2 个月，压力增大，在工作压力解除后出现呃逆。呃逆频发，声音响亮，不能自制，影响工作及生活。遂到多家省市级三甲中医医院行针灸治疗，治疗时可缓解，结束治疗后复发同前。又口服汤剂治疗，查看其所服之处方，皆以旋覆代赭汤为主加减，服之无效。再至某市级三甲综合医院就诊，诊断为"顽固性呃逆"，经住院治疗 5 天，无明显缓解。

现症见：呃逆频频，声音响亮低沉，因呃逆致使说话时常中断。因呃逆严重影响睡眠，患者面容倦怠，两眼眶发青，神疲乏力，困倦思睡，情绪极度焦躁易怒，诉之病情又悲伤哭泣，胸闷，喜太息，问之呃逆时唯有饮用极烫之开水后方可休止片刻，每逢冬日则四末欠温、恶寒怕冷。

体格检查：舌暗红，质地嫩，舌下脉络粗大，苔微有白腻。脉沉细弦，双尺脉细弱无力。

中医诊断：呃逆。

西医诊断：顽固性呃逆。

病机：水寒土湿，乙木寒郁，升举无力，寒气阻逆。

治法：温水燥土，散寒达木，刁举乙木，平降甲木。

处方：吴茱萸四逆汤加味。

川附片^{另包,开水先煎4小时} 100g	干姜 20g	吴茱萸 10g	炒花椒 9g
川芎 10g	佛手 15g	炒小茴香 10g	广木香 6g
炒香附 10g	法半夏 15g	公丁香 10g	桂子 15g
杏仁 10g	厚朴 10g	乌梅 15g	炙甘草 10g

服药后第一周。患者诉服药后呃逆有所减轻，但仍频频发作，夜间呃逆稍有减少，可入睡片刻，感胸闷症状稍有减轻，仍极度疲乏及焦躁。查其舌脉，较上周初诊之时无明显改变。继续守方治疗。

服药后第二周。患者诉本周服药前两天亦较前无明显改善，服药第三天出现嗳气，嗳气时间极长，每次嗳气可达 5 秒以上，嗳气后顿觉胸闷症状明显减轻，随即呃逆症状明显好转。至服药第三天夜间，已无明显呃逆，仅仅偶发，可安静入睡。随后几天呃逆偶发，仍时有嗳气，但已不像第三日嗳气时间极长，每次嗳气后均觉得胸中舒畅，夜间已能安静入睡，遂请假在家补充睡眠。今日就诊之时，已无呃逆，能正常与人交流，患者精神状态较前全然不同，倦怠之面容已消除，双眼眶之青色基本退去。脉象沉细，关脉弦象消失，双尺脉仍细弱无力。舌质较前稍转淡红，舌下脉络同前。患者呃逆症状虽基本好转，但三阴脏寒，乙木升举无力之证型仍未纠正，故继续守方治疗。

服药后第三周。患者本周服药后，呃逆症状全然消除，睡眠饮食如常，唯有切脉仍沉细，仍有少阴阳虚寒化之脉象。故调整处方为大回阳饮加味治疗。

川附片^{另包,开水先煎4小时} 100g	干姜 20g	肉桂^{兑服} 15g	陈皮 10g

法半夏 5g	茯苓 20g	川芎 10g	佛手 15g
炒小茴香 10g	公丁香 10g	砂仁 10g	炙甘草 10g

后患者未再次复诊。1 周后随访，患者诉呃逆症状未复发。

《中医内科学》中对呃逆之定义：呃逆是指胃气上逆动膈，以气逆上冲，喉间呃呃连声，声短而频，令人不能自制为主要表现的病症。故临床上大多中医师遇到呃逆一症时，往往只考虑到胃气不降的病理机制，而一味给予患者和胃降逆之品。如果系单纯胃气上逆之证，或可有效。但临床上，此种顽固性呃逆绝对并非单纯胃气上逆那么简单，其中阴阳、虚实、寒热之性质若不辨析清楚，恐难取效。

人体之气机运动，唯升、降、出、入而已。《素问·六微旨大论》云："出入废则神机化灭，升降息则气立孤危。故非出入，则无以生长壮老已；非升降，则无以生长化收藏。是以升降出入，无器不有……器散则分之，生化息矣。"升降出入是人体气机运动的基本形式。呃逆则为气机升降出入的基本形式受到扰乱而出现的一种病症。然而，胃气之不降只是气机升降出入受到扰乱后的一种表现形式，即气机运动紊乱的标象，而导致胃气上逆之根本原因则在于肝、脾、肾之三阴脏。

清代名医黄元御在其所著《四圣心源》中云："噎膈者，阳衰土湿，上下之窍俱闭也……其上下之开，全在中气，中气虚败，湿土湮塞，则肝脾遏陷，下窍闭涩而不出，肺胃冲逆，上窍梗阻而不纳，是故便结而溺癃，饮碍而食格也。"此处虽谓之噎膈根源，举一反三，呃逆一症亦如此。阳衰土湿虽为病机之根，然中土之阳根来源于水中之命门之火，命门之火为中阳之母，娘壮儿肥，自然之理，娘衰儿瘦，必然之态。今之患者，切其脉沉细，且双尺脉细弱无力，又极度困倦思睡、神疲乏力，平素每逢冬日则恶寒怕冷、四末欠温。此少阴阳虚寒化证候皆具，肾水中命门之火衰弱已成定局。先天命门火虚衰，不能温暖肾水，则肾水寒，水寒可以侮土，娘衰儿必然瘦弱，中土之阳衰必然，土为寒湿困塞必然。肝木生于肾水而长于脾土，今水寒土湿，肝木必然郁而不达。至此，水寒、土湿、木郁不达之三阴脏

271

寒，三阴不升之颓态已然。

少阴不升则寒水泛滥，太阴不升则己土塞滞，厥阴不升则乙木遏陷，圆运动之左升功能全然失职，如此阳明戊土自当不降，夹寒郁之气上逆冲膈，故呃逆频作。粗工只识戊土之不降，全然不晓三阴之不升，乙木之不达，故累施和胃降逆之方药为徒治其末，忽视其本，故而不效也。

今主吴茱萸四逆汤乃升举二阴之主方，方中附子一物立补命门之火而温暖肾水。肾水得暖，气化上升，脾阳有根，则运化恢复，困塞中土之寒湿之邪自能散去，水暖土燥，则肝木舒畅不郁，乙木左旋而清阳上升，戊土自能右转而下，气不上逆，呃逆何作也？

患者服用吴茱萸四逆汤后出现之嗳气，亦为中轴运转，圆运恢复，阻隔中焦之寒气浊邪，从上嗳气而出之排病反应。故患者嗳气后，顿觉胸中舒畅，随之呃逆症状明显减轻。

阳虚——漏汗、自汗（更年期综合征）案

莫某，女，48岁。因"汗出淋漓半年"就诊。

病史：患者1年前出现月经紊乱，随之出现汗出，由稍动则汗出，逐渐发展至静息状态下亦汗出，运动及进食后汗出较多，常大汗淋漓。自觉全身发热，需吹凉风，身热症状方可稍好转，但长时间持续吹凉风后又自觉恶风不适，停止吹风片刻又大汗淋漓，夜间入睡后醒来全身皆汗出，感烦躁不安。至多家省市级三甲医院就诊，诊断为"更年期综合征"，给予激素治疗后，出汗症状无缓解。又延中医治疗，给予玉屏风散、小柴胡汤、桂枝汤、六味地黄汤服用，自汗症状稍有改善。

现症见：自汗出，动则大汗淋漓，全身发热，喜吹凉风，持续吹凉风后又感恶风不适，心烦易怒，神疲乏力，困倦思睡，口不干，纳可，眠差，夜间睡眠时亦汗出多，二便自调。

体格检查：舌质淡而夹青，胖大边有齿痕，质地嫩，舌下脉络粗

大，苔白腻。脉沉细，双尺脉细弱无力，双寸脉浮。

中医诊断：汗证。

证型：阳虚漏汗。

西医诊断：更年期综合征。

治法：补火生土，通阳化湿，调和营卫。

处方：桂枝附子汤加味。

川附片^{另包,开水先煎4小时} 100g	桂枝 15g	杭白芍 15g	生姜 30g
大枣 10g	茯苓 40g	炒白术 15g	薏苡仁 30g
泽泻 20g	川芎 10g	佛手 15g	炒小茴香 10g
焦柏 9g	砂仁 10g	骨碎补 30g	生龙骨^{先煎} 20g
生牡蛎^{先煎} 20g	小麦 30g	炙甘草 10g	

服药后第一周。患者诉服药 1 周后，自觉身体发热症状缓解，已不需要吹凉风，但汗出症状无明显改善。服药后出现腹泻，每日 3～4 次，大便稀溏，味极臭，但腹泻后自觉精神好转，神疲乏力症状缓解。复诊时观其舌脉。舌质同前，白腻苔基本退去；脉沉细，双尺脉细弱无力，寸脉之浮象基本消失。考虑好转，中土湿邪退去，脾肾阳气来复，离位之相火收纳。故继续守方治疗。

服药后第二周。患者诉服药 2 周后，出汗症状好转，特别是在夜间睡眠时已基本无汗出，白天出汗亦好转，动则汗出，且无大汗淋漓之状。舌脉同前。守方治疗。

服药后第三周。患者汗出症状明显好转，白天、晚上出汗已止，恢复正常，傍晚有恶风症状，舌质较前红嫩，脉仍沉细。患者诉由于工作原因，不便长期煎煮中药服用。考虑其汗出症状已基本好转，仅有恶风症状，虽肾阳仍不足，但可嘱患者白天服用"玉屏风颗粒剂，1 次 1 包，1 日 2 次"，夜间睡前服用"金匮肾气丸，1 次 1 丸"，固表秘阳，以善其后。

更年期综合征为西医之病名，非中医之证候，若以西医之病名统以中医之证候，则非中医之治也。市医一见更年期综合征，不看患者之脉证，便谓之少阳之病，阴虚火旺之证，随手以柴胡之剂，滋阴之方投之。若巧遇药证相对，则服之取效，便谓此病如此而已，沾沾自喜也。倘若药不对证，服之无效，又怪之此病乃更年期所致，更年期一过，病可自愈，用此搪塞患者，以掩其拙也。《伤寒论》中述之"省疾问病，务在口给；相对斯须，便处汤药；按寸不及尺，握手不及足；人迎跌阳，三部不参；动数发息，不满五十……"，正为此类也。临证当中，必须把仲景"观其脉证，知犯何逆，随证治之"之十二字真言牢记心中，方可不失中医辨证论治之精髓也。

汗证有自汗与盗汗之分，有阳虚与阴虚之别，此本无差池，但若把自汗与阳虚对应，盗汗与阴虚对应，此一一相对，又有刻舟求剑之困顿也。临证之中，无论自汗与盗汗，当究之汗之根源，根源明了，参与四诊，阴阳立判，疗效卓然。《黄帝内经》云"汗为心之液"，又云"气能摄津"。心之阴液为汗，阳可统阴，故气能摄津，心阳之振奋方为汗液代谢之关键因素。心阳虚衰则成阳虚汗证，心阳亢奋则酿阴虚汗疾。临证遇汗，究之心阳，则病机了然。

少阴一经，心肾所主，水火并统。心之君火在上明之，肾之相火在下秘之，命门之火秘于肾水，则可气化使津液上济于心，君火得此真水气化上济，则可秉承水润下之性质而下致肾水，而肾水不寒，此心肾相交，水火既济之泰然大象成矣。故少阴一经，虽以手少阴君火以明，但实为足少阴命门以统。《黄帝内经》云"少阴之上，热气治之"，便是谓命门之火秘藏于肾水之中，气化生热，温润之热气为少阴一经履行其正常生理功能之关键。心肾不交，水火不济，则身为心液之汗，必然紊乱而自出矣。

再观今之患者证候，具备神疲乏力，困倦思睡，脉沉细，双尺脉细弱无力之象。此为《伤寒论》少阴病提纲"少阴之为病，脉微细，但欲寐"之证候，故此当主少阴病。再观其舌象，舌质淡暗夹青，胖大边有齿痕，质地嫩，此一派阳虚阴盛之舌象，毫无一丝壮火之热象，故可知此少阴病当为少阴阳虚寒化证。

少阴阳虚，则命门火衰，气化无力，热气生意乏然，心中君火失于肾中气化之真水温润，则不能下济于肾水，故虚浮引动心液外漏为汗出。故拟桂枝附子汤，温肾中之命门，调营卫之和谐，佐以封髓汤引火归原，助命门之秘藏，全方共奏温阳固秘，调和营卫之功，汗证能愈。

肝寒气郁，乙木侮金——喉痹（慢性喉炎）案

张某，女，36岁。因"声音嘶哑半年"就诊。

病史：患者半年前开始逐渐出现声音嘶哑，后逐渐加重致发音不畅，喉中有物堵塞，咳之不出，咽之不下。由于患者为中学教师，其声音嘶哑症状已严重影响工作，遂至某省级三甲综合医院就诊，诊断为"慢性喉炎"，给予相关治疗（具体不详）后，症状缓解不明显。后又延多方中医治疗，均谓之"梅核气"，给予半夏厚朴汤等方。后声音嘶哑症状有所缓解，但仍明显影响其工作。

现症见：声音嘶哑，发音不畅，讲话时间稍长便感喉中刺痛干痒，需用水润喉后方可继续讲话，感咽喉中如有物堵塞，咳之不出，咽之不下，情绪抑郁，焦虑烦躁，明显神疲乏力，胸闷喜太息，困倦思睡，脘腹痞满，纳眠差，二便自调。

体格检查：舌暗红，质地嫩，舌下脉络粗大，苔白腻。脉沉细弦，重取无力，双尺脉细弱无力。

中医诊断：喉痹、梅核气。

西医诊断：慢性喉炎。

病机：脾肾阳虚，肝寒气郁，乙木侮金，气痰交结。

治法：补火生土，温肝解郁，达木培金，顺气化痰。

处方：吴茱萸四逆汤合二陈汤加味。

川附片 另包，开水先煎4小时 100g	干姜 20g	吴茱萸 10g	陈皮 10g
姜半夏 15g	茯苓 20g	姜南星 15g	川芎 10g
佛手 15g	炒小茴香 10g	广木香 6g	射干 15g
桔梗 10g	木蝴蝶 15g	杏仁 10g	厚朴 10g
紫苏叶 15g	焦柏 9g	砂仁 10g	骨碎补 30g
炙甘草 10g			

服药后第一周。患者诉服药后咳吐灰白色黏痰，痰量多，不易咳出，嗳气频出，自觉胸中憋闷症状有所好转，讲话后咽喉中干痒症状

有所好转，声音嘶哑症状稍有改善。复诊时舌脉同前，考虑好转。咳吐灰白色黏痰及嗳气症状为交结之气痰开始排出体外，是为排病反应。故在原方中加入生麻黄10g，细辛6g，以温阳宣肺，鼓邪外出。

川附片^{另包,开水先煎4小时} 100g	干姜 20g	吴茱萸 10g	陈皮 10g

川附片<small>另包,开水先煎4小时</small>100g　干姜20g　吴茱萸10g　陈皮10g
姜半夏15g　茯苓20g　姜南星15g　川芎10g
佛手15g　炒小茴香10g　广木香6g　射干15g
桔梗10g　木蝴蝶15g　杏仁10g　厚朴10g
紫苏叶15g　焦柏9g　砂仁10g　骨碎补30g
生麻黄10g　细辛6g　炙甘草10g

服药后第二周。患者诉服用上方后，出现咳吐大量灰白色黏痰，痰量较多，但较前易咳出，咳吐黏痰后感胸中憋闷症状已去十之八九，声音嘶哑症状减轻过半，讲话后咽喉中干痒症状基本消除，喉中堵塞之物已消失，食欲增加，睡眠改善。本次复诊，患者精神状况明显好转，白腻之苔明显消退，双关脉之弦象亦明显缓和，继续守方治疗。

服药后第三周。患者服用吴茱萸四逆汤3周后复诊诉，服药期间仍有咳灰白色黏痰，但咳痰量已明显减少，部分时候夹有白色泡沫痰，声音嘶哑症状基本消失，只是连续上课后感咽喉部特别累。观其舌脉，舌质仍为暗红，质地嫩，苔根部微白腻，脉沉细，双尺脉细弱无力，双关脉弦象已不明显。故目前肝寒气郁，气痰交结之证已明显改善；少阴阳虚，痰湿内停之证尤在。故调整处方为麻黄细辛附子汤合二陈汤，以温阳扶正，宣肺化痰。

川附片<small>另包,开水先煎4小时</small>100g　生麻黄10g　细辛6g　陈皮10g
姜半夏15g　茯苓20g　姜南星15g　川芎10g
佛手15g　薤白15g　桂枝15g　射干15g
公丁香10g　杏仁10g　厚朴10g　乌梅15g
炙甘草10g

服药后患者未再次就诊。半月后电话随访，患者诉讲话发音正常，精神、睡眠、饮食俱佳。

喉为声门，为肺之门户。喉痹一症，虽属肺系，然其成因病根非独责之于肺也。《素问·咳论》云："五脏六腑皆令人咳，非独肺也。"仲景以《咳论》抛砖引玉，即谓之临证诊病当谨守病机，各司其属，不要被病名限制思维，方可于临证之中应对自如。

该患者之喉痹，四诊合参，毫无一丝外邪表证可寻，可知此非外感风寒燥热之六淫所致。观其症状，诸如咽喉中如有物堵塞，咳之不出，咽之不下，情绪抑郁，焦虑烦躁，明显神疲乏力，胸闷喜太息，舌暗红，质地嫩，舌下脉络粗大，苔白腻，脉沉细弦，重取无力，双尺脉细弱无力。此皆为一派肝郁气滞，气痰交结之证候。《黄帝内经》云，"谨守病机，各司其属，有者求之，无者求之，盛者责之，虚者责之，必先五胜，疏其血气，令其调达，而致和平""气有余，则制己所胜而侮所不胜；其不及，则己所不胜侮而乘之，已所胜轻而侮之"。患者肝气郁滞，故可乘侮金，金受乙木之反侮，水道失于通调，聚液为痰，与乙木之气郁交结于咽喉，故喉痹作，梅核气作。

既然为肝郁气滞，气痰交结，为何前医累施疏肝顺气化痰之剂而收效甚微？细察患者，虽有一派肝郁气滞，气痰交结之象，但尚有诸如神疲乏力、困倦思睡、六脉重取无力、双尺脉细弱无力等症，此已然存在少阴病提纲"脉微细，但欲寐"之证候，故临证遇此必当遵循仲景于《伤寒论》中"少阴病，脉沉者，急温之，宜四逆汤"之教诲。故辨其病机为脾肾阳虚，肝寒气郁，乙木侮金，气痰交结；治以补火生土，温肝解郁，达木培金，顺气化痰；予吴茱萸四逆汤合二陈汤治之。

以上20个医案是笔者跟随吴荣祖教授临证时记录下来的，其中一部分是在吴荣祖教授于昆明市中医医院脾胃肝病科查房时所记录，一部分是在吴荣祖教授门诊跟诊时所记录。这20个医案都实际反映了吴荣祖教授作为目前云南吴氏扶阳学术流派首席传承人的学术思想，是对本书第一章"扶阳与生命"及第二章"扶阳与医道"中所阐述的学术观点的临床实际运用的补充。由于本书篇幅有限，不能将更多的医案呈现在广大读者面前，但笔者于2016年出版过一本著作《扶阳薪火——吴荣祖全国名老中医弟子医案选》，该书记录了100个临床医案，并进行了详细的按语阐释。广大读者在阅读完《扶阳全道——三经四纬五方论治体系构建》这本书后，如果对以吴荣祖教授为首的云南吴氏扶阳学术流派的学术思想在临床实战中的运用感兴趣，则可以参看《扶阳薪火——吴荣祖全国名老中医弟子医案选》一书。相信通过对这两本书的阅读，会使广大读者对目前以吴荣祖教授为首的云南吴氏扶阳学术流派的学术思想体系及临床实战运用有一个较为全面的认识。